赤ちゃんを守る医療者の専門誌　ウィズ・ネオ

with NEO

2024年秋季増刊

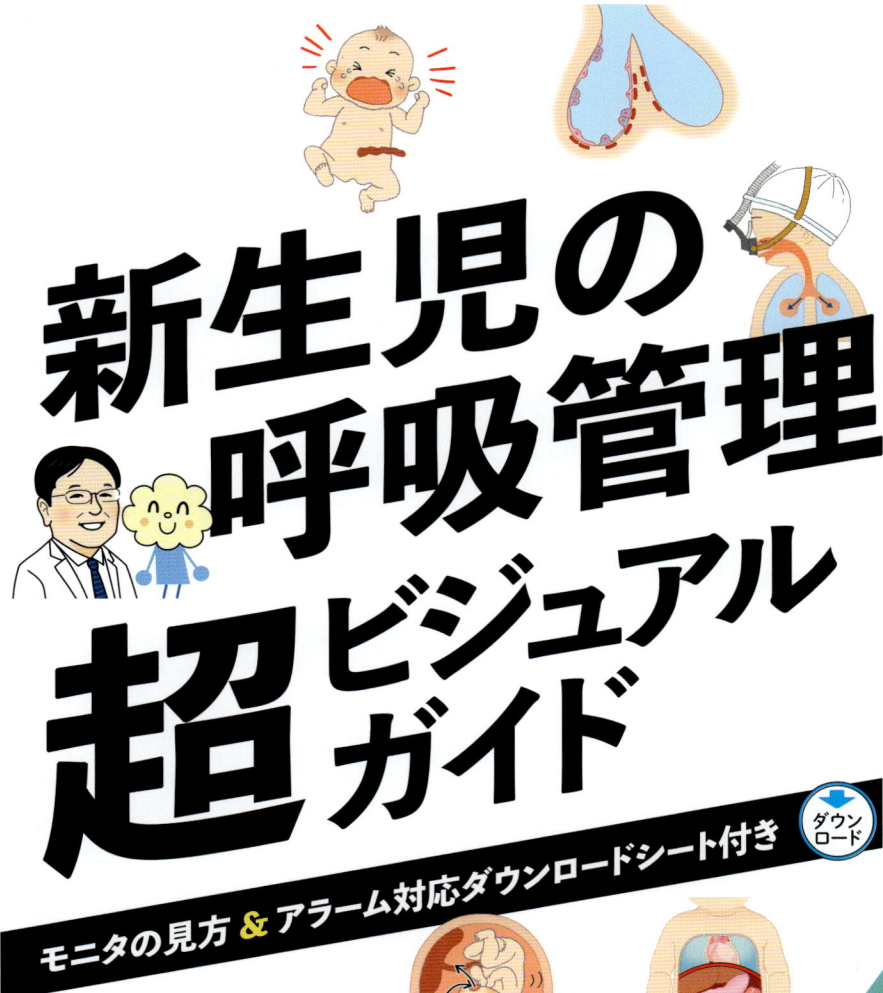

新生児の呼吸管理
超ビジュアルガイド

モニタの見方 & アラーム対応ダウンロードシート付き

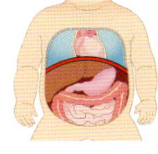
ダウンロード

編著／JCHO北海道病院副院長

長　和俊

メディカ出版

JN218196

はじめに

　新生児の最大の特徴は、子宮内での胎盤呼吸から子宮外での肺呼吸へ適応することです。この適応がうまくできないと呼吸障害が発生します。早産児はこの傾向がより強く、呼吸窮迫症候群や新生児無呼吸発作などの呼吸障害を合併します。そのため NICU には、早産児を中心に、呼吸管理を必要とする赤ちゃんがたくさん入院しています。気管挿管による人工換気は赤ちゃんの肺にダメージを与えるので早期抜管を目指しますが、早期抜管を行うと無呼吸発作のコントロールに苦労します。酸素投与も肺にダメージを与え、多過ぎる酸素投与は未熟児網膜症を悪化させますが、少な過ぎる酸素投与は壊死性腸炎を増加し、脳の発達に悪影響を及ぼす可能性があります。このように、NICU での呼吸管理はとてもデリケートなものです。また、人工呼吸器などの機器は急速に進化し、NAVA やオート F_1O_2 などの新しい呼吸管理法も導入されています。たくさんの赤ちゃんが呼吸管理を必要としている中、呼吸管理には精密さが求められ、さらに日々進化するとなると、NICU の医療従事者には、新生児呼吸管理がとても重いプレッシャーに感じられます。しかし、新生児呼吸管理は基本さえマスターすれば決して難しいものではありません。

　この「新生児の呼吸管理　超ビジュアルガイド」は、2016 年に発刊した「新生児の呼吸管理ビジュアルガイド」をバージョンアップさせたもので、モデルとなる新生児用人工呼吸器も「Neocare 9000」から「WN-9000」へ進化しています。最初から順に読むのもよいですが、「さくっと理解できるビジュアルガイド」ページを参考にしながら、興味のあるところ、苦手なところから読み始めていただくのもよいと思います。また、「ぱっと見てわかる」のコラムに図を多用した説明がありますので、まずはエッセンスを理解してから文章で確認するのもよいでしょう。ご執筆は NICU の第一線でご活躍中の皆さまにお願いしており、分かりやすい表現ながらも非常に質の高い内容となっております。所々に出現する「超ヲタ・コラム」には執筆者の思いや、最新ながらもエビデンスが少ないため推奨には至らない「ここだけの話。知らんけど」が記載されています。ご自身または施設の判断の元でご利用ください。

　この 1 冊を通して、皆さまが新生児呼吸管理を「学び甲斐のあるもの」と感じていただければ、大変有難いです。

2024年7月

JCHO北海道病院副院長　**長　和俊**

新生児の呼吸管理 超ビジュアルガイド

モニタの見方 & アラーム対応ダウンロードシート付き

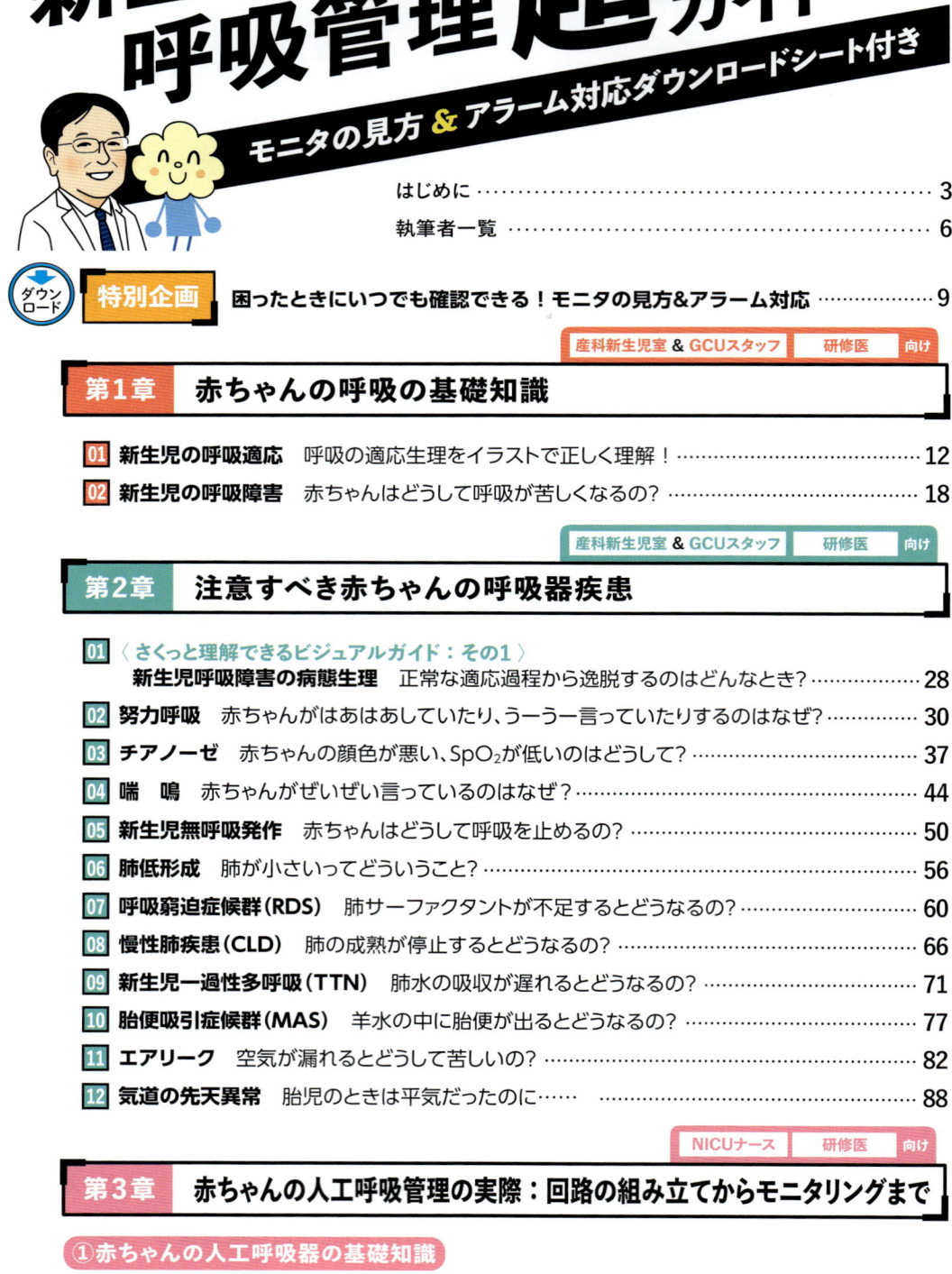

NICUナース　研修医　向け

| 第4章 | 早期発見で赤ちゃんを守る！トラブル・異常を防ぐためのQ&A |

表紙・本文デザイン／大西由美子（バウスギャラリー）　イラスト／川本　満、ホンマヨウヘイ、八代映子

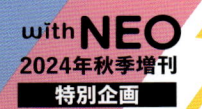

\ 困ったときにいつでも確認できる！ /

モニタの見方 & アラーム対応

監修 JCHO北海道病院副院長 長 和俊（ちょう・かずとし）

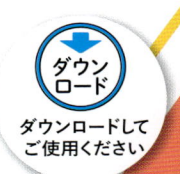
ダウンロード
ダウンロードしてご使用ください

グラフィックモニタの見方　きほんのき

▶波形の読み方の基本

気道内圧（P）
❶ ❸ ❹ ❺
Ti
PIP
吸気　呼気
PEEP
0
時間

❶吸気開始
　気道内圧上昇
　吸気の流速加速
❷吸気の流速最大
❸気道内圧がPIPに達する
❹Tiが終了する
　換気量がVtに達する
　呼気開始
❺呼気終了

気道流速（F）
❷
吸気
Vt
0
呼気

換気量（V）
吸気　呼気　Vt
0
時間

換気量（V）
Vt
呼気　Vt
吸気
PEEP　PIP
気道内圧（P）

ループ表示
（圧－容量曲線、P-V曲線）

PIP：最大吸気圧
PEEP：呼気終末陽圧
Ti：吸気時間
Vt：1回換気量

略語一覧　with **NEO** 2024年秋季増刊 特別企画

A/C *assist/control ventilation*
補助調節換気
全ての自発呼吸に同調して行う強制換気。

C *compliance*
コンプライアンス
肺の軟らかさの指標。

CMV *conventional mechanical ventilation*
従来型人工換気
SIMVに対するIMV、HFOに対するIMV、SIMV。

CPAP *continuous positive airway pressure*
持続気道陽圧
マスクやプロングを用いて気道に陽圧を与える呼吸補助。

DPAP *directional positive airway pressure*
呼気吸気変換方式持続陽圧
Infant Flow® systemを用いたCPAP。

F₁O₂ *fraction of inspiratory oxygen*
吸入酸素濃度
酸素分圧の割合。空気のF_1O_2は0.21。

FRC *functional residual capacity*
機能的残気量
安静呼気時に肺の中に残存しているガス量。

人工呼吸器のアラーム対応　きほんのき

▶アラームの原因となり得る部位

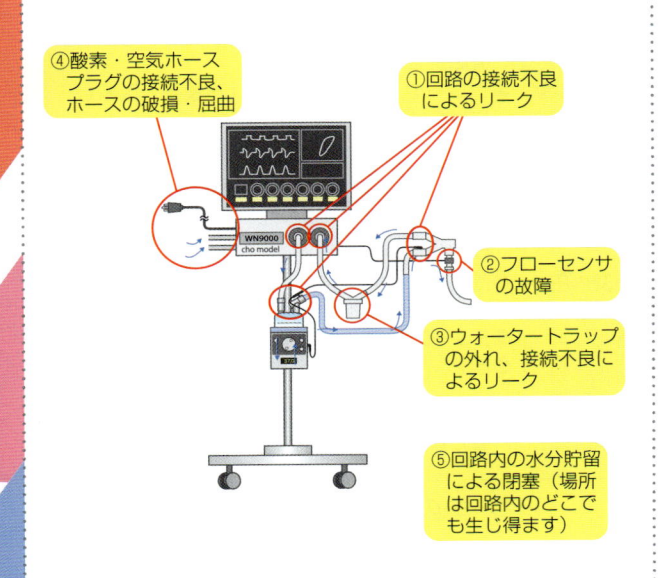

④酸素・空気ホースプラグの接続不良、ホースの破損・屈曲

①回路の接続不良によるリーク

②フローセンサの故障

③ウォータートラップの外れ、接続不良によるリーク

⑤回路内の水分貯留による閉塞（場所は回路内のどこでも生じ得ます）

アラームの種類とその対応

with **NEO** 2024年秋季増刊 特別企画

アラーム	対　応
供給ガス圧低下アラーム	●携帯酸素ボンベからのガス供給による用手換気に切り替える。 ●ホースプラグ接続に問題がないか、屈曲・亀裂・破損がないかを確認。要すればホースを交換。
電源供給アラーム	●電源スイッチ・プラグを確認し、非常用電源にプラグをつなぐ。 ●電源自体に問題がない場合は、人工呼吸器を交換。
分時換気量下限アラーム	●自発呼吸が低下しているかを確認。 ●回路の外れやリーク、亀裂がないかを確認。 ●チューブリークが多過ぎないかを確認。 ●フローセンサ異常の場合は再校正、改善しなければ交換。 ●アラーム設定が正しいかを確認。
無呼吸アラーム	●自発呼吸が低下しているかを確認。 ●回路の外れやリーク、亀裂がないかを確認。 ●チューブリークが多過ぎないかを確認。 ●呼吸器設定を調整。

モニタの見方 & アラーム対応

略語一覧

監修：長 和俊　with NEO 2024年秋季増刊　特別企画

HFO（V） *high frequency oscillation（oscillatory ventilation）*
高頻度振動換気
極端に小さな1回換気量を用いた換気法。

I/E比 *inspiratory-expiratory ratio*
吸気呼気時間比
強制換気で設定するTiとTeの比。

IMV *intermittent mandatory ventilation*
間欠的強制換気
定常流により自発呼吸を可能にした強制換気方式。

MAP *mean airway pressure*
平均気道内圧
気道内圧曲線の時間平均。HFOにおける設定値。

MV *minute volume*
分時換気量
Vtの1分当たりの積算。調節換気ではMV＝Vt×RR。

PEEP *positive end-expiratory pressure*
呼気終末陽圧
呼気時の気道内陽圧。気道の虚脱を防ぐ。

PIP *peak inspiratory pressure*
最大吸気圧
従圧換気で設定する吸気圧の上限。

PSV *pressure support ventilation*
圧支持換気
吸気と呼気の両方に同調して行う呼吸補助。

R *resistance*
気道抵抗
気道の細さの指標。

SIMV *synchronized intermittent mandatory ventilation*
同調式間欠的強制換気
吸気のタイミングを患者の吸気努力に同調した強制換気。

SV *stroke volume*
ストロークボリューム
ピストン式HFOで設定する1回換気量。

Te *expiratory time*
呼気時間
吸気の終了から次回の吸気開始までの時間。

Ti *inspiratory time*
吸気時間
呼気弁を閉鎖してから開放するまでの時間。

VTV *volume targeted ventilation*
量規定換気
1回換気量が目標値に近づくようにPIPが変化する換気方式。

トラブル時の波形

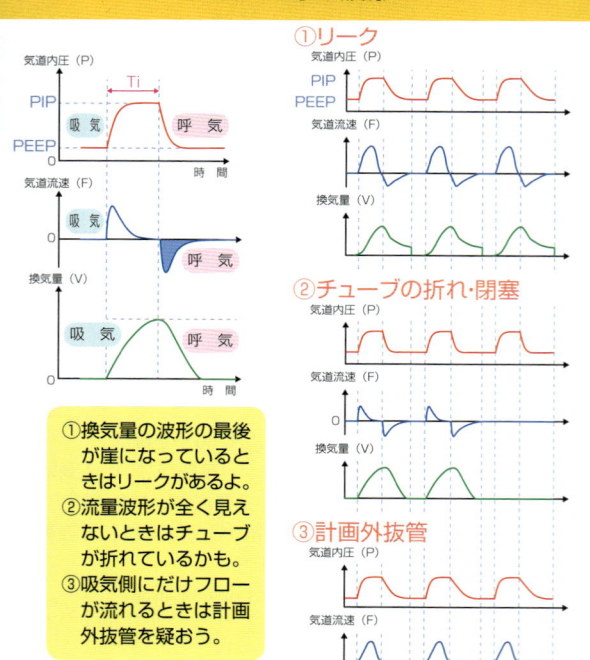

①リーク

②チューブの折れ・閉塞

③計画外抜管

①換気量の波形の最後が崖になっているときはリークがあるよ。
②流量波形が全く見えないときはチューブが折れているかも。
③吸気側にだけフローが流れるときは計画外抜管を疑おう。

アラームの種類とその対応

監修：長 和俊　with NEO 2024年秋季増刊　特別企画

アラーム	対応
呼吸数上昇アラーム	●実際に自発呼吸で多呼吸になっているかを確認。 ●フローセンサ異常の場合は再校正、改善しなければ交換。 ●オートトリガーの場合、回路内の水滴があれば除去。
気道内圧上限アラーム	●自発呼吸と合わずにファイティングしていないかを確認。 ●回路のねじれや回路内水分貯留による閉塞がないかを確認。 ●チューブ先当たりや閉塞、屈曲がないかを確認。 ●圧センサの閉塞がないかを確認。
気道内圧下限アラーム	●回路の外れやリーク、回路内水分貯留、閉塞がないかを確認。

「アラームの種類とその対応」執筆：兼次洋介

第1章

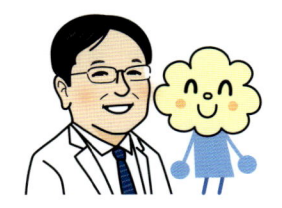

赤ちゃんの呼吸の基礎知識

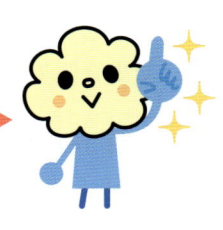

ぼくは、呼吸の妖精こＱ太！　12歳！
みんなと一緒に赤ちゃんの呼吸管理について学んでいくよ！

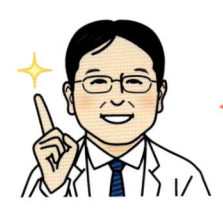

まずは、赤ちゃんの呼吸の基礎知識についてですね。
胎児から新生児になる時に劇的に変わる呼吸適応や新生児と
成人の呼吸はどう違うのかについて知ることが大切です。

01 新生児の呼吸適応

呼吸の適応生理をイラストで正しく理解！

東北大学病院総合周産期母子医療センター　**越浪正太**（こしなみ・しょうた）
宮城県立こども病院新生児科部長　**埴田卓志**（はにた・たくし）

　新生児の呼吸適応の特徴は、出生と同時に羊水中での「胎盤を介してのガス交換」から「自分自身の肺を用いて行うガス交換」へと劇的に変化を遂げることです。本稿では、胎児期から新生児期にかけての呼吸器系の発達と適応の仕組みを中心に述べたいと思います。

1 　胎児期にはどのような準備が進むのか？

1）肺の発達[1]　ぱっと見てわかる　肺胞の発達

　人間の肺は、妊娠25日までに、肺と食道の元になる原始咽頭から分化、発生します。肺の発達過程は、その構造的特徴から5段階に分けられます。胎児期の肺は、下記に示すそれぞれの発達段階が、オーバーラップしながら成長していきます。妊娠22〜23週で出生した場合には、肺は管腔期の末期〜嚢胞期の初期に相当していると考えられています（肺から見た生育限界）。

▶肺芽期（embryonic phase）

　妊娠4〜7週：肺の原基から、食道と気管に分離しながら、左右の気管支が分かれ、気管は尾側に分岐しながら伸展していきます。

▶偽腺様期（pseudoglandular phase）

　妊娠5〜17週：気管の分岐が繰り返し行われ、呼吸細気管支までの17分岐が完了します（最終的に23分岐で肺胞に至ります）。

▶管腔期（canalicular phase）

　妊娠16〜26週：細気管支の末梢で肺胞形成が始まり、肺胞周囲の毛細血管が発達します。管腔期の後期では、気道上皮が立方から扁平上皮へと変化し（Ⅰ型肺胞上皮細胞）、毛細血管と気道内腔が近接していきながら、血液空気関門を形成することで、一部ガス交換が可能となります。また、Ⅱ型肺胞上皮細胞へ分化した細胞からの肺サーファクタントの分泌も始まります。

ぱっと見てわかる

肺胞の発達

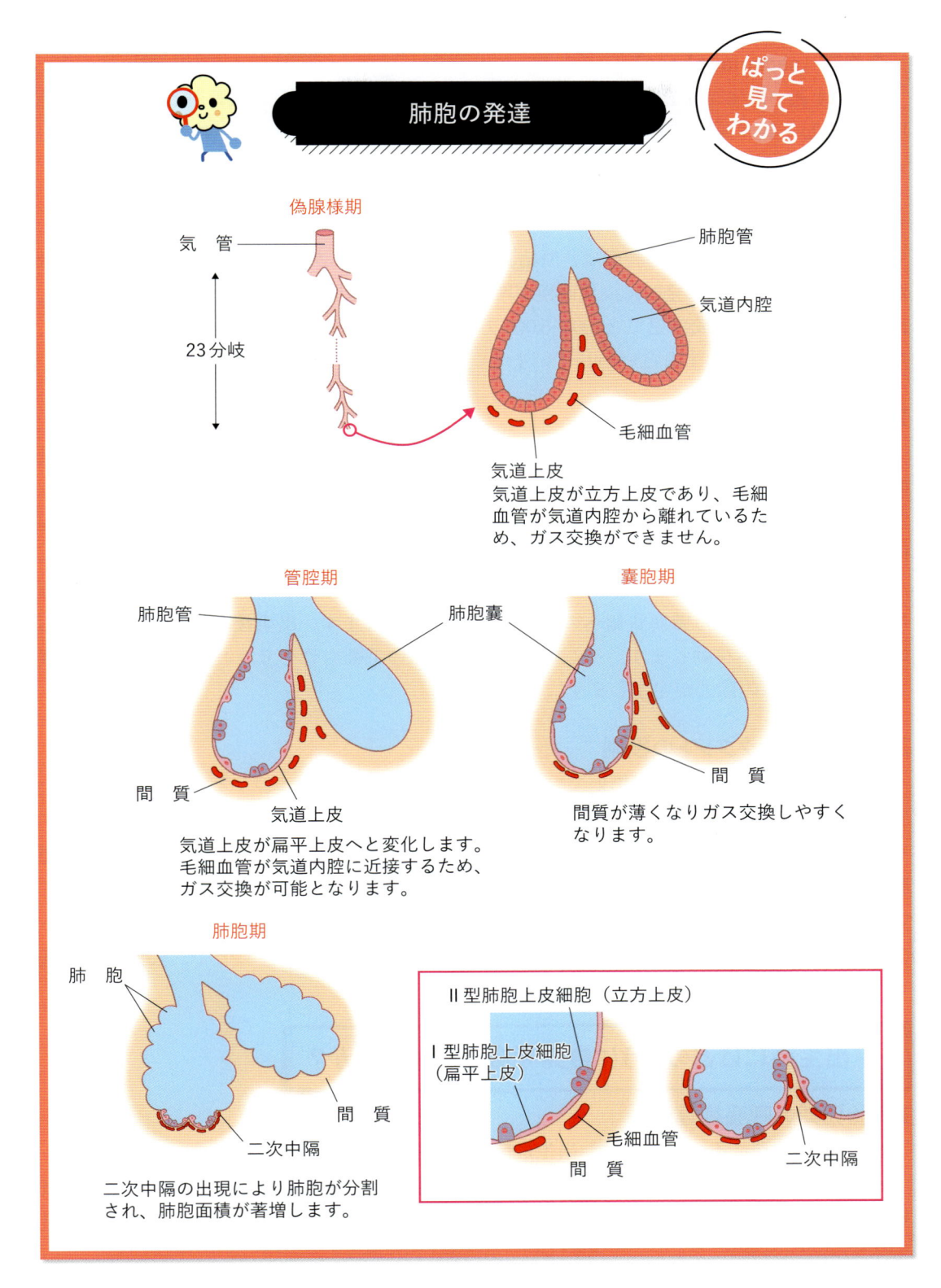

偽腺様期

気　管

23分岐

肺胞管

気道内腔

毛細血管

気道上皮
気道上皮が立方上皮であり、毛細血管が気道内腔から離れているため、ガス交換ができません。

管腔期

肺胞管

間　質

気道上皮

気道上皮が扁平上皮へと変化します。毛細血管が気道内腔に近接するため、ガス交換が可能となります。

囊胞期

肺胞囊

間　質

間質が薄くなりガス交換しやすくなります。

肺胞期

肺　胞

間　質

二次中隔

二次中隔の出現により肺胞が分割され、肺胞面積が著増します。

II型肺胞上皮細胞（立方上皮）

I型肺胞上皮細胞（扁平上皮）

毛細血管

間　質

二次中隔

▶囊胞期（saccular phase）

妊娠24週〜出生：肺囊胞の間質が薄くなることで、肺胞腔と毛細血管が近接し、原始肺胞を形成し、肺コンプライアンスの上昇に伴いガス交換効率が高まり、換気面積が増大します。

▶肺胞期（alveolar phase）

妊娠36週以降：肺胞期の特徴は、原始肺胞の肺胞壁から二次中隔が発達することで肺胞数が増加し（肺胞化）、爆発的に換気面積が増加します。また肺胞管と肺胞の区別も進みます。出生時の肺胞数は、成熟児で2,400〜5,000万個とされており、成人肺胞数（3億個）には、生後3〜8歳ごろに達するといわれています。

2）肺　水[2, 3]

肺水は、肺胞上皮細胞で産生・分泌され、在胎週数が進むとともに産生量が増加し、妊娠末期には20〜30mL/kg程度（新生児の機能的残気量）まで増加し、肺の虚脱を防ぎます。

羊水の一部には、肺水の成分も含まれるため、ステイブルマイクロバブルテスト（stable microbubble test；SMT）を行うことで肺サーファクタントの量を推測することができます。

出生時には、肺水の産生は減少するとともに、グルココルチコイドやアドレナリンの作用を受け、肺胞腔から肺間質側への肺水の移動がみられます。出生後の吸気により、さらに肺水は肺間質へ移動します。そして、静水圧に伴い毛細血管やリンパ管への肺水の吸収も起こり、肺水の除去が完了します。

3）肺サーファクタントの役割

肺には、縮もうとする力が働いています（表面張力）。肺胞の一つひとつは非常に小さいですが、肺胞同士は連結しており、肺全体で考えると表面張力の総和は大きな縮もうとする力になります。肺サーファクタントは、妊娠20〜24週ごろよりⅡ型肺胞上皮細胞から肺胞表面へ分泌が始まり、28週ごろより増加し、34週までには十分な量になると考えられています。肺サーファクタントは、親水性の部分と疎水性の部分で構成されており、肺サーファクタントの分子は極性によって一列に並び、互いに反発し合うことで、表面張力を低下させ、肺が縮もうとする現象を防ぎます。

2　出生時にはどのように自発呼吸が始まるのか？

1）胎児期の呼吸様運動[4]

妊娠16〜20週ごろの胎児では、出生に備えて横隔膜優位の呼吸様運動を開始します。

胎児の呼吸様運動の調節は、大脳皮質から信号を受け、延髄を介して行われます。呼吸様運動は、間欠的で、大きさや回数も不規則であり、陣痛発来とともに消失します。呼吸

様運動は、①出生後の自発呼吸の準備、②物理的な肺の拡張作用に伴う肺の成長と分化の促進、③肺サーファクタントの産生促進に関与していると考えられています。

　そのため、呼吸様運動を妨げるような先天性の脳神経疾患や長期の羊水過少などは、肺の成長障害（肺低形成）を引き起こし、出生後の肺呼吸の確立に深刻な影響を及ぼす可能性があります。そのほか、胎児の呼吸様運動は母体に投与された薬剤にも影響を受け、中枢神経を興奮させる薬剤（カフェインやβ刺激薬など）で増加し、全身麻酔や睡眠薬、喫煙、低血糖では減少を認めることがあります。早産児の場合には、呼吸中枢を刺激するカフェイン投与などによって、無呼吸発作の予防を行う場合があります。

2）第一呼吸 [4]

　第一呼吸は、産道で圧迫を受けた胸郭が再度拡張し、肺に空気が入る吸気により開始されます。表面張力に打ち勝って肺胞を広げるためには、50〜60cmH$_2$O という高い圧が必要となります。第一呼吸の確立するメカニズムは、まだ詳細には解明されていませんが、臍帯結紮に伴う低酸素刺激、血中二酸化炭素分圧の上昇、pH の低下、皮膚への寒冷刺激などが引き金になると考えられています。また、胎児では胎盤由来のプロスタグランジンなどの生理活性物質が呼吸を抑制しており、その抑制が出生後に外れることで規則的な呼吸開始につながるとも考えられています。

　第一呼吸の後に第一啼泣が起こることで、肺内に均一に空気が取り込まれ、肺水の除去が促進されます。

3　呼吸開始後はどのように肺呼吸に適応していくのか？

1）胎児循環 [5]

　胎児期には、酸素や二酸化炭素のガス交換が胎盤を介して行われるため、胎盤で受け取った酸素や栄養を多く含む血液を、効率よく体循環に流す仕組みがあります 図 [5]。

①胎盤を出た血液は、臍帯静脈から静脈管を通り、直接下大静脈へ流入します（肝臓を経由しない経路）。

②下大静脈から右房へ流入した血液のほとんどは卵円孔を通って左房に流入し、左室から体循環へ流れます（右室を経由しない経路）。

③上大静脈や冠静脈から還流した血液は、右房へ流れた後に右室へ流入し、さらに動脈管を介して下行大動脈へ流れます（胎児肺はガス交換を行っていないため血管抵抗が高く、肺動脈へ流れた血流量のわずか10％程度しか肺に流れないと考えられています）。

2）新生児循環 [5]

　出生後の呼吸開始に伴う、肺の物理的な拡張と動脈血酸素分圧の上昇による肺血管の拡張により、肺血管抵抗の低下が起こります。肺血管抵抗が低下することで肺血流が急激に

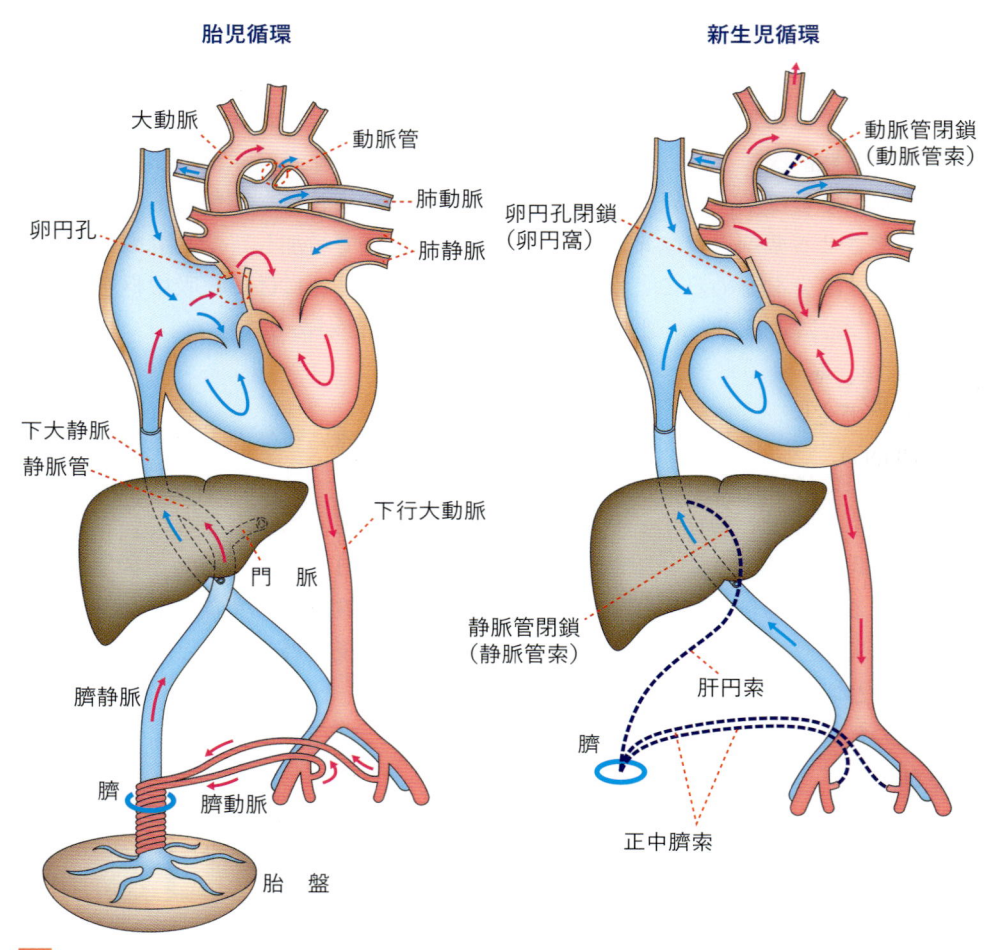

胎児循環　　　　　　　　　　　　新生児循環

大動脈　　　動脈管　　　　　　　動脈管閉鎖（動脈管索）
卵円孔　　　肺動脈　　　　　　　卵円孔閉鎖（卵円窩）
肺静脈
下大静脈　　下行大動脈
静脈管
門　脈　　　　　　　　　　　　　静脈管閉鎖（静脈管索）
臍静脈　　　　　　　　　　　　　肝円索
臍　　臍動脈　　　　　　　　　　臍
胎　盤　　　　　　　　　　　　　正中臍索

図 **胎児循環と新生児循環**（文献5より転載）

　増加し、左房への血流も増加することで左房圧が上昇します。また、胎盤・臍帯から切り離されることで右房への血流の減少が起こり右房圧が低下し、卵円孔を通る血流が減少して卵円孔の閉鎖が起こります。さらに、動脈管を通る血液の酸素分圧が上昇すること、および肺循環の確立によって肺でのプロスタグランジンの代謝が促進され、動脈管の閉鎖が誘導されます。動脈管、静脈管、卵円孔が閉鎖することで、肺循環と体循環が切り離され新生児循環が確立します **図**[5]。

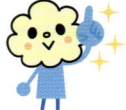

産科スタッフに知っておいてほしいポイント

■ 肺呼吸の確立

● 肺呼吸の確立は、胎児循環から新生児循環へと切り替わる上で、とても重要なプロセスになります。新生児循環が確立することで、新生児は子宮外環境へと適応していきます。そのため、出生時に何らかの理由（新生児仮死や胎便吸引症候群〔meconium aspiration syndrome；MAS〕など）で肺呼吸が十分に確立できない場合には、出生後も肺血管抵抗は高いまま経過し、新生児循環へ切り替わることができません。その結果、著しい低酸素血症やアシドーシスの遅延などの悪循環を引き起こすことがあります（新生児遷延性肺高血圧症〔persistent pulmonary hypertension of the newborn；PPHN〕）。

● そのような事態を招かないために、出生前の母体の状況を把握して呼吸障害のリスクを予想し、出生後の気道開通のための口腔内吸引や第一啼泣の確立に注意をしながら初期蘇生に当たることが求められます。

引用・参考文献
1) Schittny, JC. Development of the lung. Cell Tissue Res. 367（3）, 2017, 427-44.
2) Hooper, SB. et al. Respiratory transition in the newborn：a three-phase process. Arch Dis Child Fetal Neonatal Ed. 101（3）, 2016, F266-71.
3) 長谷川久弥. "呼吸器系の基礎と臨床". 新生児学入門. 第5版. 東京, 医学書院, 2018, 141-92.
4) 埴田卓志. "新生児の呼吸機能の発達と適応". 周産期医学必修知識. 第9版. 周産期医学 51 巻増刊. 東京, 東京医学社, 2022, 520-2.
5) 志賀清悟. "子宮内生活から子宮外生活で循環はどう変わる?". 図解とQ&Aでここまで分かる：ステップアップ新生児循環管理. 与田仁志編著. 大阪, メディカ出版, 2016, 14-7.

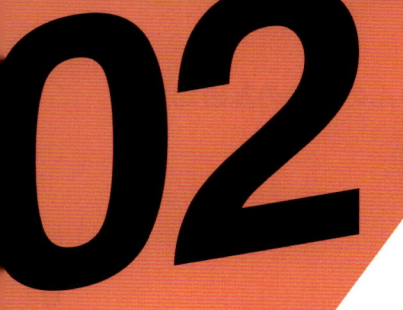

02 新生児の呼吸障害

赤ちゃんはどうして呼吸が苦しくなるの?

北海道大学病院周産母子センター助教　**本庄遼太**（ほんじょう・りょうた）
JCHO 北海道病院副院長　**長　和俊**（ちょう・かずとし）

1　赤ちゃんはどうして呼吸が苦しくなりやすいのか

　赤ちゃんの最大の特徴は、酸素の供給を胎盤に依存している胎内環境から、肺から酸素を取り入れる胎外環境に適応することです。胎内環境から胎外環境への適応には、胎盤呼吸から肺呼吸への呼吸の適応のほかに、胎児循環から成人循環への循環の適応、消化管を用いた栄養吸収の適応、肝での解毒や腎での老廃物排泄などからなる代謝の適応、体温調節の適応などが含まれます（ ぱっと見てわかる → **胎内環境から胎外環境への適応**）[1]。いずれも大切な適応過程ですが、これらの中で呼吸の適応が最も短い時間で行われます。胎児期の赤ちゃんは羊水を吸ったり吐いたりすることで呼吸の練習をしていますが、空気を呼吸するのは初めてのことです。出生とほぼ同時に、ぶっつけ本番の肺呼吸を文字通り命がけで開始します。

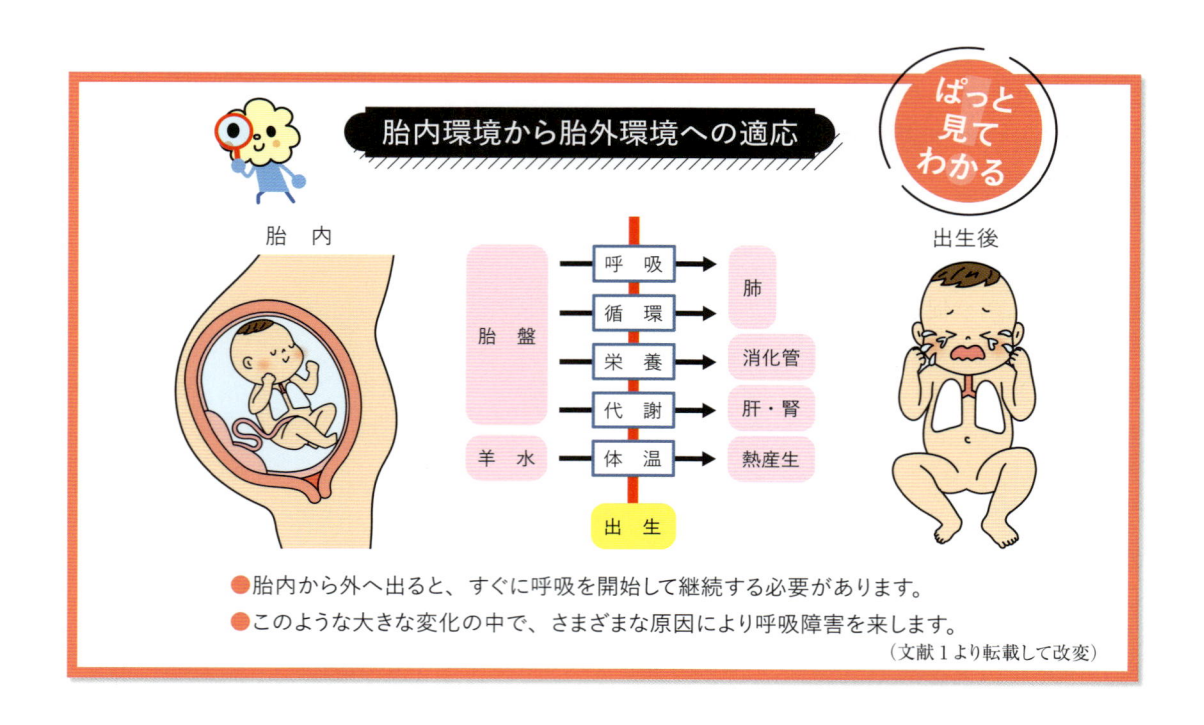

胎内環境から胎外環境への適応

ぱっと見てわかる

| 胎内 | | | 出生後 |

胎盤	呼吸 →	肺
胎盤	循環 →	
胎盤	栄養 →	消化管
羊水	代謝 →	肝・腎
羊水	体温 →	熱産生

出生

- 胎内から外へ出ると、すぐに呼吸を開始して継続する必要があります。
- このような大きな変化の中で、さまざまな原因により呼吸障害を来します。

（文献１より転載して改変）

一方、呼吸の適応には２つの側面があります。１つは胎児期に準備を進めておいて出生と同時に一気に肺呼吸を開始する、「とりあえず呼吸が成立する」側面です。もう１つは多様な生命活動に必要となる大量の酸素を手に入れるために、成人に向かって「成長することで効率を上げる」側面です。赤ちゃんは、まずは「おんぎゃあ」と泣くことができたとしても、その後に長い時間をかけて効率の良い「成人の呼吸」に向かって成長を遂げるのです。

肺呼吸が成立するためには、①呼吸器の構造的な成熟、②呼吸器の機能的な成熟、③肺水の空気による置換、④呼吸運動の開始と持続の全てが必要です。これだけのことを、とても短い時間でしかもぶっつけ本番で行うのですから、どこかに不具合が発生することは想像に難くありません。また、これらが全部うまくいったとしても、赤ちゃんの呼吸は成人の呼吸に比べればとても効率が低い「余裕のない」ものです。そのため、赤ちゃんの呼吸はちょっとしたトラブルがあるだけで苦しくなりやすいのです。

2　出生時の呼吸適応

当たり前のことですが、肺呼吸の開始のためには肺を中心とした呼吸器が必要です（**1章1「新生児の呼吸適応」**）。ところが、胎児は呼吸器がなくても成長に影響を受けません。呼吸器の構造上の異常は出生して初めて症状と結びつきます。肺低形成（**2章6「肺低形成」**）や気管閉鎖のある赤ちゃんは生存が難しいことが多いです。気管・気管支の狭窄や軟化（**2章12「気道の先天異常」**）には症状の幅があります。

肺の機能的な成熟の中心は、肺サーファクタントの成熟です。表面張力は肺胞を潰そうとする力で、肺サーファクタントは表面張力を中和して肺胞を広げる界面活性物質です。正常な状態では在胎34週ごろから十分な量が分泌されます **図1**。肺サーファクタントの準備ができる前に出生すると、肺サーファクタント欠乏による呼吸窮迫症候群（respiratory distress syndrome；RDS）を発症します（**2章7「呼吸窮迫症候群（RDS）」**）。しかし、早産の原因となる子宮内炎症、子宮収縮、前期破水などは胎児のストレスを介して肺サーファクタントの成熟を促進します（**2章1「さくっと理解できるビジュアルガイド：その1　新生児呼吸障害の病態生理」**）。そのため、早産で出生した赤ちゃんの多くがRDSを発症しません[2]。母体ステロイド投与は、胎児のストレスの代わりになるもので、出生した赤ちゃんがRDSを発症する確率を下げます[3]。

赤ちゃんの肺は、胎児期には肺水で満たされています。出生を契機に肺水は空気で置換されますが、この置換に時間がかかると新生児一過性多呼吸（transient tachypnea of the newborn；TTN）を発症します（**2章9「新生児一過性多呼吸（TTN）」**）。

赤ちゃんが最初にするいわゆる産声を第一啼泣といいます。実は、第一啼泣がなぜ起こるのかはまだ解明されていません（**1章1「新生児の呼吸適応」**）。

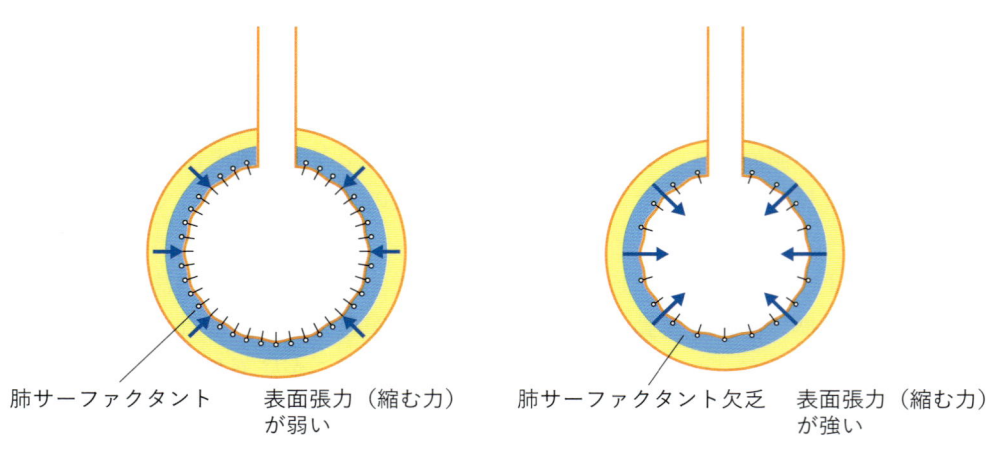

肺サーファクタント　　　　　表面張力（縮む力）
　　　　　　　　　　　　　　　が弱い

肺サーファクタント欠乏　　　表面張力（縮む力）
　　　　　　　　　　　　　　が強い

肺サーファクタント分泌が
十分な場合

肺サーファクタント分泌が
欠乏している場合

図1　肺サーファクタントの役割

肺サーファクタントは、表面張力を打ち消して肺胞の虚脱を抑える作用があります。早産などのために肺サーファクタントが欠乏すると、表面張力のために肺胞が虚脱してしまいます。

3　呼吸から見た赤ちゃんと成人の違い

　赤ちゃんの呼吸には余裕がないため、成長によって効率の良い成人の呼吸に移行します（ぱっと見てわかる　呼吸から見た赤ちゃんと成人の違い）[1]。

1）肺のガス交換面積が小さい

　赤ちゃんは、肺胞の壁の数が増える「肺胞期」の途中で生まれます（**1章1「新生児の呼吸適応」**）。成人と比較すると、肺胞の数は10分の1、ガス交換を行う肺胞の表面積は20分の1ほどしかありません。赤ちゃんの体表面積が成人の9分の1、体重が20分の1ほどだとすると一見問題がないように見えますが、赤ちゃんは基礎代謝のために体重あたり成人の2倍の酸素量を必要とします。一方、成人は運動したり勉強したりして基礎代謝以外にたくさんの酸素を消費します。つまり、赤ちゃんは「生きるのがやっと」の酸素量で生きていて余裕がないのです。胎児期に続き、生後も肺胞の壁が増えることで肺胞表面積が増えます。肺胞の数は3歳ごろまで急速に増え、8歳ごろまで増加が続きます。

2）気道が細く軟らかい

　気道抵抗は半径の4から5乗に反比例するため、気道が少し細くなるだけで呼吸に必要となるエネルギーが大きく増加します。赤ちゃんは気道が細いために、強い陰圧で息を吸う必要がありますが、気道や気道を支える組織は軟らかくて容易に潰れます。また、胸郭

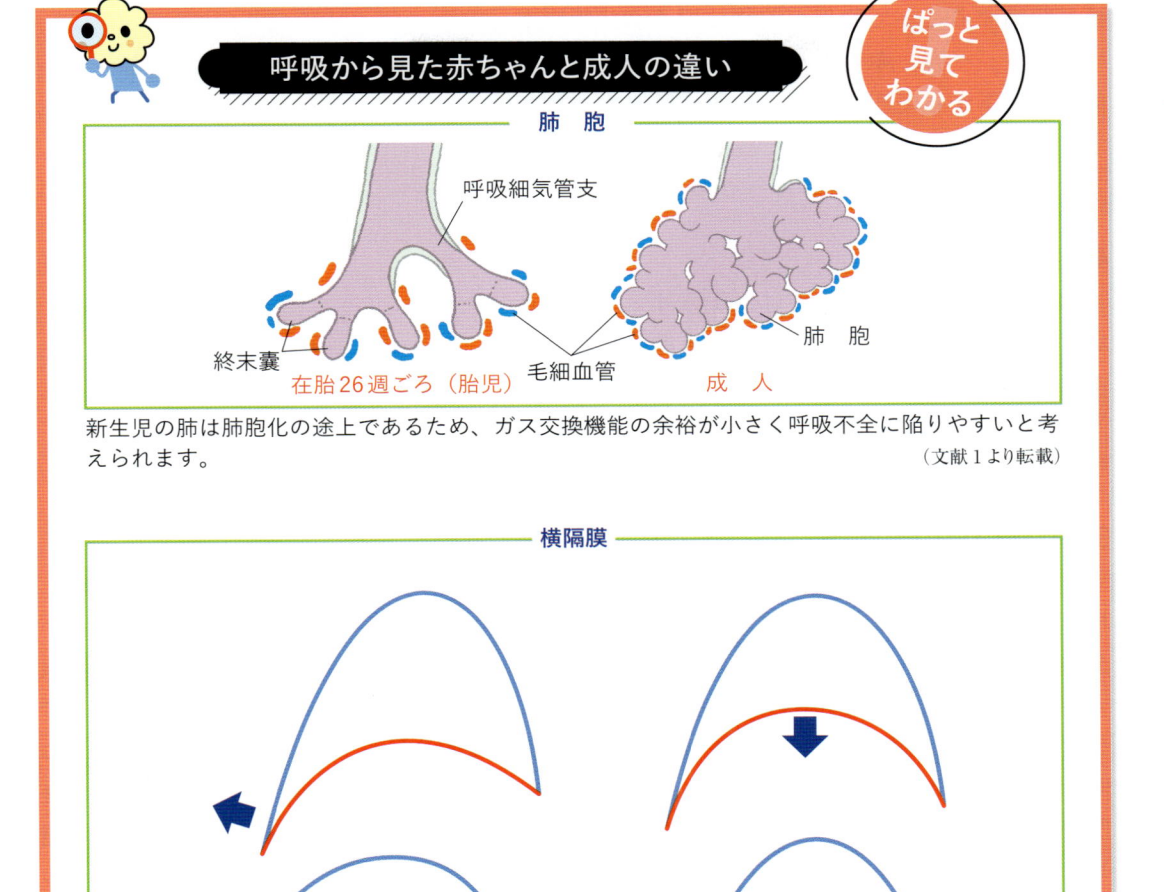

呼吸から見た赤ちゃんと成人の違い

ぱっと見てわかる

肺胞

呼吸細気管支

終末嚢

在胎26週ごろ（胎児）

毛細血管

肺胞

成人

新生児の肺は肺胞化の途上であるため、ガス交換機能の余裕が小さく呼吸不全に陥りやすいと考えられます。

（文献1より転載）

横隔膜

成人

新生児

成人の横隔膜は体の断面に対して斜めに付着しており、赤ちゃんの横隔膜は水平に付着しています。

も軟らかいため、強い陰圧に負けて陥没して効率の悪い呼吸になってしまいます。

3）腹式呼吸

　成人の横隔膜が体の断面に対して斜めに付着しているのに対して、赤ちゃんの横隔膜は水平に付着しています[4]（ぱっと見てわかる **呼吸から見た赤ちゃんと成人の違い**）[1]。成人は吸気時に横隔

膜が収縮することで胸郭が前後に開く胸式呼吸が原則です。一方、赤ちゃんは横隔膜が吸気時に腹部方向に下がって腹部が膨らむ腹式呼吸が原則です。そのため、哺乳直後など腹部が膨満する状態では呼吸に消費するエネルギーが多くなります。

4）鼻呼吸

赤ちゃんは泣くとき以外は口から呼吸することができません。これは、おっぱいを飲みながら鼻で息継ぎをするためと考えられています **図2** [1]。一方、鼻腔が生理的に狭いため、分泌物の貯留や粘膜の浮腫などにより容易に呼吸が苦しくなります。

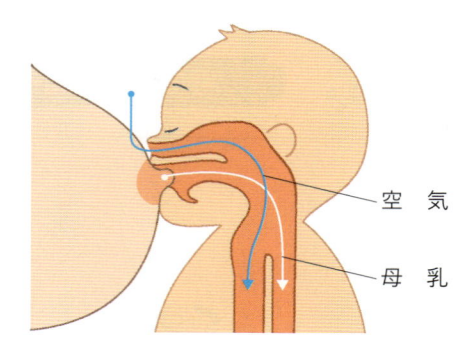

図2 赤ちゃんの鼻呼吸 （文献1より転載）

赤ちゃんは、鼻で息継ぎをしながらおっぱいを飲む「乳児嚥下」をします。

5）呼吸中枢の未熟性

赤ちゃんも成人も苦しいから呼吸をするわけではなく、基礎には自律神経にコントロールされる自然な呼吸があります。成人では、これに意図的な呼吸や情動的な呼吸が加わります。早産で生まれた赤ちゃんが、激しく泣いた後に呼吸を止めてしまうことをよく経験すると思います。呼吸中枢の未熟性で説明されることが多いですが、何が「未熟」なのでしょうか。この呼吸中枢の未熟性の本質は、低酸素閾値の低さです（**ぱっと見てわかる 呼吸中枢の未熟性**）。閾値とは、そこまで来るとスイッチが入る値のことです。成人は血液中の酸素濃度が低下すると呼吸中枢が刺激されて呼吸を促進します。一方、赤ちゃんは低酸素には鈍く、二酸化炭素濃度が高くなると呼吸のスイッチが入ります。激しく泣いて過呼吸になった結果、血液中の二酸化炭素濃度が低下すると呼吸のスイッチがオフになって、二酸化炭素の濃度が上昇してくるまで呼吸を再開しないことが啼泣後無呼吸の正体です。赤ちゃんは、中枢性無呼吸に閉鎖性無呼吸が加わった混合性無呼吸を発症することが多いです（**2章5「新生児無呼吸発作」**）。

6）ヘモグロビン酸素解離曲線の左方移動

赤ちゃんは、胎児期には母体から胎盤を通して酸素の供給を受けているため、成人に比べてとても低い酸素濃度環境にいます。そのため、赤ちゃんの血液は、低い酸素濃度環境に適したヘモグロビン酸素解離曲線になっています（**ぱっと見てわかる 赤ちゃんと成人のヘモグロビン酸素解離曲線の違い**）。しかし、出生して酸素濃度が高い環境に移行すると、効率の悪い状態になってしまいます。

02

新生児の呼吸障害　赤ちゃんはどうして呼吸が苦しくなるの？

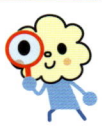

呼吸中枢の未熟性

ぱっと見てわかる

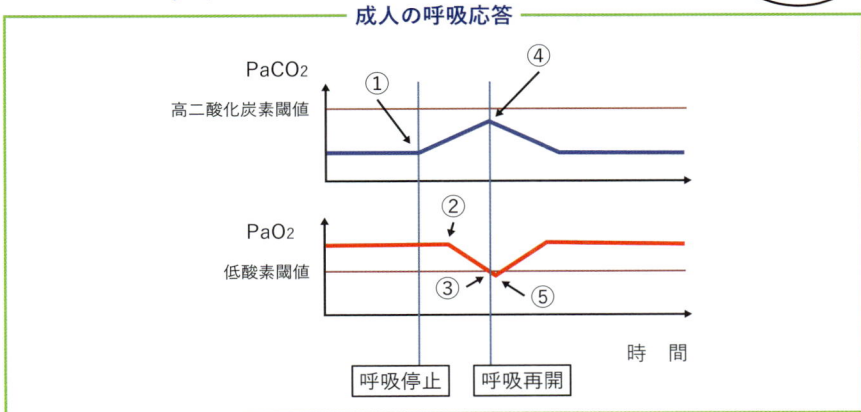

成人の呼吸応答

【成人の呼吸】

①呼吸の停止と同時に二酸化炭素濃度の上昇が始まります。

②呼吸停止から少し経過して酸素濃度の低下が始まります。

③酸素濃度が低酸素閾値に達すると呼吸が再開します。

④呼吸が再開すると同時に二酸化炭素濃度の低下が始まります。

⑤呼吸が再開して少し経過して酸素濃度の上昇が始まります。

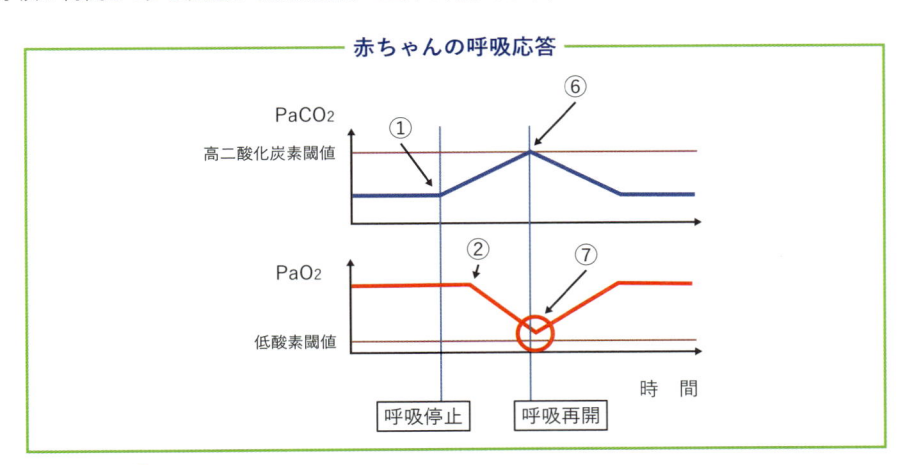

赤ちゃんの呼吸応答

【赤ちゃんの呼吸】

①呼吸の停止と同時に二酸化炭素濃度の上昇が始まります。

②呼吸停止から少し経過して酸素濃度の低下が始まります。

⑥二酸化炭素濃度が高二酸化炭素閾値に達すると呼吸が再開します。

⑦二酸化炭素濃度が高二酸化炭素閾値に達した時点で、低酸素血症のために呼吸中枢の抑制が発生していると呼吸を再開することができずに無呼吸になります。

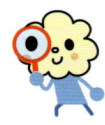

ぱっと
見て
わかる

赤ちゃんと成人のヘモグロビン酸素解離曲線の違い

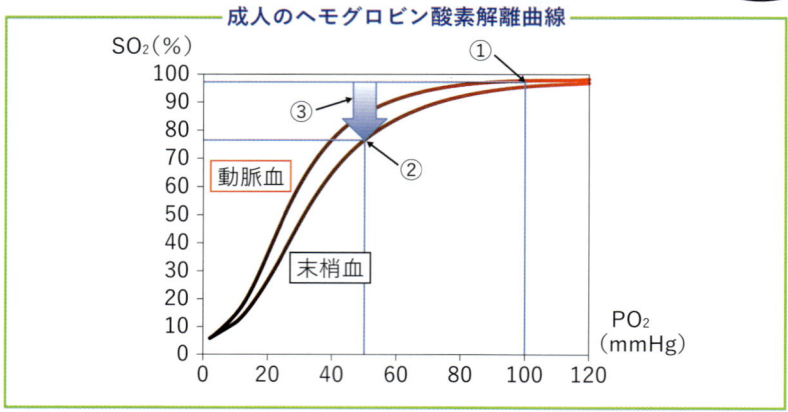

成人のヘモグロビン酸素解離曲線

【成人血】

● 動脈血に比べて末梢血は pH が低下するためにヘモグロビン酸素解離曲線が右にシフトします。

① 動脈血で PO_2 が 100mmHg 程度、SO_2 が 97％程度

② 末梢血で PO_2 が 50mmHg 程度、SO_2 が 77％程度

③ 動脈血から末梢血に移行する間に約 22％分の酸素を組織に供給

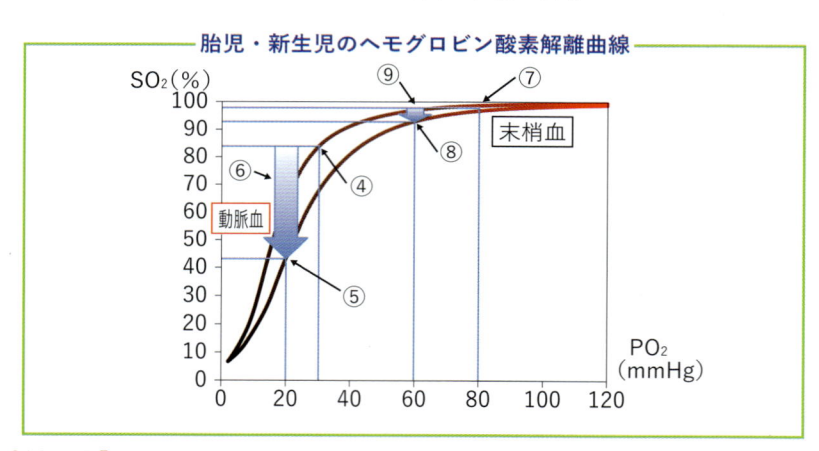

胎児・新生児のヘモグロビン酸素解離曲線

【胎児・新生児血】

● 胎児の血液はヘモグロビン F が主体であること、2-3-DPG 濃度が低いなどの理由で成人血に比べて大きく左にシフトしています。

④ 胎児の動脈血で PO_2 が 30mmHg 程度で SO_2 が 83％程度

⑤ 胎児の末梢血で PO_2 が 20mmHg 程度で SO_2 が 43％程度

⑥ 動脈血から末梢血に移行する間に約 40％分の酸素を組織に供給

⑦ 新生児の動脈血で PO_2 が 80mmHg 程度で SO_2 が 98％程度

⑧ 新生児の末梢血で PO_2 が 60mmHg 程度で SO_2 が 92％程度

⑨ 動脈血から末梢血に移行する間に約 6％分の酸素を組織に供給

4 新生児に特徴的な呼吸器感染症

　出生後の下気道感染症の多くは、上気道感染症が進展した結果です。しかし、胎児期の肺は肺水で満たされているために、羊水感染がそのまま下気道感染の原因となります。羊水に細菌や真菌の感染がある場合には、先天性肺炎を発症することがあります。また、先天結核は、胎盤から胎児の肝臓を経て肺へ進展することが多いです。

　正期産で出生した赤ちゃんは、胎盤を通して供給された中和抗体によって、多くの細菌やウイルスによる感染症から守られています。しかし、いくつかの病原体については感染防御に必要な中和抗体価に満たないことが多く、新生児に重症の気道感染症を発症します。

1）RS ウイルス感染症

　RS ウイルス（respiratory syncytial virus ; RSV）は、1 歳までに 50〜70% 以上のお子さんが罹患するウイルスです。RSV 感染症の約 70% は軽症で終了しますが、約 30% は下気道感染、無呼吸発作、急性脳症などの重症感染症となります[5]。特に、RSV が新生児に感染した場合には、無呼吸発作を呈することが多いです。在胎 35 週までの早産や先天性心疾患などの重症化リスクをもつ赤ちゃんに対しては、パリビズマブ（シナジス®）や、ニルセビマブ（ベイフォータス®）などの抗体製剤を投与することで重症下気道疾患の発症抑制が期待できます[6]。また、2024 年からは、母体に RSV ワクチンを接種することで、出生した赤ちゃんを RSV 感染症から守ることが可能となりました[7]。

2）百日咳

　百日咳が新生児に感染すると、高率に重症化します[8]。欧米では、母体に対する百日咳を含む 3 種混合ワクチン（Tdap）の接種が推奨されていますが、日本ではまだ認可されていません。

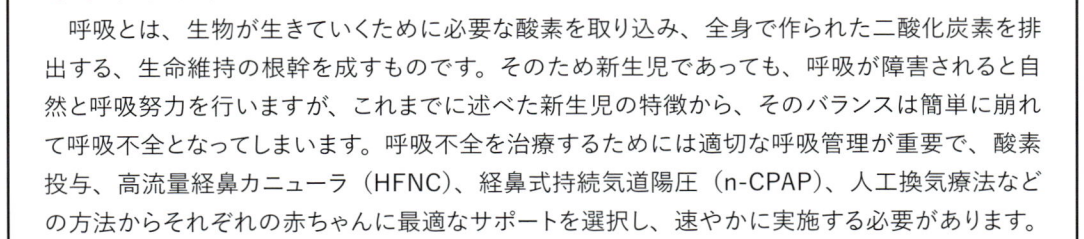

管理する際の注意点

　呼吸とは、生物が生きていくために必要な酸素を取り込み、全身で作られた二酸化炭素を排出する、生命維持の根幹を成すものです。そのため新生児であっても、呼吸が障害されると自然と呼吸努力を行いますが、これまでに述べた新生児の特徴から、そのバランスは簡単に崩れて呼吸不全となってしまいます。呼吸不全を治療するためには適切な呼吸管理が重要で、酸素投与、高流量経鼻カニューラ（HFNC）、経鼻式持続気道陽圧（n-CPAP）、人工換気療法などの方法からそれぞれの赤ちゃんに最適なサポートを選択し、速やかに実施する必要があります。

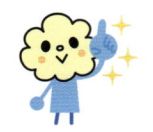

産科スタッフに知っておいてほしいポイント

- ●どの赤ちゃんにも呼吸障害は起こり得ます。いつでも呼吸補助ができる体制を整えることが大切です。
- ●羊水混濁の有無や在胎週数など、呼吸障害のリスク因子がないか常に注意を払いましょう。
- ●出生後はモニタの数値だけではなく、呼吸努力の有無、程度も観察しましょう。
- ●呼吸補助により症状が改善しているかを慎重に観察しましょう。悪化がなくても補助を中止できない場合には、追加補助の要否について搬送や新生児科への相談を考慮しましょう。

引用・参考文献

1) 秋元琢真."新生児の呼吸障害：赤ちゃんはどうして呼吸が苦しくなるの?".ここからはじめる!新生児の呼吸管理ビジュアルガイド.長和俊編.Neonatal Care 秋季増刊.大阪,メディカ出版,2016,18-25.
2) 長和俊.なぜ同じ在胎週数でも RDS を発症する場合としない場合があるのか.周産期医学.53(13),2023,385-8.
3) 長和俊."早産児の呼吸器疾患に対するステロイド療法".新版：新生児内分泌ハンドブック.新生児内分泌研究会編.大阪,メディカ出版,2020,244-52.
4) 長和俊.新生児の特徴：呼吸.周産期医学.54(3),2024,275-8.
5) 国立感染症研究所.RS ウイルス感染症とは.https://www.niid.go.jp/niid/ja/kansennohanashi/317-rs-intro.html [2024. 7. 16]
6) Domachowske, J. et al. Safety of Nirsevimab for RSV in Infants with Heart or Lung Disease or Prematurity. N Engl J Med. 386(9), 2022, 892-4.
7) Kampmann, B. et al. Bivalent Prefusion F Vaccine in Pregnancy to Prevent RSV Illness in Infants. N Engl J Med. 388(16), 2023, 1451-64.
8) 国立感染症研究所.百日咳とは.https://www.niid.go.jp/niid/ja/kansennohanashi/477-pertussis.html [2024. 7. 16]
9) 国立感染症研究所.海外の妊婦への百日咳含有ワクチン接種に関する情報.https://www.niid.go.jp/niid/ja/allarticles/surveillance/2438-iasr/related-articles/related-articles-467/8561-467r10.html [2024. 7. 16]

第2章

主に
産科新生児室
&
GCUスタッフ
研修医
向け

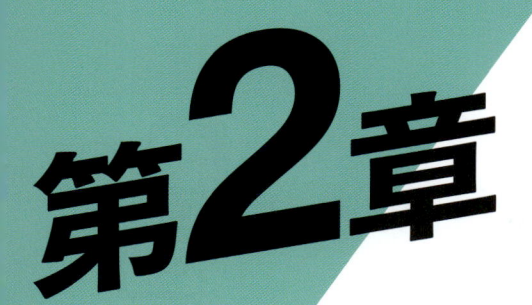
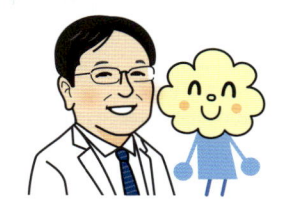

注意すべき
赤ちゃんの呼吸器疾患

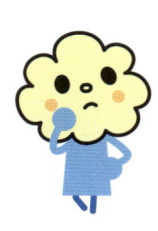

第1章で肺呼吸の確立については理解したけど、
赤ちゃんの呼吸器疾患はやっぱり難しいなあ…。

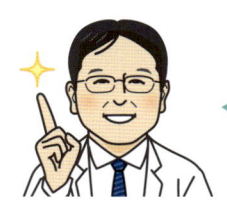

まずは赤ちゃんが呼吸に問題を抱える原因を理解しましょう。
各病態において、重症度によって呼吸管理法が異なるので、
どんな呼吸管理が必要か、どのように選択するかを学びましょう！

さくっと理解できるビジュアルガイド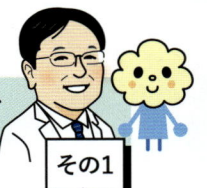

その1

新生児呼吸障害の病態生理
正常な適応過程から逸脱するのはどんなとき?

監修：**長 和俊**（ちょう・かずとし）

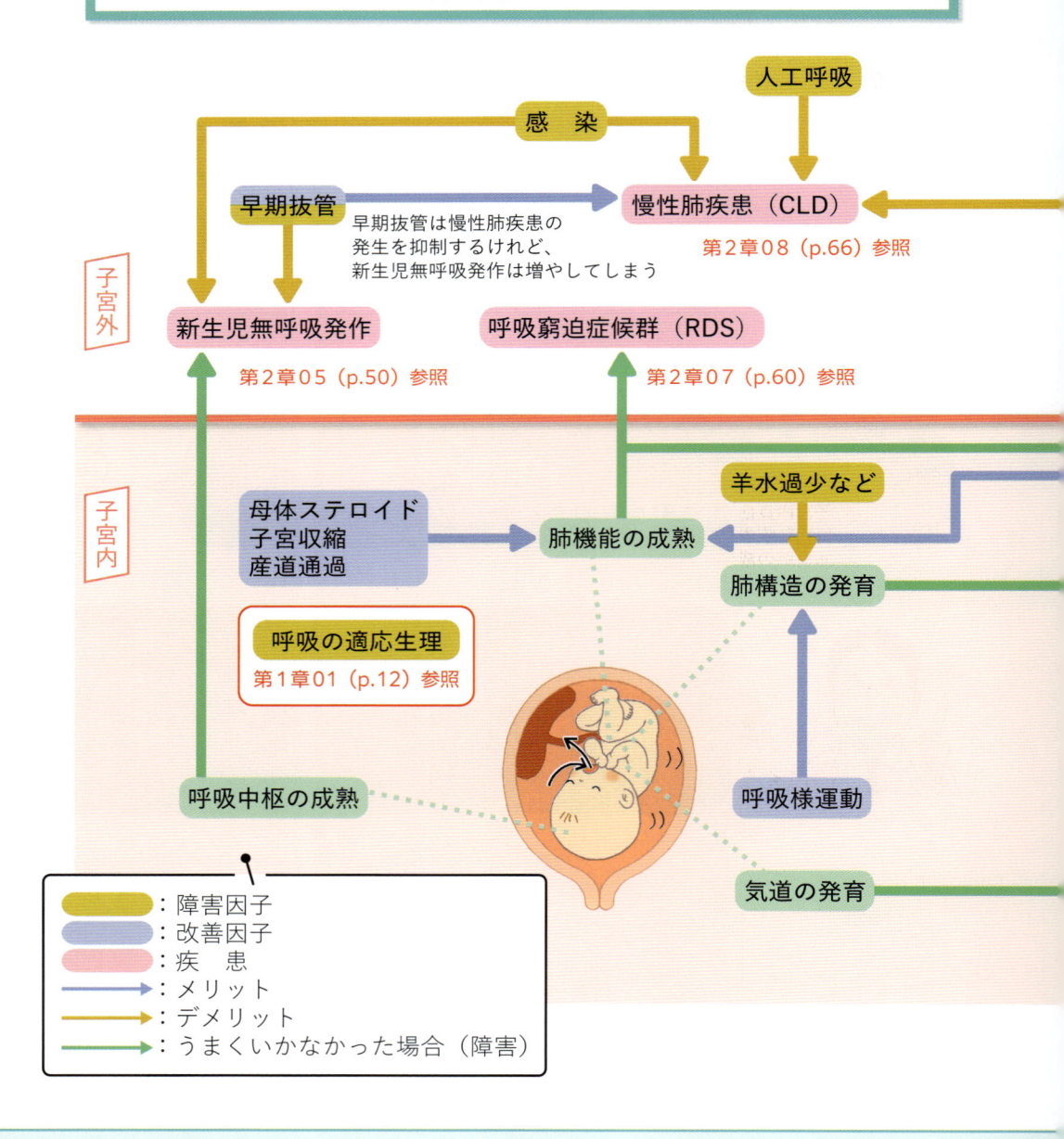

人工呼吸

感 染

早期抜管 → 慢性肺疾患（CLD）
早期抜管は慢性肺疾患の
発生を抑制するけれど、
新生児無呼吸発作は増やしてしまう

第2章08（p.66）参照

子宮外

新生児無呼吸発作 ｜ 呼吸窮迫症候群（RDS）

第2章05（p.50）参照 ｜ 第2章07（p.60）参照

羊水過少など

子宮内

母体ステロイド
子宮収縮
産道通過 → 肺機能の成熟 ← 肺構造の発育

呼吸の適応生理
第1章01（p.12）参照

呼吸中枢の成熟 ｜ 呼吸様運動

気道の発育

凡例：
- 障害因子
- 改善因子
- 疾 患
- → ：メリット
- → ：デメリット
- → ：うまくいかなかった場合（障害）

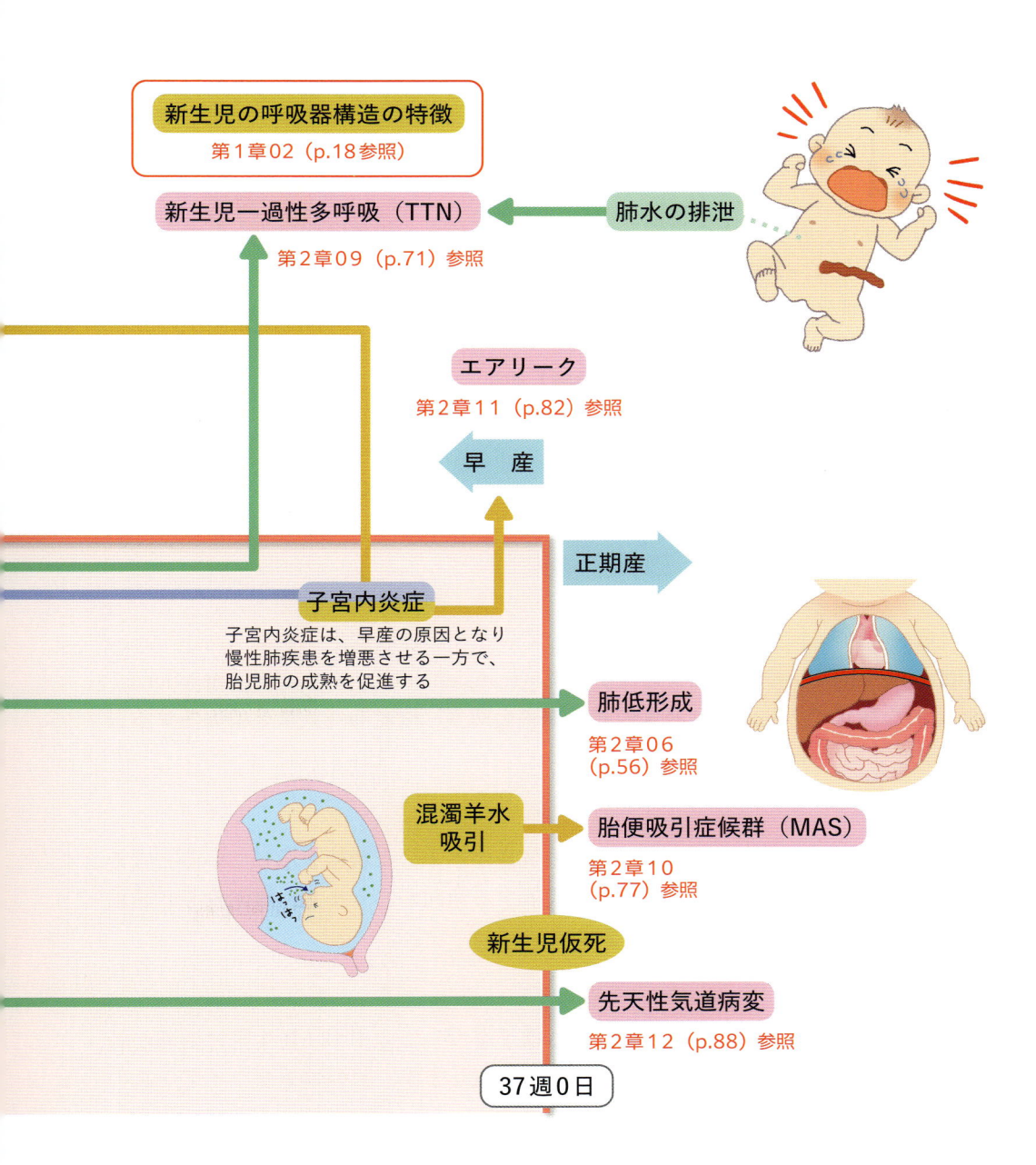

新生児の呼吸器構造の特徴
第1章02（p.18参照）

新生児一過性多呼吸（TTN）
第2章09（p.71）参照

肺水の排泄

エアリーク
第2章11（p.82）参照

早産

正期産

子宮内炎症
子宮内炎症は、早産の原因となり
慢性肺疾患を増悪させる一方で、
胎児肺の成熟を促進する

肺低形成
第2章06
（p.56）参照

混濁羊水
吸引

胎便吸引症候群（MAS）
第2章10
（p.77）参照

新生児仮死

先天性気道病変
第2章12（p.88）参照

37週0日

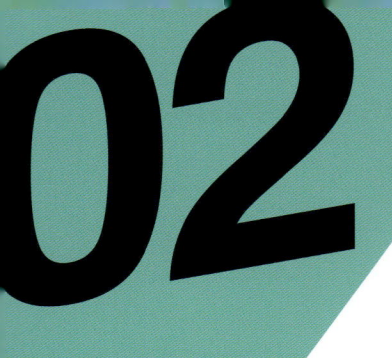

02 努力呼吸

赤ちゃんがはあはあしていたり、うーうー言っていたりするのはなぜ？

九州大学病院小児科成長発達医学分野助教　**安岡和昭**（やすおか・かずあき）
九州大学医学部小児科環境発達医学研究センター特任准教授　**落合正行**（おちあい・まさゆき）

1　はじめに

　新生児の努力呼吸は、呼吸障害の早期徴候として重要です。新生児期にみられる努力呼吸には、鼻翼呼吸、呻吟、多呼吸、陥没呼吸、があります。これらの症状は、新生児に迅速な介入が必要な状態を示唆します。

2　種類と原因

ぱっと見てわかる → 努力呼吸の種類と原因

1）鼻翼呼吸

　吸気時に鼻翼を拡大させる様子です。気道抵抗の上昇や、肺コンプライアンスの低下に対する生理的な反応と考えられています。

2）呻　吟

　呼気時に「うー、うー」と唸るような声を出しています。呼吸窮迫症候群（respiratory distress syndrome；RDS）や新生児一過性多呼吸（transient tachypnea of the newborn；TTN）の特徴的な症状であり、呼気終末の肺胞虚脱を防ぎ、機能的残気量を増加させることで酸素化を改善する効果があります。

3）多呼吸

　呼吸数が1分当たり60回以上であれば、1回換気量が不十分な状態を示していると考えられます。新生児は呼吸不全に対して多呼吸で代償する傾向があります。酸素投与、陽圧換気、吸引などのケアを考える必要があります。

4）陥没呼吸

　胸郭の軟らかい部分が吸気時に内側に陥没する様子を示しています。新生児は胸郭が軟らかいため、吸気時に胸腔内に強い陰圧がかかると発生します。肺のコンプライアンスの低下や気道の抵抗の上昇を表します[1, 2]。

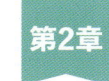

努力呼吸の種類と原因

ぱっと見てわかる

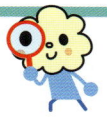

【努力呼吸の種類】

- まず赤ちゃんの呼吸をじっくり1分間観察してみましょう

吸気時と呼気時、顔面から胸部・腹部にかけて呼吸回数と呼吸の様子をみてみましょう

- 多呼吸：呼吸数が1分間あたり60回以上ではないか？
- 鼻翼呼吸：吸気時に鼻翼（小鼻）がヒクヒク拡大していないか？
- 陥没呼吸：吸気時に肋間やみぞおち（季肋部）が陥没していないか？
- シーソー呼吸：吸気時に胸郭が陥没して腹部が膨隆し、吸気時は胸郭が膨隆し腹部が陥没していないか？
- 呻吟（しんぎん）：呼気時に「うー、うー」と唸っていないか？

【努力呼吸の主な原因】

- 気道抵抗の上昇：空気の通り道に狭いところがあるかもしれない
- 肺コンプライアンス（膨らみやすさ：伸展性）が低下しているかもしれない
- 胸郭が硬い、または肋間筋が弱いのかもしれない
- 赤ちゃんになにか良からぬことが起こっているかもしれない

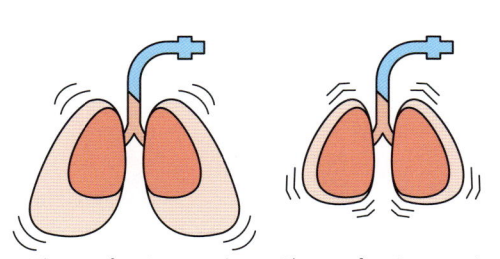

肺コンプライアンス大　　肺コンプライアンス小

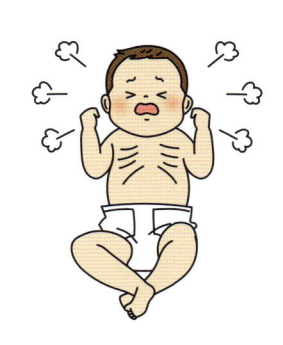

02

努力呼吸　赤ちゃんがはあはあしていたり、うーうー言っていたりするのはなぜ？

3　努力呼吸のタイミングと考えられる疾患

ぱっと見てわかる　関連する病態

　努力呼吸について知ったら、次はいつどんな呼吸をしているかに着目しましょう。呻吟は呼気時に起こっていて、鼻翼呼吸や陥没呼吸は吸気時に認めることに着目しましょう。呼吸全体で起こるシーソー様の努力呼吸もあることを知っておきましょう。それぞれで頻度の高い疾患や緊急性の高い疾患を整理しておきましょう 表1 [3]。

表1 努力呼吸のタイミングと特徴

タイミング	呼吸様式	考える病態	疾患の特徴	原因疾患	随伴症状	推奨される検査
呼気時	呻吟	末梢気道の狭窄・閉塞	頻度の高い疾患	・RDS ・TTN ・肺炎（胎便吸引症候群〔MAS〕など）	・多呼吸、チアノーゼ	・X線検査 ・血液検査 ・ステイブルマイクロバブルテスト（SMT）
			緊急性の高い疾患	・緊張性気胸 ・肺形成異常症 ・血胸など	・血圧低下 ・含気の左右差・皮下気腫 ・小さな胸郭 ・血性分泌物・呼吸音の減弱	・X線検査 ・エコー検査
吸気時	鼻翼呼吸・陥没呼吸	中枢気道の狭窄・閉塞	頻度の高い疾患	・上気道分泌物 ・気道狭窄症 ・舌根沈下	・呼吸音の異常、呼吸困難	・診察 ・X線検査、CT検査
			緊急性の高い疾患	・気管軟化症／喉頭軟化症 ・窒息（気道異物、閉塞） ・声帯麻痺	・胸骨上部の陥没 ・呼吸音の減弱 ・誤嚥、啼泣の消失	・ファイバー検査
両方	シーソー様呼吸	全気道におよぶ疾患	頻度の高い疾患	・新生児肺炎 ・先天性心疾患	・発熱、呼吸困難 ・尿量減少、消化不良	・血液検査、X線検査 ・エコー検査
			緊急性の高い疾患	・横隔膜ヘルニア ・敗血症 ・先天性代謝異常症	・チアノーゼ ・網状皮斑（循環の悪化） ・多呼吸	・X線検査 ・血液培養 ・血液ガス、血液検査（アンモニアなど） ・代謝スクリーニング検査

（文献3を参考に作成）

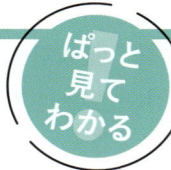

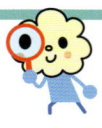

関連する病態

- 気道に病因

　喀痰や肉芽など気道異物、舌根沈下など不適切な気道確保、あるいは下顎が小さい、気管・気管支軟化症、鼻腔が狭い・閉塞している

- 肺に病因

　新生児一過性多呼吸（TTN）、呼吸窮迫症候群（RDS）、胎便吸引症候群（meconium aspiration syndrome；MAS）、気胸など

- 胸郭に病因

　麻酔薬・薬剤の影響（sleeping baby、薬物離脱症候群など）、神経筋疾患（脊髄性筋萎縮症、トリソミー21 など）

- そのほか

　感染症（菌血症や新生児ヘルペスなどのウイルス感染症など）、頭蓋内出血、先天性心疾患、先天性代謝異常症や新生児仮死後の酸血症、消化管穿孔、貧血や多血症ほか、呼吸器に関連しない病態も含まれる

02

努力呼吸　赤ちゃんがはあはあしていたり、うーうー言っていたりするのはなぜ？

4　必要な検査

　適切なフィジカルアセスメントを行うことで、必要な検査を絞り込むことができます。

　吸気時？　呼気時？　それとも両方？　赤ちゃんの全身状態を観察して、必要な検査を組み立てましょう。

▶胸腹部単純写真

　肺野だけでなく縦隔陰影、気管透亮像も観察しましょう。消化管穿孔はピットフォールです。

▶血液検査（血液ガス・全血算・生化学・凝固機能）

　いきなり全部を調べるのは赤ちゃんにとって負担が大きいです！　危急的な病態・頻度が高い病態を考え、評価に必要な項目を選択しましょう。

▶代謝スクリーニング検査

　血糖、アンモニア、乳酸・ピルビン酸に加えて、クリティカルサンプルとして血漿・尿・ろ紙血・髄液などの保存も忘れないようにしましょう。

▶感染症検査

血液培養・髄液培養・尿培養などの sepsis work up に加えて、細菌やウイルスの核酸増幅法（PCR）やウイルス、細菌核酸多項目同時検出（チップアレイ）、迅速抗原検出法などが選択されます。

▶エコー検査

頭蓋内出血や腹腔内出血の評価、心血管形態や心拍出量・循環血液量の評価も行います。

5 治療と対応

努力呼吸の病因の特定と病因に伴う治療が原則です。
努力呼吸を放置しておくと、やがて呼吸停止・心停止に至ります。
酸素投与や陽圧換気による呼吸補助を行いつつ評価を進めましょう。

6 報告と介入、観察ポイント [4~6]

努力呼吸への対応を 図 に、ケアのポイントを 表2 に示します。

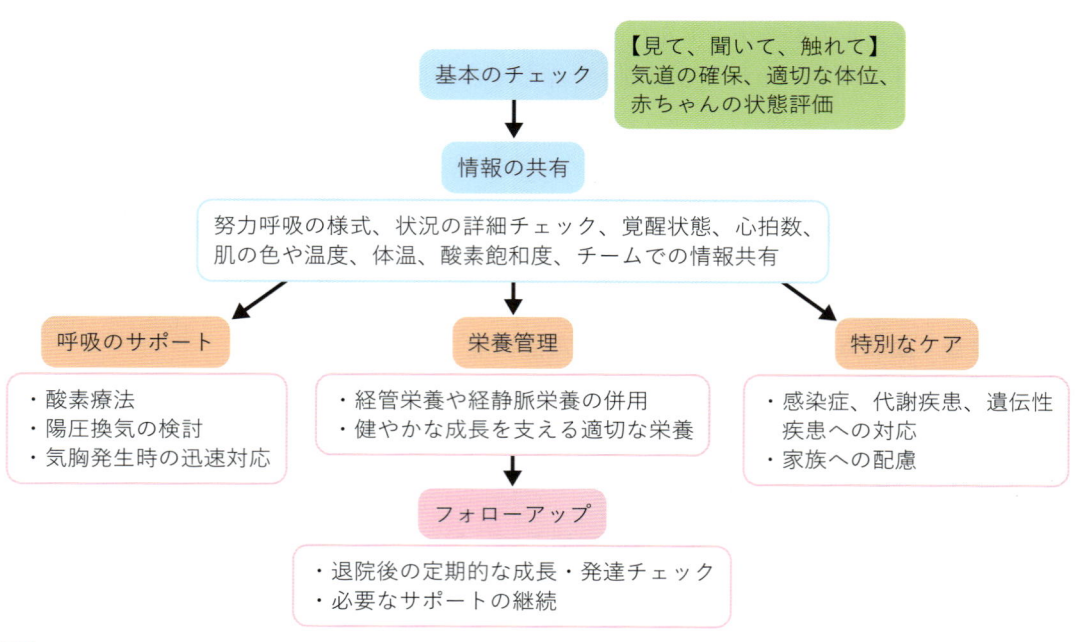

図 努力呼吸への対応

表2 努力呼吸のケアのポイント

カテゴリ	ポイント
知っておくべきこと	・努力呼吸は新生児が呼吸に苦労している状態を指す ・新生児の正常な呼吸パターンと異なる場合、注意が必要
観察のポイント	・1分間に60回以上の多呼吸に注意する ・鼻翼呼吸、胸郭の陥没、呻吟を観察する
気付くコツ	・赤ちゃんの覚醒状態での変化に注意する ・哺乳時や啼泣時に呼吸困難が変化するか確認する
管理のポイント	・適切なポジショニングで呼吸を助ける ・定期的なモニタリングと必要に応じて酸素療法を実施する
注意点	・過度の刺激は避け、ミニマル・ハンドリングを心掛ける ・高体温や低体温も呼吸に影響を与える
報告のタイミング	・おかしいなと感じたら直ちにスタッフと共有する ・徴候が初めて観察された場合や悪化した場合は報告する

1) 基本のチェック

　見て、聞いて、触れて、異常を嗅ぎ分けましょう。これらのシンプルな行動で、赤ちゃんがどんなサポートを必要としているか見分けられることがあります。いつでも安全を優先し、気道の確保や適切な体位を心掛けながら、赤ちゃんの状態をじっくりと評価しましょう。

2) 情報の共有

　努力呼吸に気付いたら、細かく状態をチェックする必要があります。これには、赤ちゃんの呼吸だけでなく、目覚めや眠り、心拍数、肌の色や温度、そして体温や経皮的動脈血酸素飽和度（SpO_2）のチェックが含まれます。得た情報はチームで共有し、赤ちゃんのために最善のサポートを提供しましょう。

3) 酸素のサポート

　SpO_2 が低いときは、酸素療法が役立ちますが、状況によっては注意が必要です。心疾患が疑われる場合は、専門家の評価を速やかに依頼しましょう。

4) 呼吸の助け

　酸素だけで十分でない場合、より強い呼吸サポートが必要になることがあります。陽圧換気の検討や気胸が発生した際の迅速な対応が大切です。

5) 栄養管理

　呼吸が困難な新生児には、特別な栄養方法が必要です。適切な栄養で、健やかな成長を支えましょう。

6）特別なケア

感染症や代謝疾患、遺伝性疾患など、特定の状態には迅速かつ適切な対応が求められます。家族への配慮も忘れずに行いましょう。

7）フォローアップ

退院後も定期的に赤ちゃんの成長や発達をチェックし、必要なサポートを続けましょう。赤ちゃん一人ひとりに合ったケアで、安心と健康を支えることが大切です。

産科スタッフに知っておいてほしいポイント

元気がなくなっている予兆は呼吸に表れます。
- 努力呼吸の原因は呼吸器疾患だけではありません。
- 呼吸障害の性状を評価することで迅速に病態を特定できる可能性があります。
- 赤ちゃんを視る（視診）、聴く（聴診）、触る（触診）、そして嗅ぐ（熟練したスタッフは元気がない赤ちゃんを嗅ぎ分けますよね）。
- 1回1分のアセスメントの積み重ねでレジェンドになれるかも?!

7 おわりに

新生児期における努力呼吸は、いくつかの病気の最初の徴候かもしれません。看護師や医師は、この呼吸のサインを丁寧に見極め、必要があれば優しく手を差し伸べましょう。

引用・参考文献
1) Gomella, TL. et al. Gomella's Neonatology. 8th ed. 東京 , 南江堂 , 2020, 1439p.
2) 近藤乾 . "新生児症候学 ". 新生児学 . 第 2 版 . 小川雄之亮ほか編 . 大阪 , メディカ出版 , 2000, 420-2.
3) Reuter, S. et al. Respiratory distress in the newborn. Pediatr Rev. 35（10）, 2014, 417-28.
4) 中村英記 . 努力呼吸・無呼吸 . with NEO. 35（2）, 2022, 196-9.
5) Hishikawa, K. et al. Pulmonary air leak associated with CPAP at term birth resuscitation. Arch Dis Child Fetal Neonatal Ed. 100（5）, 2015, F382-7.
6) Morley, CJ. et al. Nasal CPAP or intubation at birth for very preterm infants. N Engl J Med. 358（7）, 2008, 700-8.
7) Dunn, MS. et al. Randomized trial comparing 3 approaches to the initial respiratory management of preterm neonates. Pediatrics. 128（5）, 2011, e1069-76.

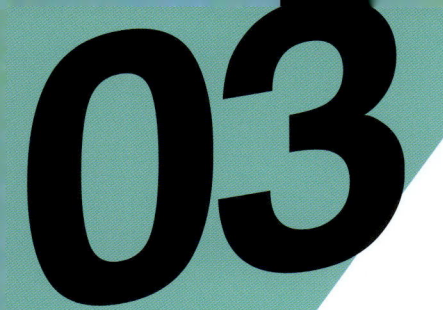

03 チアノーゼ

赤ちゃんの顔色が悪い、SpO₂ が低いのはどうして?

慶應義塾大学医学部小児科学教室准教授　**飛彈麻里子**（ひだ・まりこ）

1　チアノーゼとは?

　血液中の酸素が不足しているために、口唇や指先などの皮膚や粘膜が青紫色に変化した状態です。毛細血管を流れる血液中の還元型ヘモグロビン（酸素と結合していないヘモグロビン）濃度が 5g/dL 以上の場合にみられます（**ぱっと見てわかる 酸化型ヘモグロビンと還元型ヘモグロビンのイメージ図**）。酸化型ヘモグロビン（酸素と結合しているヘモグロビン）が多い血液は赤色ですが、還元型ヘモグロビンなどの酸素と結合していないヘモグロビンが多いと血液は暗紫色となり皮膚や口唇の色が青っぽくなります。ギリシャ語で濃い青色を意味する

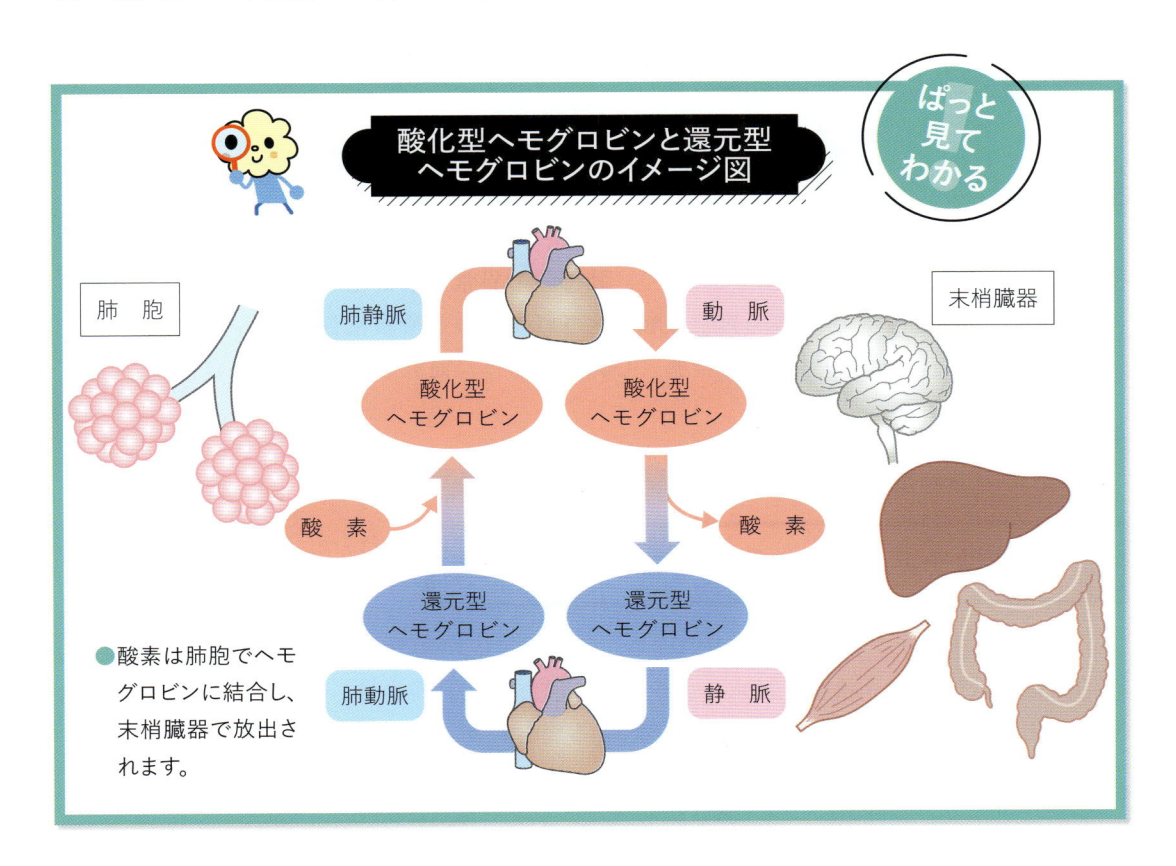

酸化型ヘモグロビンと還元型ヘモグロビンのイメージ図

ぱっと見てわかる

肺胞　　肺静脈　　動脈　　末梢臓器

酸化型ヘモグロビン　　酸化型ヘモグロビン

酸素　　　　　　　　酸素

還元型ヘモグロビン　　還元型ヘモグロビン

肺動脈　　静脈

●酸素は肺胞でヘモグロビンに結合し、末梢臓器で放出されます。

cyanós（キュアノス）が語源といわれています。酸素飽和度 SaO_2（ヘモグロビン中の酸化型ヘモグロビンの割合）がおおむね 85% 以下で肉眼的チアノーゼが出現します。

　チアノーゼには中心性チアノーゼと末梢性チアノーゼの 2 種類があります。前者は血中の酸素濃度が実際に低下している状態を、後者は血中の酸素濃度は正常ですが循環が悪いために末梢の皮膚色が青紫色に見える状態を指します。寒冷にさらされたり、脱水などで末梢循環が悪かったりする場合では、四肢末梢に冷感とチアノーゼが出現しますが、血中の酸素濃度は低下していないので、口唇や口腔粘膜は正常の色をしています。なお、皮膚色の濃い人種（黒人など）のチアノーゼの有無も口唇や口腔粘膜の色で評価します。

2　中心性チアノーゼの原因となる病態　表1 [1]

　中心性チアノーゼの原因病態は以下の 4 つに大別できます。集中治療を要する状態のため、管理可能な施設への入院を検討します。

1）ガス交換の場である肺や気道系の問題

　肺胞でのガス交換に制限がある（肺の拡張障害、肺の炎症など）、気道の狭窄、肺や気道の形態異常など。

2）呼吸中枢など神経系の問題

　無呼吸（未熟性、痙攣など）、先天性の中枢神経異常など。

3）心血管系の問題

　大血管の異常（酸素化された血液を体循環に送り出せない）、肺動脈の異常（肺循環に血液を送り出せず血液の酸素化ができない）、肺静脈の異常（酸素化された血液が心臓に戻ってこられない）、心室や房室弁の異常（酸素化された血液と酸素化されていない血液が混ざってしまうなど）、心筋の異常や不整脈（心臓が肺や体に血液を送り出せない）など。

4）ヘモグロビンの異常

　ヘモグロビンに酸素が結合できない状態。

3　末梢性チアノーゼの原因となる疾患　表2

　新生児の末梢性チアノーゼの原因のうち、緊急で対応が必要な病態には低体温、低血糖、心拍出量の低下を伴う状態（脱水、血栓症、不整脈など）があり、バイタルサインの異常も伴います。集中治療を要する病態に起因する場合があるため、慎重かつ迅速に評価します。

表1 中心性チアノーゼの原因疾患・病態

部位	病態	疾患名
呼吸器系の問題	肺の拡張障害	・呼吸窮迫症候群（RDS） ・エアリーク症候群（気胸、縦隔気腫など） ・胸水 ・横隔膜ヘルニア ・横隔神経麻痺 ・筋緊張低下を来す疾患
	気道系の構造異常	・肺低形成 ・横隔膜ヘルニア ・先天性肺気道異常
	気道の狭窄	・上気道：声帯麻痺、小顎症、咽頭狭窄、喉頭軟化 ・下気道：気管軟化症、声門下血管腫などの腫瘍
	肺胞の炎症、分泌物などの貯留	・胎便吸引症候群（MAS） ・肺炎（感染性、誤嚥性など） ・肺水腫 ・肺水の排泄吸収遅延 ・食道閉鎖
呼吸中枢や神経の問題	無呼吸発作	・早産児、低出生体重児 ・低血糖、高マグネシウム血症 ・感染症 ・頭蓋内出血、低酸素性虚血性脳症（HIE） ・痙攣 ・先天性の中枢神経形態異常 ・先天性の神経筋疾患 ・薬物離脱症候群 ・BRUE（Brief resolved unexplained events）
心血管系の問題	大動脈の異常	・大動脈弓縮窄 ・大動脈離断 ・大血管転位
	肺動脈の異常	・肺高血圧（新生児遷延性肺高血圧症、肺動脈性肺高血圧） ・肺動脈低形成、肺動脈弁狭窄、肺動脈弁閉鎖 ・ファロー四徴症
	肺静脈の異常	・総肺静脈還流異常（TAPVC）
	心室や房室弁の異常	・左心低形成 ・単心室 ・三尖弁閉鎖 ・エプスタイン（Ebstein）病
	心筋の異常	・心筋症 ・心筋炎
	不整脈	
血液の問題	ヘモグロビンの異常	・メトヘモグロビン血症（ヘモグロビンに酸素が結合できない）

（文献1を参考に作成、著者訳）

03

チアノーゼ　赤ちゃんの顔色が悪い、SpO₂が低いのはどうして？

表2 末梢性チアノーゼの原因疾患・病態

病　態	病態や疾患名
低体温	・環境温による体温低下 ・感染症 ・未熟性 ・その他
低血糖	・早産 ・低体重 ・哺乳不良：未熟性、感染症、口など嚥下に関する臓器の形態異常、筋緊張低下を伴う先天性疾患 ・内分泌疾患：高インスリン血症、甲状腺機能低下症、先天性副腎過形成症、成長ホルモン分泌不全など ・代謝性疾患：糖新生に関する代謝性疾患（糖原病など）、脂肪酸酸化障害を来す疾患 ・その他の先天性の遺伝性疾患：Beckwith-Wiedemann 症候群など ・母体の高血糖の影響：妊娠糖尿病、糖尿病合併妊娠など
心拍出量の低下	・心不全 ・不整脈
血管内容量の減少	・脱水：哺乳不良など ・失血：胎盤早期剝離のあった場合など
呼吸抑制	・啼泣時の「息こらえ」 ・哺乳時の「息継ぎが十分にできていない」
皮膚の色の問題	・うっ血（チアノーゼと見間違う可能性がある）

　一方で、出生直後の末梢性チアノーゼは生理的範囲内の場合が多いので、末梢性チアノーゼのみでは酸素投与の適応はありません。努力呼吸の有無を確認し、努力呼吸があれば持続気道陽圧（continuou positive airway pressure；CPAP）や酸素投与を考慮します。詳細は新生児蘇生法（NCPR）に記載があります[2~4]。

　また、哺乳時や啼泣時のチアノーゼでは哺乳の中断や抱っこなどでチアノーゼが改善する場合もあります。

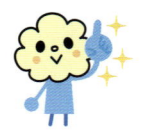

産科・小児科スタッフに知っておいてほしいポイント

■ チアノーゼの観察と対応のポイント 図1

●チアノーゼを認めたら、まず呼吸の有無を確認し、無呼吸の場合は直ちに皮膚刺激や人工換気を行います。それでも呼吸が回復しない場合や徐脈を伴っている場合は、心肺蘇生を行います。呼吸をしている場合は努力呼吸の有無を確認しながら同時にパル

スオキシメータを装着し、チアノーゼが中心性か末梢性かを経皮動脈血酸素飽和度（SpO_2）を測定して判断します。

- 努力呼吸がある場合は、CPAP や陽圧換気などの呼吸のサポートを開始します。その際に酸素投与の要否は SpO_2 をみて判断します。
- バイタルサインを測定し、ショック状態の有無を確認します。ショックバイタルを認めた場合は、血液検査やエコー検査などで原因疾患を検索しつつ、細胞外液輸液などを検討します。頻脈性不整脈などでは除細動なども考慮します。
- 哺乳時や啼泣時のチアノーゼの場合は、哺乳の中止や抱っこで落ち着かせます。改善がない場合は呼吸や心臓などの異常を考え、医師に連絡します。

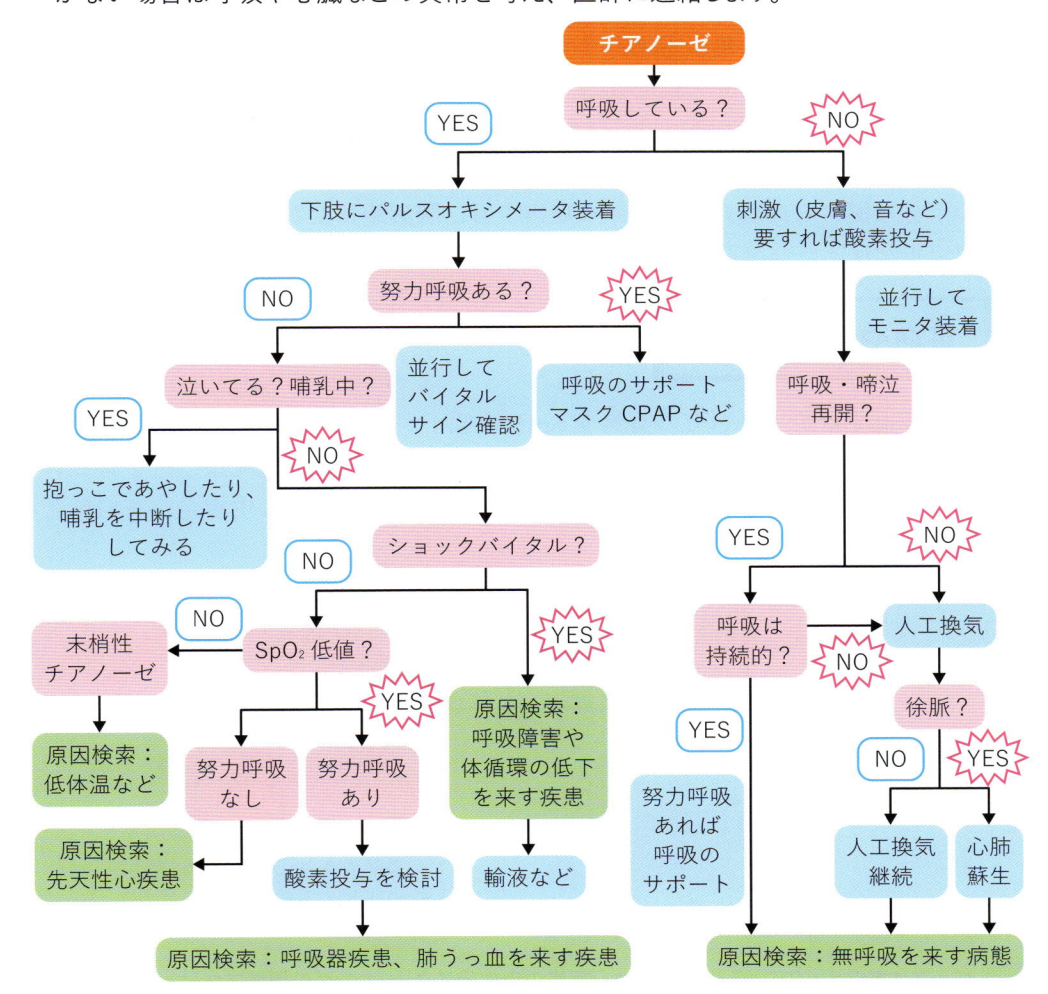

図1 **チアノーゼの観察と対応のポイント**
CPAP：持続気道陽圧、SpO_2：経皮動脈血酸素飽和度

03

チアノーゼ 赤ちゃんの顔色が悪い、SpO_2が低いのはどうして？

4 パルスオキシメータによる先天性心疾患のスクリーニング[5]

　中枢性チアノーゼの原因となる重症先天性心疾患では、新生児期早期から適切な集中治療が必要となります。胎児診断されている症例が多いですが、出生後に重篤化してから診断される例もあります。視診のみで病的チアノーゼを判断することは困難なため、重症先天性心疾患のスクリーニングの一つとしてパルスオキシメータを用いたスクリーニング法が日本新生児成育医学会から提案されています 図2[5]。わが国の周産期医療の現状を鑑み、より多くの施設で実施可能な方法として、「生後48時間以内に下肢でSpO_2を測定し95%未満の場合は精査可能な医師に診察を依頼する」となっています。従って、このスクリーニングでは検出できない場合もあります。大動脈縮窄、大動脈弁狭窄、肺動脈弁狭窄のような単独の流出路狭窄の先天性心疾患で、スクリーニング時点での狭窄が比較的軽度な場合や右左シャントがない場合には、正常形態心臓と同様の反応となります。また、単心室、総肺静脈還流異常（TAPVC）、総動脈幹症および左心低形成症候群などの、体静脈と肺静脈血の十分な混合と高肺血流量を伴う症例でも、酸素飽和度が比較的高くなり、スクリーニングで正常反応になる可能性があります。経時的な全身状態の観察が必要です。

5 貧血や多血の場合

　貧血や多血ではチアノーゼの有無やSpO_2の低下が病態の重症度を反映しない場合があります。貧血ではヘモグロビンの全体値が低下しているため、還元型ヘモグロビンも低値となり、チアノーゼを来さない可能性があります。重症貧血では皮膚色が蒼白色となる場

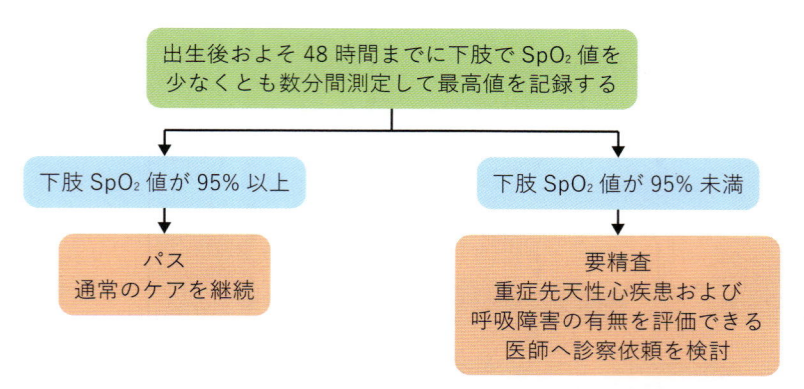

図2 パルスオキシメータによる重症先天性心疾患の出生後スクリーニングの標準プロトコール（文献5より転載）
出生後およそ48時間以内の測定を提案している。
よって出生後24時間未満に測定してスクリーニングしてもよい。
SpO_2：経皮動脈血酸素飽和度

合が多いです。皮膚色については、チアノーゼの有無だけでなく、蒼白色の有無にも注意する必要があります。一方、多血状態では全体のヘモグロビン値が高く酸化型ヘモグロビンの割合が低下するため、SpO_2 が低値となる可能性があります。部分交換輸血などの処置を要する場合もあるので、合併症状と併せて総合的に評価します。

管理する際の注意点

➡ 原因病態に合わせた対応が必要！

　チアノーゼを見た場合には 図1 に示したように、原因病態に合わせた対応が必要です。呼吸管理以外の対応を要する病態も多く、特に循環器疾患では酸素投与が禁忌となる病態もあります。努力呼吸があっても自発呼吸があり、致死性頻脈や高度徐脈がなければ酸素投与を急ぐ必要はないので、室内気での呼吸補助を行いながら原因病態を検索し、適切な治療方針を選択します。

引用・参考文献
1) Gomella, TL. et al. "Cyanosis". Gomella's Neonatology：Management, Procedures, On-call Problems, Diseases, and Drugs. 8th ed. New York City, McGraw Hill, 2020, 461-92.
2) 北野裕之. "人工呼吸". 日本版救急蘇生ガイドライン 2020 に基づく：新生児蘇生法テキスト. 第 4 版. 細野茂春監. 東京, メジカルビュー社, 2021, 79-94.
3) 水本洋. "心電図モニタ". 前掲書 2. 91.
4) 島袋林秀. "人工呼吸がうまくいかないときの原因と対策". 前掲書 2. 92-4.
5) 日本新生児成育医学会. パルスオキシメータを使用した重症先天性心疾患の出生後スクリーニング標準プロトコールの提案. https://jsnhd.or.jp/doctor/pdf/screening_for_critical_congenital_heart_disease_proposal.pdf [2024. 5. 13]

04 喘　鳴

赤ちゃんがぜいぜい言っているのはなぜ？

神戸大学医学部附属病院小児科　**増田　祐**（ますだ・ゆう）
神戸大学大学院医学研究科内科系講座小児科学分野こども急性疾患学部門特命教授
藤岡一路（ふじおか・かずみち）

1 喘鳴の定義

　喘鳴は、聴診器を使用しなくても聴取できる異常呼吸音で、さまざまな原因により生じた気道の狭窄部位を気流が通過する際に発生します。新生児の気道は成人や年長児に比べて内腔が狭く、気道壁も軟弱で潰れやすい特徴があり、また咳嗽などで分泌物を排除する力も弱いため分泌物が貯留しやすく、喘鳴が起こりやすいです。新生児期に認める喘鳴は、経過観察のみで軽快するものから、緊急の対応が必要な疾患や根治療法のある疾患が原因で生じるものまでさまざまなため、正確に評価し、治療が必要な赤ちゃん、重症化する赤ちゃんを見逃さないことが重要です[1, 2]。

2 喘鳴が起こる原因、考えられる疾患

　喘鳴は、生じるタイミングによって吸気性喘鳴、呼気性喘鳴、往復性喘鳴（吸気・呼気ともに喘鳴を認める）の3つに分類され、それぞれ原因が異なります。吸気性喘鳴はstridor、呼気性喘鳴はwheezeと呼ばれ、主に上気道（胸腔外の気道）の異常では吸気性喘鳴、下気道（胸腔内の気道）の異常では呼気性喘鳴が生じます。上気道は吸気時に気道内圧が陰圧となり引っ張られるため狭窄しやすくなる、下気道は呼気時に胸腔内圧が陽圧になり押されるため狭窄しやすくなる、という原理です（ぱっと見てわかる　**吸気性喘鳴と呼気性喘鳴の発生メカニズム**）[2]。往復性喘鳴は上気道と下気道の移行部である声門下、気管上部に狭窄がある場合や、狭窄部位にかかわらず固定性病変で狭窄が重篤である場合、上気道病変と下気道病変が合併している場合などで生じます[2, 3]。

　喘鳴の原因は部位と狭窄の病態を考えると整理しやすいです（ぱっと見てわかる　**喘鳴の主な原因疾患・病態**）[2]。病態としては、構造的に狭窄している（鼻道狭窄、気管狭窄など）、組織が軟らかいために睡眠時や努力呼吸時につぶれて狭窄する（喉頭軟化症、気管軟化症など）、周囲からの圧排によって狭窄している（血管輪や縦隔腫瘍など）、などがあります。喘鳴を来

す代表的な疾患の特徴を 表 [3] にまとめます [2]。

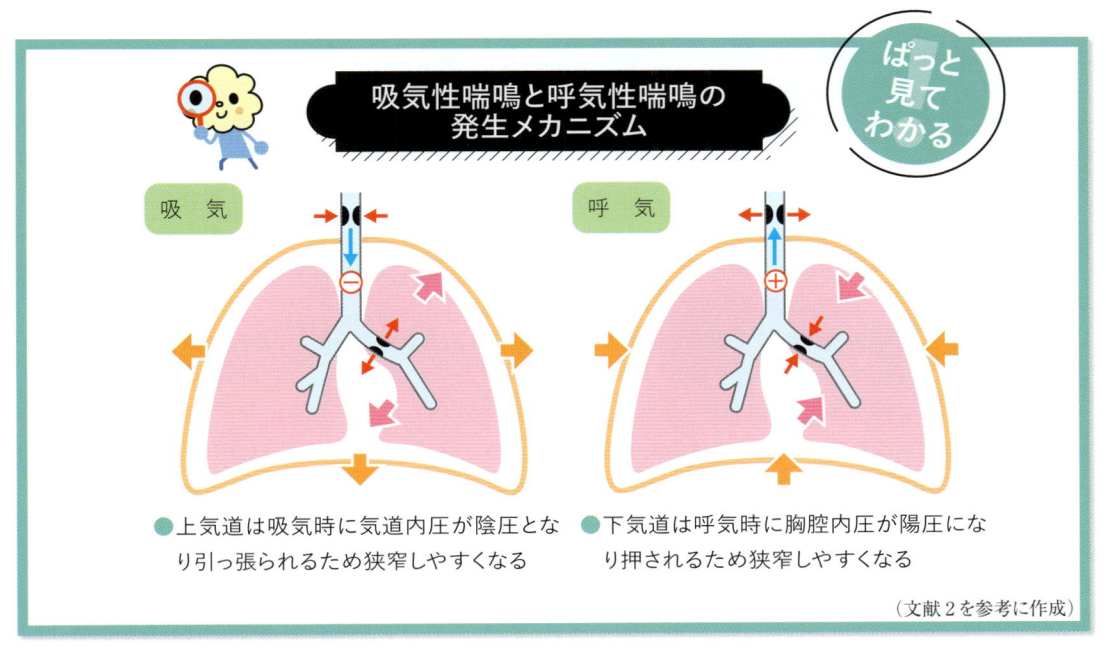

吸気性喘鳴と呼気性喘鳴の発生メカニズム

吸気

呼気

● 上気道は吸気時に気道内圧が陰圧となり引っ張られるため狭窄しやすくなる

● 下気道は呼気時に胸腔内圧が陽圧になり押されるため狭窄しやすくなる

（文献2を参考に作成）

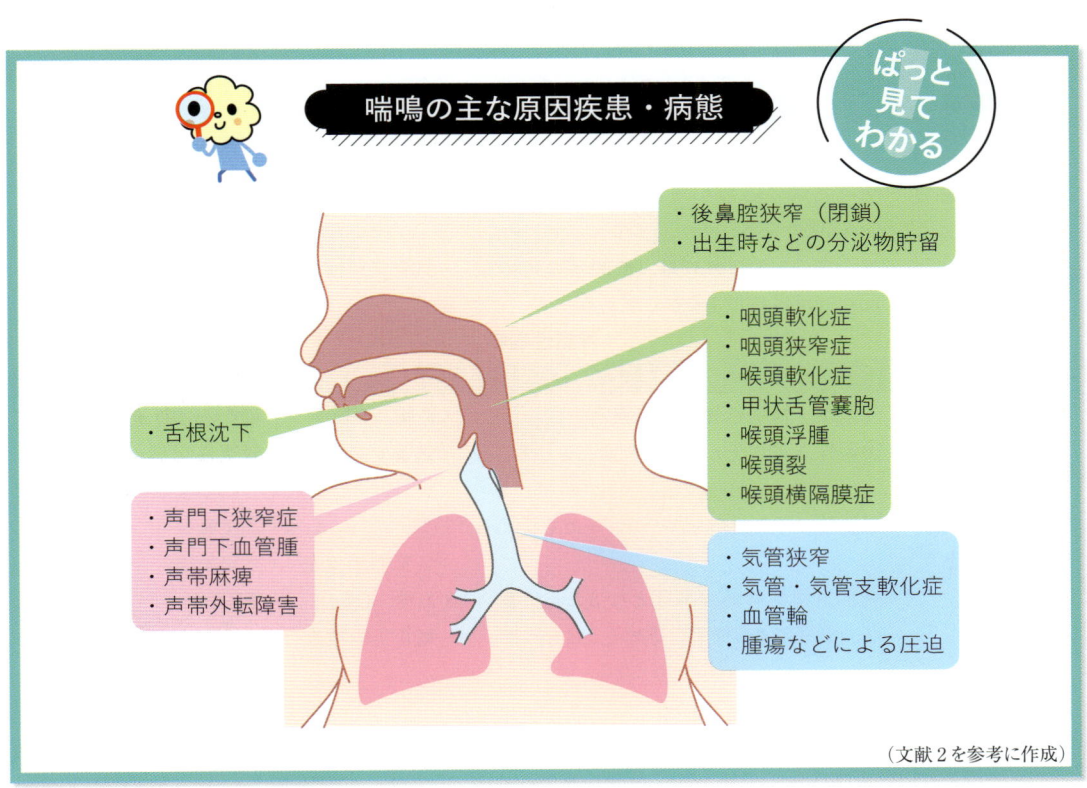

喘鳴の主な原因疾患・病態

・後鼻腔狭窄（閉鎖）
・出生時などの分泌物貯留

・咽頭軟化症
・咽頭狭窄症
・喉頭軟化症
・甲状舌管嚢胞
・喉頭浮腫
・喉頭裂
・喉頭横隔膜症

・舌根沈下

・声門下狭窄症
・声門下血管腫
・声帯麻痺
・声帯外転障害

・気管狭窄
・気管・気管支軟化症
・血管輪
・腫瘍などによる圧迫

（文献2を参考に作成）

表 代表的な疾患の特徴

疾　患	特　徴	検　査	治　療
吸気性喘鳴			
鼻腔狭窄 鼻腔閉鎖	・吸引カテーテルの挿入困難から疑われる ・両側の場合は重度の呼吸障害を起こす	・X線、CT ・気管支鏡検査	・軽症例は経過観察 ・ステント留置、外科手術
舌根沈下	・仰臥位や睡眠時の吸気性喘鳴で疑われる ・巨舌や小顎が原因となることもある	・X線、CT ・気管支鏡検査	・体位管理、エアウェイ ・陽圧換気 ・外科手術
咽頭軟化症 咽頭狭窄症	・咽頭部が主体の病変であり、疑って検査しなければ見逃すことがある	・気管支鏡検査	・陽圧換気
喉頭軟化症	・啼泣時の吸気性喘鳴で気付かれる ・先天性喘鳴で最も多い ・所見によって3つのタイプに分類される	・気管支鏡検査	・陽圧換気 ・外科手術
甲状舌管嚢胞	・胎生期の甲状舌管に由来する嚢胞 ・感染を契機に急激に増大すると窒息を起こす危険がある	・CT ・気管支鏡検査	・軽症例は経過観察 ・外科手術
喉頭浮腫	・喉頭への刺激により浮腫を起こす ・抜管後の吸気性喘鳴として多い	・気管支鏡検査	・ボスミン吸入 ・ステロイド投与
喉頭裂	・喉頭から気管と食道の隔壁が欠損する異常 ・哺乳時の呼吸障害、嗄声、誤嚥などを呈する	・気管支鏡検査 ・嚥下造影検査	・軽症例は保存的治療 ・外科手術
喉頭横隔膜症	・染色体異常との関連も示唆されている ・重症例では気管切開を必要とする	・気管支鏡検査	・外科手術
声帯外転障害	・啼泣が終わった直後の吸気性喘鳴が特徴 ・喘鳴だけの場合が多いが、チアノーゼを伴うことがある	・気管支鏡検査	・経過観察 ・陽圧換気
声帯麻痺	・先天性のもの以外には、心臓手術後の左反回神経麻痺によるものがある	・気管支鏡検査	・陽圧換気 ・外科手術
呼気性喘鳴			
疾　患	特　徴	検　査	治　療
声門下狭窄	・先天性：輪状軟骨の形成異常 ・後天性：気管チューブの刺激により生じる	・X線、CT ・気管支鏡検査	・軽症例は経過観察、対症療法 ・外科手術
気管軟化症 気管支軟化症	・怒責時の呼気性喘鳴やチアノーゼを認める	・CT ・気管支鏡検査	・陽圧換気 ・外科手術
気管狭窄	・完全気管軟骨輪が原因となることが多いが、血管による狭窄を認めることもある	・X線、CT ・気管支鏡検査	・陽圧換気 ・外科手術

（文献3を参考に作成）

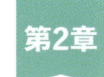

3　対　応

　まずは緊急対応を要するか経過観察でよいかを判断することが必要です。バイタルサイン評価の注意点として、喘鳴以外の呼吸障害の程度を評価することが重要です。喘鳴が強く、全体的な呼吸障害が強ければ、緊急性が高いです。こういった場合は、積極的に診断する必要があり、喉頭・気管・気管支鏡検査を行う、もしくは検査可能な施設への搬送を考慮します。いつから症状を認めたのか、喘鳴の程度、喘鳴以外の症状・所見の有無が重要となります[3]。

1）生後すぐに喘鳴を認めた場合、出生直後の対応

　出生直後には、羊水や肺水が残っていることによる鼻閉音、咽・喉頭の液体貯留による音、そして努力呼吸の一つである呻吟など、器質的な疾患によらない喘鳴を認めることがあります[2]。これらは新生児の初期蘇生の吸引や体位確保によって改善することが多く、出生直後はNCPRのアルゴリズムに沿って蘇生を行います。もし適切な初期蘇生を行っても喘鳴の改善が乏しい場合は、重篤な気道病変の可能性が高く、注意を要します。気道疾患の多くは陽圧で症状が改善するため、マスクCPAPやバギングが有用です。最重症の気道病変の場合は、気管挿管による気道確保が必要になります。しかし、気管挿管自体が困難なことも多く、挿管手技（喉頭展開、気管チューブの挿入）によって気道浮腫を引き起こすことがあり、換気不全のため、致死的な経過となることもあります。重度の気道病変かつ挿管困難が考えられ、緊急時の気道確保や気管切開などの対応が困難な場合には、バイタルサインが保てるようであればマスクCPAPやバギングなどを行いつつ、高次医療機関への搬送を考慮すべきです[3]。

2）生後数時間〜数日経過して喘鳴を認める場合

　出生後、容態が安定してから喘鳴を認める場合には、睡眠時に症状が出やすい舌根沈下、哺乳時や啼泣時に症状が目立つ喉頭軟化症などの、気道の構造そのものが狭窄している以外の病態によることが多いです。また、腫瘍や血管輪などの先天性心疾患による気道の外からの圧排による狭窄症状も、出生直後には明らかでないことが多いです[2]。出生直後からの喘鳴と同様、呼吸障害が強い症例では、積極的な診断・治療を進める必要があります。常時、喘鳴や低酸素発作、陥没呼吸などの努力呼吸、哺乳不良、体重増加不良を伴う場合には、介入が必要な気道病変の可能性が高く、原因検索が必要です。SpO_2低下や陥没呼吸などが持続する場合には、精査を進めながら呼吸サポート（CPAPなど）を検討します。それらの症状が持続しない場合には、パルスオキシメータなどのモニタリングを行いながら、喘鳴出現時の状況やSpO_2低下の程度などを評価し、精査を進めていきます[3]。

04 喘　鳴　赤ちゃんがぜいぜい言っているのはなぜ？

4 喘鳴の評価、検査

1） 聴　診

　聴診は喘鳴の検査として簡便かつ重要です。聴診器を使わずに喘鳴を聴取することもありますが、聴診器を使用することで呼気性か吸気性かだけでなく、喘鳴の最強点も知ることができ、疾患の推測が可能となります[3]。

2） SpO_2 解析

　SpO_2 のトレンドデータの保存・抽出が可能なパルスオキシメータと専用の解析ソフトが必要です。パルスオキシメータで SpO_2 を連続記録し解析を行うことで、異常低酸素発作の評価を行うことが可能です。

3） 画像検査（X 線検査、CT）

　気管の走行異常や狭窄の有無などを見ることができます。造影 CT を行うことで、気管と血管の走行について評価することが可能となり、肺動脈スリングや血管輪などの血管による狭窄病変を疑う際には重要な検査となります。鼻腔狭窄・閉鎖や小顎などの骨の評価を行うことも可能です[3]。一方、狭窄が呼吸性に変動するような疾患では、気管支鏡検査の方が評価に有用な場合があります。

4） 喉頭・気管・気管支鏡検査

　直接、狭窄部位を観察でき、呼吸や啼泣による変化、さまざまな体位による変化、そしてそれを連続的に見ることができます[2]。上気道、下気道ともに評価可能であり、構造の異常だけでなく軟化症などの動態的な異常も調べることができます。また、喘鳴が出やすい状況が事前に分かっていれば、検査中に再現することでより正確な評価が可能となります。気道外の構造物によって圧迫された病変の場合は、CT 検査などを併用する必要があります。

　喉頭・気管・気管支鏡検査は、喘鳴の検査として非常に有用な反面、実施可能な施設が少ないという問題があります[3]。

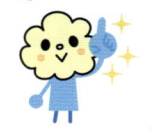

産科スタッフに知っておいてほしいポイント

▌治療が必要な赤ちゃん、重症化する赤ちゃんを見逃さない！

　新生児の喘鳴の原因には、経過観察のみで軽快する疾患も多いですが、緊急の対応を要する疾患、治療を要する疾患も潜んでいます。呼吸状態、喘鳴以外の随伴症状にも注意し、治療が必要な赤ちゃん、重症化する赤ちゃんを見逃さないことが重要です。

● 観察のポイント

・喘鳴が吸引で改善するのかどうか（分泌物貯留音との区別が難しい場合あり）。

・喘鳴の性状（吸気性、呼気性だけでなく、最強点も確認）。

・姿勢による喘鳴の変化（肩枕、腹臥位、首の向きを変えるなどで改善するかどうか）。

・喘鳴が生じた状況の確認（常時なのか、睡眠時なのか、啼泣時なのかなど）。

・喘鳴以外の症状（陥没呼吸などの呼吸努力、哺乳不良〔むせやすい、吐きやすいなど〕、体重増加不良など）がないか。

・啼泣時などは SpO_2 がうまく測定できないこともあるためチアノーゼの有無も確認。

● 注意すべき症状、所見

・常時喘鳴がある。

・無呼吸、SpO_2 低下を伴う。

・陥没呼吸などの呼吸様式の悪化。

・哺乳不良、体重増加不良。

引用・参考文献

1）高瀬真人．乳幼児の喘鳴を鑑別するために必要な肺聴診の知識．日本医事新報．4776, 2015, 37-41.

2）山田洋輔．喘鳴. with NEO. 32（4), 2019, 534-43.

3）廣瀬彬. 喘鳴. with NEO. 36 (1), 2023 , 35-41.

04

喘　鳴　赤ちゃんがぜいぜい言っているのはなぜ？

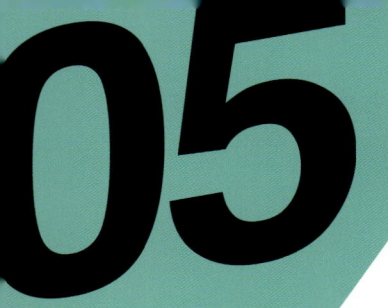

05 新生児無呼吸発作

赤ちゃんはどうして呼吸を止めるの？

東海大学医学部小児科教授・診療科長　**内山　温**（うちやま・あつし）

1　無呼吸発作の病態生理

1）呼吸運動の調節

　無呼吸発作の病態生理を理解するためには、呼吸運動の調節機構 **ぱっと見てわかる** **呼吸運動の調節機構** を知っておくことが重要です。以下に呼吸運動の調節機構について概説します。

▶化学受容器を介する調節

　延髄の腹側には、主に血液と髄液中の二酸化炭素分圧を感知する中枢性化学受容器が存在します。また、総頸動脈の分岐部にある頸動脈小体には、主に血液中の酸素分圧を感知する末梢性化学受容器が存在します[1,2]。

　中枢性化学受容器が二酸化炭素分圧の上昇を感知すると、延髄の腹側に存在する呼吸中枢が刺激されます。また、末梢性化学受容器が酸素分圧の低下を感知すると舌咽神経を介して呼吸中枢が刺激されます。これらの情報が脊髄を介して、横隔膜や肋間筋などに伝わり、呼吸運動が促進されます。

▶機械受容器を介する呼吸運動の調節

　呼吸運動の調節に関与する機械受容器は、上気道から肺に至るまで存在しています。これらのうち、気管支の平滑筋内には、気道内圧の変化を感知する肺伸展受容器が存在します。吸気に伴って肺が拡張すると、この受容器が興奮し、迷走神経を介して、延髄に存在する吸息中枢を抑制する神経を刺激し、その結果、吸息筋群の弛緩が起こり、呼気への切り替えが促進されます。この一連の反射は Hering-Breuer（ヘーリング・ブロイエル）反射と呼ばれており、肺の過膨張の予防、適切なガス交換、呼吸リズムの確立などに重要な役割を果たしていると考えられています[2]。

▶大脳皮質による呼吸運動の調節

　大脳の前頭葉や島皮質などからの呼吸中枢の調節も行われています[2]。この調節は随意調節です。

呼吸運動の調節機構

ぱっと見てわかる

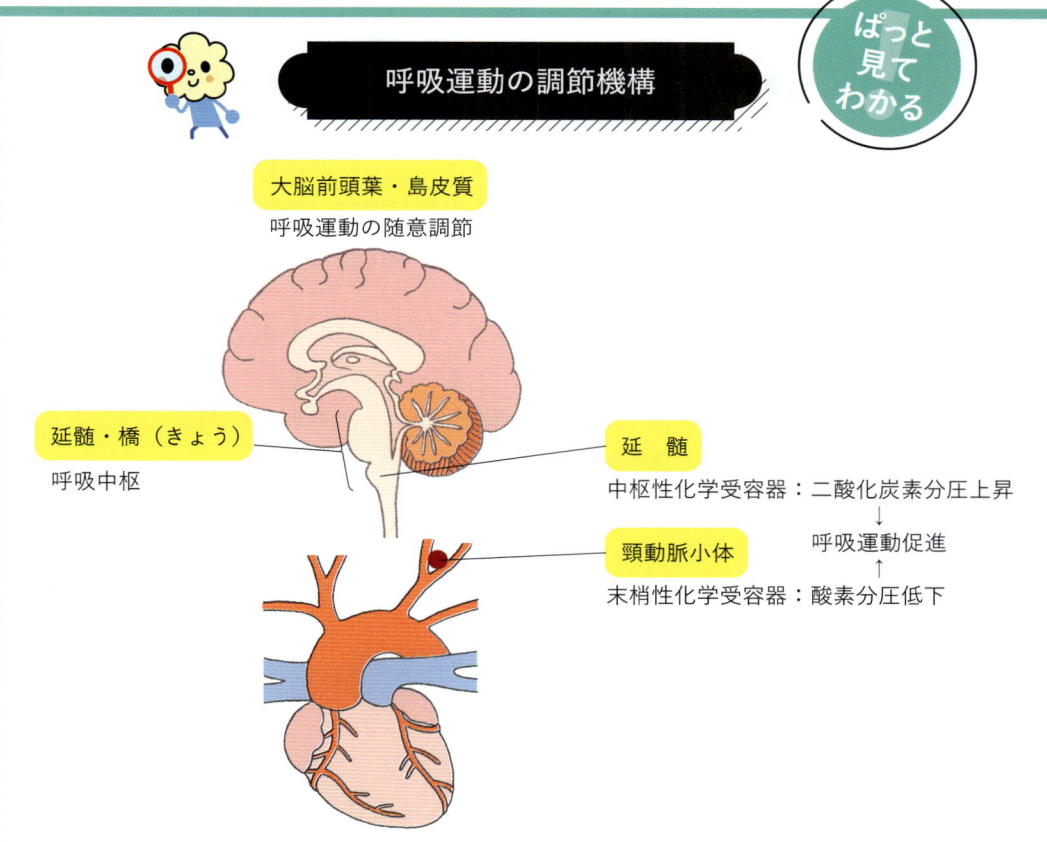

大脳前頭葉・島皮質
呼吸運動の随意調節

延髄・橋（きょう）
呼吸中枢

延髄
中枢性化学受容器：二酸化炭素分圧上昇
　　　↑
　　呼吸運動促進

頸動脈小体
末梢性化学受容器：酸素分圧低下

● 呼吸中枢は延髄から橋にかけての脳幹部に存在します。大脳皮質による呼吸運動の調節は随意調節です。

● 呼吸運動の調節に関与している化学受容器は、延髄腹側野と頸動脈小体に存在し、それぞれ中枢性および末梢性化学受容器と呼ばれています。中枢性化学受容器は高二酸化炭素血症になると、末梢性化学受容器は低酸素血症になると、呼吸中枢を刺激して呼吸を促進させます。

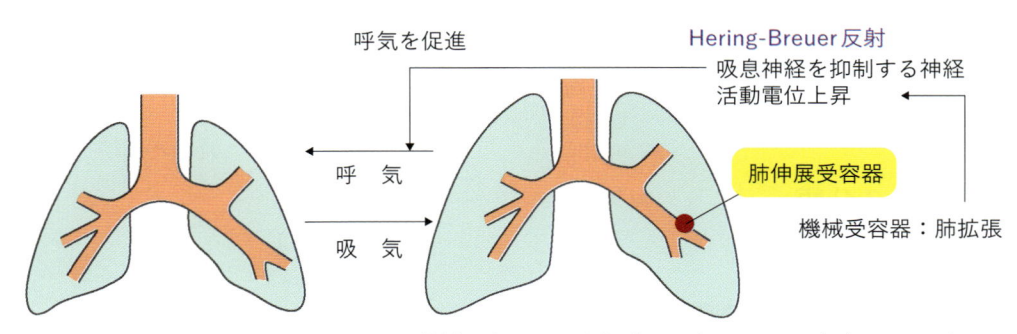

呼気を促進

Hering-Breuer 反射
吸息神経を抑制する神経
活動電位上昇

呼　気
吸　気

肺伸展受容器
機械受容器：肺拡張

● 一方、呼吸運動の調節に関与している機械受容器は、上気道から肺に至るまで存在しています。これらのうち、気管支の平滑筋内に存在する肺伸展受容器は、吸気に伴って肺が拡張すると興奮し、迷走神経を介して、延髄に存在する吸息中枢を抑制する神経の活動電位を上昇させます。その結果、吸息筋群が弛緩して、呼気への切り替えが促進されます（Hering-Breuer 反射）。

2）病態生理

　早産児は中枢性化学受容器の二酸化炭素に対する感受性が低いため、高二酸化炭素血症になっても呼吸運動が促進されず、呼吸が開始されません。その状態が続くと、低酸素血症に陥ります。通常は低酸素血症に陥ると、末梢性化学受容器の働きによって呼吸運動が促進されますが、早産児・正期産児ともに出生後の数日間は、低酸素状態に陥っても末梢性化学受容器が反応しないといわれています。以上の機序によって無呼吸発作が生じると考えられています[2]。

　また、早産児は正期産児と比較して気道が狭く、組織も脆弱であるため、気道の狭窄や閉塞が起こり、肺の拡張不全が生じやすいことが知られています。この状態では、Hering-Breuer 反射による呼気への切り替えが促進されないため、無呼吸発作が生じると考えられています（ **ぱっと見てわかる** **無呼吸発作の病態生理**）。

2　分　類

　無呼吸発作には病態と病因による分類があります。

1）病態による分類

▶中枢性無呼吸発作
　上気道の閉塞はみられず、呼吸中枢の未熟性によって生じる無呼吸発作です。

▶閉塞性無呼吸発作
　胸郭運動はみられますが、上気道閉塞によって有効な換気ができないために起こります。気道の物理的な狭窄、気道組織の脆弱性、気道内の分泌物貯留などが原因で発症します。

▶混合性無呼吸発作
　中枢性と閉塞性無呼吸発作が混在します。通常、閉塞性無呼吸発作に続いて中枢性無呼吸発作が生じます。徐脈を伴う頻度が高いことが知られており、未熟児無呼吸発作のほとんどはこのタイプになります。

2）病因による分類

▶特発性無呼吸発作
　特発性無呼吸発作は、呼吸中枢の未熟性や気道組織の脆弱性などによって発症します。未熟児無呼吸発作などがこれに相当します。成熟とともに頻度は減少し、いずれ消失します。

05
新生児無呼吸発作 赤ちゃんはどうして呼吸を止めるの？

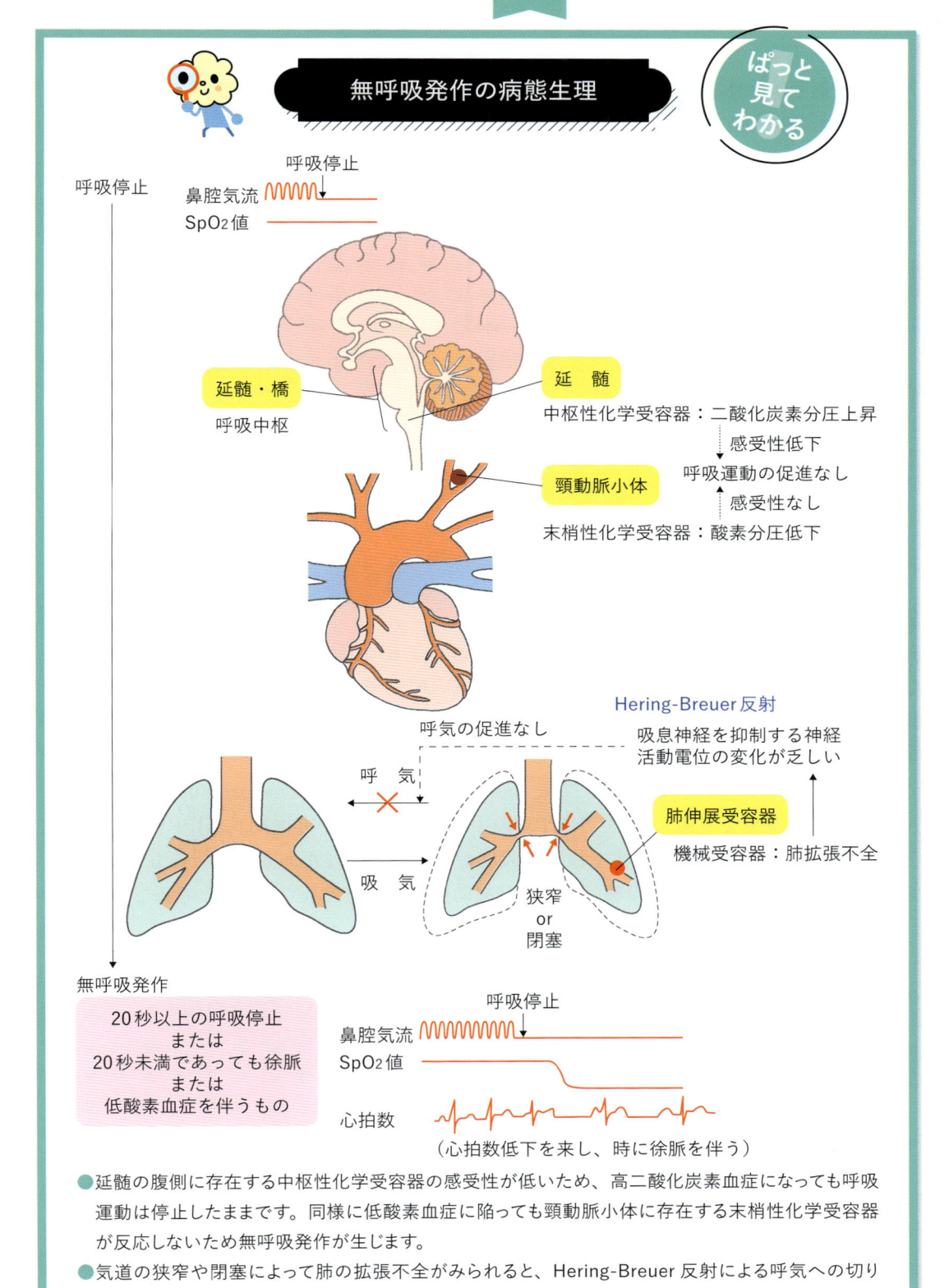

無呼吸発作の病態生理

ぱっと見てわかる

延髄・橋　呼吸中枢

延髄
中枢性化学受容器：二酸化炭素分圧上昇
　　　感受性低下
　　　呼吸運動の促進なし
　　　感受性なし
末梢性化学受容器：酸素分圧低下

頸動脈小体

呼吸停止
鼻腔気流
SpO2値

呼吸停止

Hering-Breuer 反射
吸息神経を抑制する神経活動電位の変化が乏しい

肺伸展受容器
機械受容器：肺拡張不全

呼気の促進なし
呼　気
吸　気
狭窄 or 閉塞

無呼吸発作
20秒以上の呼吸停止
または
20秒未満であっても徐脈
または
低酸素血症を伴うもの

呼吸停止
鼻腔気流
SpO2値
心拍数
（心拍数低下を来し、時に徐脈を伴う）

● 延髄の腹側に存在する中枢性化学受容器の感受性が低いため、高二酸化炭素血症になっても呼吸運動は停止したままです。同様に低酸素血症に陥っても頸動脈小体に存在する末梢性化学受容器が反応しないため無呼吸発作が生じます。

● 気道の狭窄や閉塞によって肺の拡張不全がみられると、Hering-Breuer 反射による呼気への切り替えが促進されないため、無呼吸発作が生じます。

　症候性無呼吸発作は、赤ちゃんの基礎疾患や母親に投与されていた薬剤などの影響によって発症します。表に症候性無呼吸発作の主な原因を示します。症候性無呼吸発作は、原因疾患と無呼吸発作に対する適切な介入なくして治癒は期待できないため、原因疾患を明らかにすることが非常に重要です。

3　どのような呼吸管理が必要か？

　無呼吸発作に対して、適切なポジショニングや薬物療法を行っても反応が不十分な場合には、呼吸管理が必要となります。

1）軽症無呼吸発作

　酸素投与が行われます。早産児の場合、高濃度酸素投与によって未熟児網膜症（retinopathy of prematurity；ROP）が発症するリスクがあるため、可能な限り低濃度酸素を投与するように心掛けます。

2）中等症無呼吸発作

　高流量経鼻カニューラ（high flow nasal cannula；HFNC）、または経鼻式持続気道陽圧（nasal continuous positive airway pressure；n-CPAP）を使用します。鼻プロングの装着を嫌がったり、鼻周囲に損傷がみられたりする場合にはHFNCを選択します。確実なCPAP効果が必要な症例にはn-CPAPを選択します。これらのデバイスを使用しても効果が不十分な場合には、経鼻式間欠的陽圧換気（nasal-intermittent positive pressure ventilation；NIPPV）への変更を考慮します。NIPPVの中でも、同期式が非同期式NIPPV療法よりも無呼吸発作に伴う酸素化の悪化や徐脈の頻度が少ない可能性があるとの報告もあることから[3]、同期性に優れている非侵襲的神経調節補助換気[4]を選択してもよいと考えています。

表 症候性無呼吸発作の主な原因疾患

	原因疾患
中枢神経系	頭蓋内出血、低酸素性虚血性脳症（HIE）、脳室周囲白質軟化症（PVL）、新生児発作、脳梗塞、中枢神経系の先天性形態異常など
呼吸器系	上気道狭窄、無気肺、気胸など
循環器系	貧血、血圧異常、動脈管開存、心不全、脱水など
消化器系	胃食道逆流症、壊死性腸炎（NEC）、消化管穿孔など
内分泌・代謝系	低血糖、体温異常、電解質異常、先天性代謝異常症など
感染症	敗血症、髄膜炎、百日咳、RSウイルス感染症など
その他	薬剤、薬物離脱症候群、全身麻酔下での出生など

3）重症無呼吸発作

　気管挿管後、人工呼吸管理を施行します。症例に適したモードを選択することが重要であることはいうまでもありません。

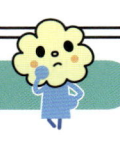

産科スタッフに知っておいてほしいポイント

▌高次医療機関への搬送のタイミング

● 無呼吸発作の頻度が増悪する場合

　　酸素投与で日齢とともに無呼吸発作の頻度が減少する特発性無呼吸発作であれば、自施設での経過観察でよいと思います。しかし、無呼吸の頻度が増悪する場合には、新生児搬送を考慮してください。

● 正期産児の無呼吸発作

　　正期産児の無呼吸発作は、症候性無呼吸発作であることがほとんどです。原因疾患に対する治療を要することもあるので、この場合にも新生児搬送を考慮してください。

呼吸管理法以外の治療法

☑ポジショニング

　頸部が、過伸展や過度の前屈位にならないよう適切なポジショニングを行うように心掛けましょう。腹臥位は仰臥位と比較して無呼吸発作の頻度を減少させるとの報告があります。しかし、中枢性無呼吸発作の頻度は、腹臥位の方が高くなるとの報告もあるため[5]、個々の症例に合ったポジショニングを行うように心掛けることが大切です。

☑薬物療法

　延髄の吸息中枢興奮作用や Hering-Breuer 反射増強作用および末梢性化学受容器増強作用を持つカフェインが使用されます。カフェインが無効な場合には、末梢性化学受容器の求心性神経の刺激作用を持つドキサプラムが使用されることがあります。

引用・参考文献
1) Sark, AR. "Apnea". Cloherty & Stark's Manual of Neonatal Care. Cloherty. 8th ed. Eichenwald, EC. et al. eds. Philadelphia, Wolters Kluwer 2016, 426-35.
2) Estelle, BG. et al. "Control of breathing". Avery's Diseases of the Newborn：Expert Consult-Online and Print. 10th ed. Gleason, CA. et al. eds. Philadelphia, ELSEVIER, 2017, 600-17.
3) Stein, H. et al. Non-invasive ventilation with neurally adjusted ventilatory assist in newborns. Semin Fetal Neonatal Med. 21(3), 2016, 154-61.
4) Gizzi, C. et al. Is synchronised NIPPV more effective than NIPPV and NCPAP in treating apnoea of prematurity (AOP)? A randomised cross-over trial. Arch Dis Child Fetal Neonatal Ed. 100(1), 2015, F17-23.
5) Bhat, RY. et al. Effect of prone and supine position on sleep, apneas, and arousal in preterm infants. Pediatrics. 118(1), 2006, 101-7.

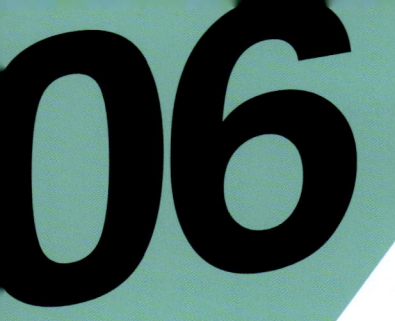

06 肺低形成

肺が小さいってどういうこと?

名古屋大学医学部附属病院総合周産期母子医療センター　**高見　直**（たかみ・なお）
同新生児部門病院准教授　**佐藤義朗**（さとう・よしあき）

　肺低形成とは、肺胞や気管支・肺葉の数や大きさの異常を伴う肺の発育形成不全のことをいいます。肺低形成の原因・重症度はさまざまですが、重症例では出生直後から強い呼吸障害や循環障害を来し、新生児期に死亡することもあります。

1　肺低形成の原因と病態

ぱっと見てわかる → 肺低形成の病態[1]

　胎児の肺の発生は段階的に進んでいきます。まず気管や気管支が作られ、その後、肺胞やそれを取り巻く毛細血管が発達していきます[2]。正常な肺の発達のためには、十分な羊水量や胸腔のスペース、呼吸様運動なども重要です。原発性の肺低形成の症例はまれで、多くは二次的に生じる肺低形成とされています。二次的に生じる肺低形成の主な原因や疾患には以下のようなものがあります[3, 4]。

1）胸腔内に占有性病変がある、胸腔が小さい

　先天性横隔膜ヘルニア、先天性肺気道異常（congenital pulmonary airway malformation；CPAM）、肺分画症、大量の胸水など、肺を圧迫する構造物がある場合や、骨格の形成異常などにより胸郭のサイズが小さい場合には、肺の発育スペースが限られ、肺低形成を来すことがあります。

2）重度の羊水過少

　肺の発育には十分な量の羊水が必要です。羊水が少ないと、肺水の流出が促進され、肺胞腔が縮小します。また、子宮内で胎児は周囲からの圧迫により胸郭の広がりが妨げられ、結果的に肺は低形成となります。早期前期破水、ポッター症候群などの腎臓の形成異常、尿路閉塞などが原因として挙げられます。

3）呼吸様運動の減少

　胎児は胎内で呼吸様運動を行っており、その運動による機械的な刺激や肺水の存在が、肺の成長に重要とされています。横隔膜神経麻痺、脊髄性筋萎縮症、筋強直性ジストロフィー

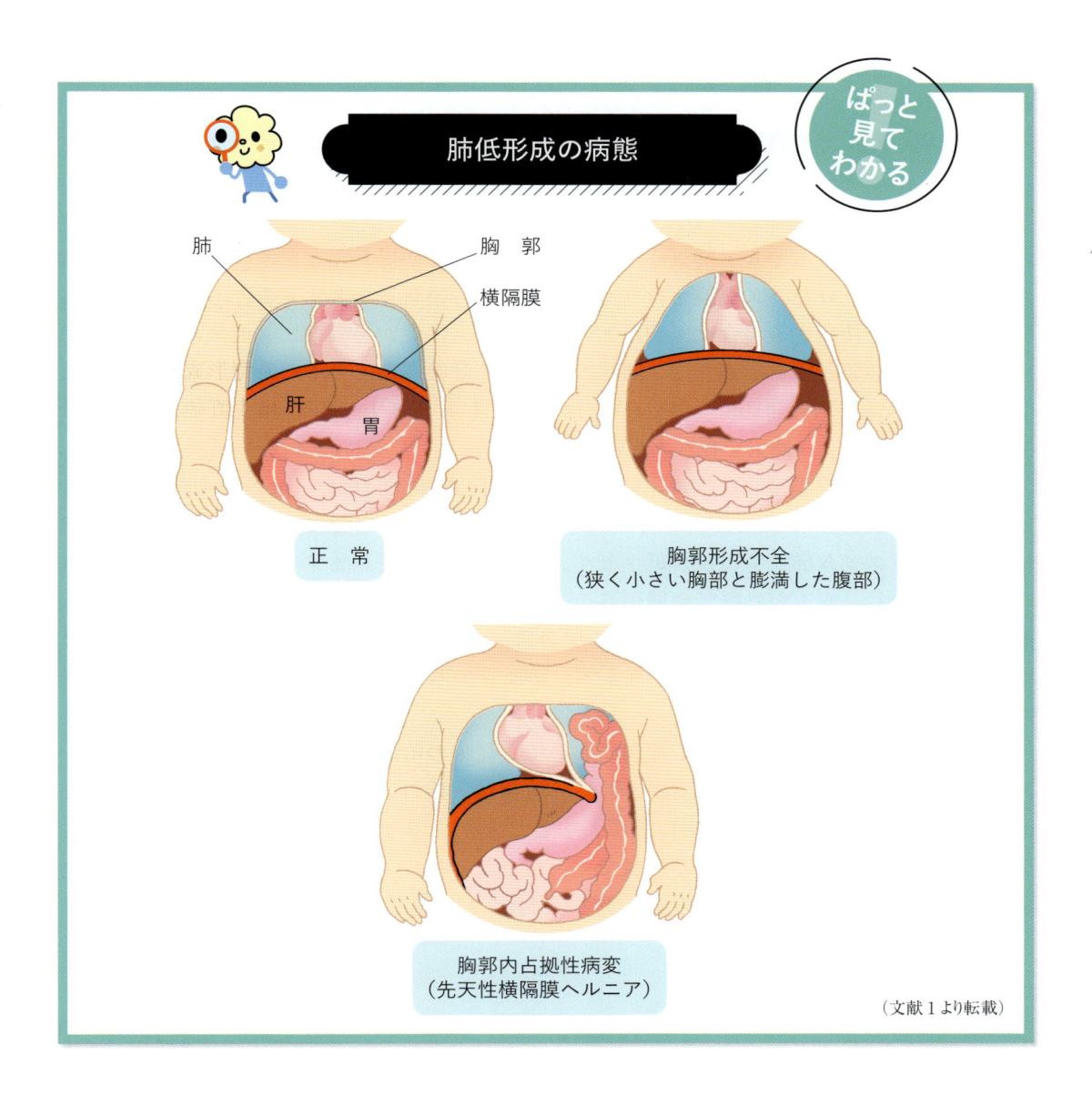

ぱっと見てわかる

肺低形成の病態

肺　胸　郭　横隔膜

肝　胃

正　常

胸郭形成不全
（狭く小さい胸部と膨満した腹部）

胸郭内占拠性病変
（先天性横隔膜ヘルニア）

（文献 1 より転載）

などの神経・筋疾患では、十分な呼吸様運動ができず、肺低形成を来すことがあります。

2　どのような呼吸管理が必要か

　肺低形成の程度により、必要となる管理は大きく異なります。最近では出生前にエコー検査や MRI により、胸郭のサイズや、胸郭に占める肺の割合などを評価し、肺低形成の程度・重症度を事前に予測していることが多いです。また、胎児期のどのタイミングで肺の

06
肺低形成　肺が小さいってどういうこと？

形成に異常が生じたのかも重要な情報です。事前に胎児期の情報を収集・共有し、予想される重症度に応じて事前に準備ができるとスムーズな対応につながります。

　肺低形成が軽症であれば、赤ちゃん自身の呼吸努力や酸素投与、高流量経鼻カニューラ（high flow nasal cannula；HFNC）といった比較的軽度の呼吸サポートのみで観察できることもあります。

　しかし、重度になると人工換気療法を必要とすることがほとんどです。正常な肺の面積が少ない場合、十分なガス交換を行うために高い圧や換気量を要することも多いです。高い圧や換気量を使用する場合は気胸などの合併症にも注意が必要です。換気のために高い圧や換気量を必要とする症例では、肺保護に有利な呼吸器のモードとして、高頻度振動換気（high frequency oscillation；HFO）を使うこともあります。HFO は少ない1回換気量で高頻度の振動により換気を行う人工呼吸様式です。

　また、重症の肺低形成では、新生児遷延性肺高血圧症（persistent pulmonary hypertension of the newborn；PPHN）を合併することが多いです。PPHN では、通常は出生後に低下すべき肺血管抵抗が低下せず、肺高血圧が持続します。それにより肺に流れる血液が減少し、血流が動脈管や卵円孔を通って右心系から左心系に流れることにより低酸素血症を来します。強い PPHN がある場合に、一酸化窒素（NO）吸入療法を行うことがあります。NO は体血圧に影響を与えず、肺血管のみに作用し、肺動脈圧を下げる効果があります。

　重度の肺低形成・PPHN がある症例において、従来の治療および呼吸管理（人工換気や NO 吸入療法など）で生命が維持できない場合は、体外式膜型人工肺（extracorporeal membrane oxygenation；ECMO）を導入することがあります。ECMO は簡単にいえば、肺や心臓の機能を代用してくれる機械です。ただし、リスクを伴う侵襲度が高い治療のため、厳しい生命予後があらかじめ予想される場合などは適応を慎重に考えます。

呼吸管理法以外の治療法

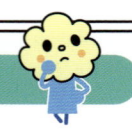

☑循環サポート

　前述した ECMO や NO 吸入療法以外に、循環作動薬や等張電解質輸液、輸血などを循環のサポートとして使用することがあります。PPHN は肺血圧が全身の血圧（体血圧）よりも高い状態にあるために全身状態が悪くなります。等張電解質輸液や輸血、循環作動薬を投与することにより、体血圧を上昇させ、安定化を図ります。

☑**鎮静、鎮痛、筋弛緩、ミニマルハンドリング**

　PPHN がある症例では、少しの刺激で PPHN が悪化することがあります。その場合、鎮痛薬や鎮静薬、筋弛緩薬を使うことがあります。また、赤ちゃんへの不要な刺激を減らし、必要最小限のケアを行うミニマルハンドリングは PPHN の悪化予防に重要です。

☑**肺低形成の原因を解除する**

　肺を圧迫する病変がある場合は、手術やドレナージなどの介入を検討します。産婦人科で胎児期に治療を行うこともあります。

☑**チームワーク**

　治療法とは少し違いますが、肺低形成のある赤ちゃんが出生するときは、蘇生時のチームワークがとても重要になります。一例として当院での取り組みを紹介します。

　当院では先天性横隔膜ヘルニアの症例が多く出生します。出生前には、チェックリストを用いた物品や薬剤の準備を行います。立ち会い当日は、蘇生の現場に参加するメンバーでブリーフィングを行い、役割分担、気を付けることなどを全員で確認します。出生後はお互いに声を掛け合うことを意識し、全体を見るリーダーを中心に状況に応じた蘇生を行います。その後、蘇生に立ち会ったメンバーで良かったところと反省点を出し合います。また、生後しばらく経ってから症例ごとに急性期治療の振り返りを行い、より良い治療を目指しています。

産科スタッフに知っておいてほしいポイント

▌**ご家族への心理的なサポートも重要！**

● 胎児期に肺低形成が分かっている場合は高次医療機関への紹介になることが多いです。
● 出生後、高度な呼吸や循環のサポートが必要になることがあります。
● 出生前に診断がついている場合は、出生前後での家族への心理的なサポートも重要です。

引用・参考文献
1）呉尚治．"肺低形成：肺が小さいってどういうこと?"．ここからはじめる！新生児の呼吸管理ビジュアルガイド．長和俊編．Neonatal Care 秋季増刊．大阪，メディカ出版，2016，34-9.
2）Mullassery, D. et al. Lung development. Semin Pediatr Surg. 24（4），2015, 152-5.
3）Cotten, CM. Pulmonary hypoplasia. Semin Fetal Neonatal Med. 22（4），2017, 250-5.
4）Gail, DA. "Acquired and Idiopathic Disorders in Neonates and Young Children". Pulmonary Pathology. 2th. ed. Dani, S. et al. eds. Amsterdam, ELSEVIER, 2018, 61-80.

06 肺低形成　肺が小さいってどういうこと？

07 呼吸窮迫症候群（RDS）

肺サーファクタントが不足すると どうなるの？

JCHO北海道病院副院長　**長　和俊**（ちょう・かずとし）

1 呼吸窮迫症候群（RDS）の病態

ぱっと見て わかる　呼吸窮迫症候群（RDS）の病態

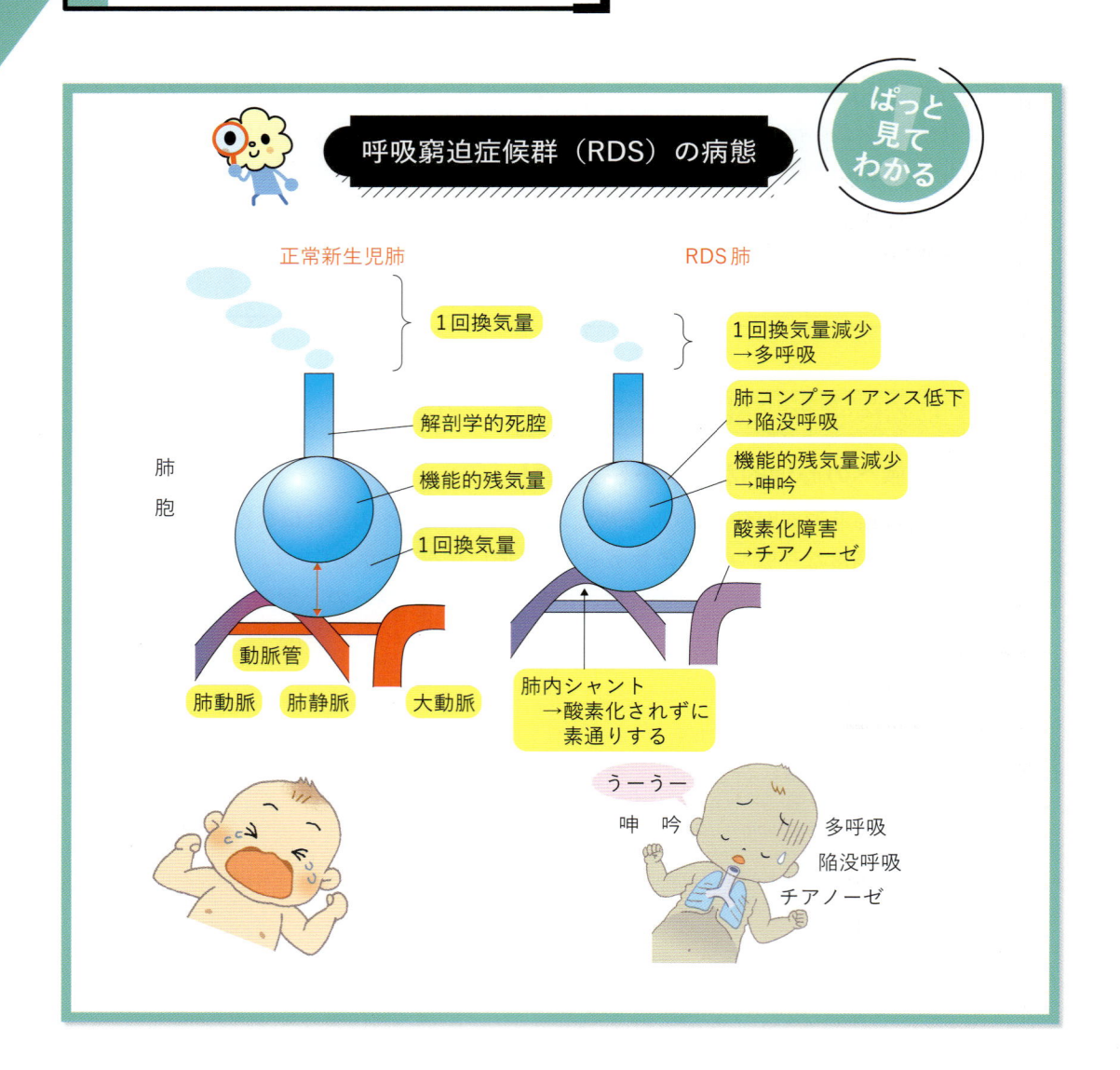

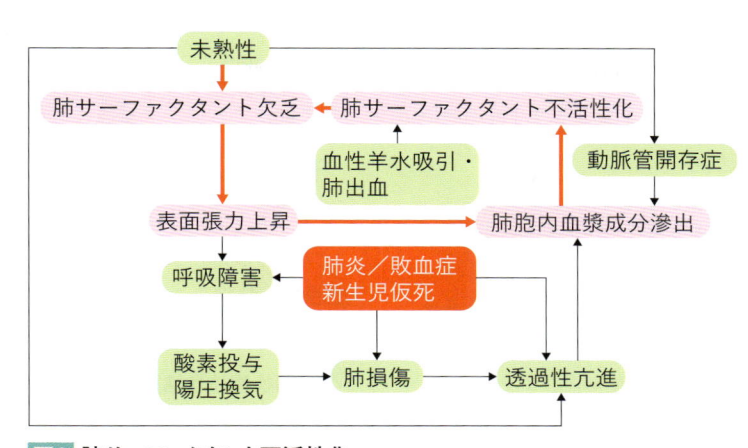

図1 肺サーファクタント不活性化

　呼吸窮迫症候群（respiratory distress syndrome：RDS）は肺サーファクタントの欠乏が原因で発症する疾患で、進行性の呼吸不全を呈します。

　肺サーファクタントが欠乏すると、肺のコンプライアンス（軟らかさ）が低下し、肺は広がりにくくなります。肺胞が虚脱し、1回換気量と機能的残気量が減少し、肺動脈から流れてきた静脈血に酸素が取り込まれずに肺静脈へと流れます（肺内シャント）。そのため、呼吸窮迫症状（多呼吸、陥没呼吸、呻吟、チアノーゼ）が、出生時あるいは生後数時間から出現して進行します[1]。

　早産や母体糖尿病などが原因で肺の成熟が不足していると、肺サーファクタントが欠乏した状態で出生します。肺サーファクタントによる表面張力低下作用が弱まると、肺胞内は表面張力による陰圧状態となり血漿成分が滲出して残り少ない肺サーファクタントを不活性化します。この欠乏と不活性化がRDSの本質です図1。未熟性に関連する肺胞壁の透過性亢進、動脈管開存症（patent ductus arteriosus：PDA）、治療として行う酸素投与や陽圧換気による肺損傷、感染症や新生児仮死、血性羊水吸引や肺出血などの要因は全てこの悪循環を助長します。

2　RDS の診断

　RDSの診断は、早産などRDSに親和性の高いリスク因子、進行する呼吸窮迫症状、胸部X線像、ステイブルマイクロバブルテスト（stable microbubble test：SMT）の結果などから総合的に行います表。最終的には、サーファクタント補充療法が有効である部分がRDSによる呼吸障害に相当します[2]。

　胸部X線像では、肺野の透過性低下、網状顆粒状陰影図2、気管支透亮像図3、肺容量の低下を認めます。SMTは少量の肺サーファクタントの存在を検出する検査です[3]。羊水あるいは出生時に採取した胃内容物を大判のカバーグラスの上に滴下し、滴下したものを

表 呼吸窮迫症候群（RDS）の診断

1. リスク因子
   早産、男児、前期破水・陣痛のない分娩、母体ステロイド未投与
2. 呼吸窮迫症状
   多呼吸、呻吟、陥没呼吸、チアノーゼ
3. 胸部 X 線所見
   網状顆粒状陰影、気管支透亮像、肺容量減少
4. 肺サーファクタント欠乏の証明
5. サーファクタント補充療法の効果

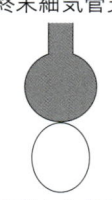
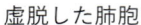
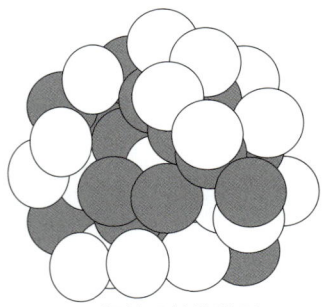

拡張した
終末細気管支

虚脱した肺胞

網状顆粒状陰影

図2 網状顆粒状陰影の成り立ち
終末細気管支に入った空気（黒）と虚脱した肺胞（白）が混在する。

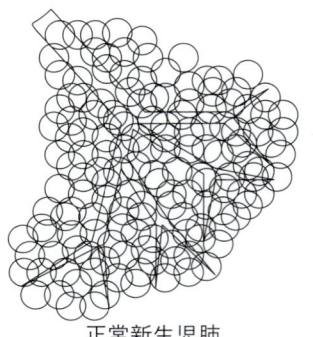
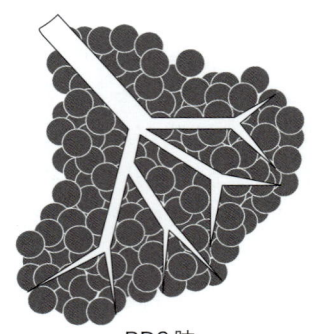

正常新生児肺

RDS 肺

図3 気管支透亮像の成り立ち
正常新生児肺：肺胞にも気管支にも空気が入り区別がつかない。
RDS 肺：虚脱した肺胞の間に空気の入った気管支が浮かび上がって見える。

泡立てます。ポイントは十分泡立てることです 図4 。肺サーファクタントが存在すると、直径 $15\mu\mathrm{m}$ 未満のマイクロバブルが安定して存在することができます。SMT で肺サーファクタントが未熟と判定された場合 図5 には、非常に高い確率で RDS を発症します。一方、SMT で肺サーファクタントが成熟していると判断されても、肺サーファクタントの不活性化が進行すると結果的には RDS を発症することがあります。

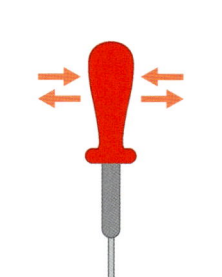
①6秒間に20回、吸引・排出を
　リズミカルに行い、起泡する。

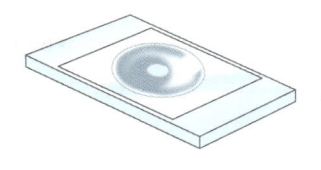
②カバーグラスを反転し、
　専用のホールグラスの上
　に載せて4分間静置する。

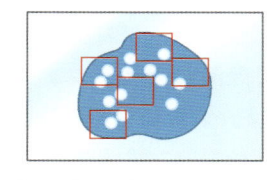
③10×10倍の顕微鏡で安定した
　マイクロバブルを数える。
　5視野の平均で判定する。

図4　ステイブルマイクロバブルテスト（SMT）の方法

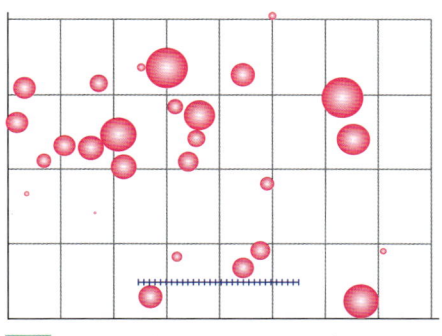

図5　ステイブルマイクロバブルテスト
　　　（SMT）の例

3　RDS の治療

　RDS の原因は肺サーファクタント欠乏なので、人工肺サーファクタントを気道内に投与するサーファクタント補充療法が最も合理的な治療法となります[4]。一方、RDS 児であっても、肺呼吸を開始して 48～72 時間経過すると自前の肺サーファクタントの分泌が始まります。つまり、RDS は自然に治癒する疾患であるといえます。しかし、サーファクタント補充療法を行わない場合は、自前の肺サーファクタントの分泌が開始する以前に、呼吸不全や、気胸とそれに続発する脳室内出血（intraventricular hemorrhage；IVH）のため死亡することが多く、急性期を生き延びた場合も高い吸入酸素濃度や気道内圧のために不可逆的な肺損傷を受けることが多くなります。

4　サーファクタント補充療法の種類

　日本で市販されている人工肺サーファクタントは、ベラクタント（サーファクテン®）1 種類です。サーファクテン®は、1987 年に世界で最初に発売された人工肺サーファクタントです。オリジナルの方法では、RDS を発症した赤ちゃんに対してまずは気管挿管による陽圧換気を開始します[5]。次に、気管チューブに挿入した細い栄養チューブを通して、1 バイアルあたり 4mL の生理食塩液で懸濁したサーファクテン®を気管内投与します。投与後は陽圧換気を継続します。現在では、気管挿管や陽圧換気による気道損傷を避けるために、気管挿管をせずに細い管を気管内に挿入して行う方法（less invasive surfactant administration；LISA）や、いったん気管挿管をして人工肺サーファクタント投与をするものの、人工呼吸を行わずに抜管する方法（INtubation-SURfactant-Extubatoin；INSURE）などが行われるようになり、その効果が報告されています[6]。

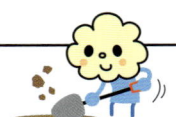

超ヲタ・コラム　**SMT の開発者**

　SMT のことを「パトル」と呼ぶことがあります。SMT の方法を開発した病理学者の R. E. Pattle 先生の名前が由来です[7]。Pattle 先生は、肺水腫患者の肺の病理標本を作成する際に、気道にある泡が消泡剤に抵抗することから、肺水腫液に含まれる起泡物質（肺サーファクタント）を定量化する方法として SMT を開発したそうです。後に、SMT の結果が羊水中の肺サーファクタント活性を反映することが報告され、日本におけるサーファクテン®の治験（early vs late）の際に、RDS の発症予知法として採用されました。

引用・参考文献

1) 長和俊 . " 呼吸窮迫症候群 ". 周産期医学必修知識 . 第9版 . 周産期医学 51 巻増刊 . 周産期医学編集委員会編 . 東京, 東京医学社 , 2021, 589-91.
2) 長和俊 . " なぜ同じ在胎週数でも RDS を発症する場合としない場合があるのか ". 周産期診療のための病態生理 . 周産期医学 53 巻増刊 . 周産期医学編集委員会編 . 東京, 東京医学社 , 2023, 385-8.
3) 長和俊 . " ステイブルマイクロバブルテスト ". 目的・基準値・進め方がわかる 新生児の検査 A to Z. with NEO 秋季増刊 . 河井昌彦編 . 大阪, メディカ出版 , 2023, 68-71.
4) 長和俊 . 肺サーファクタント . 周産期医学 . 49 (4), 2019, 529-32.
5) サーファクテン気管注入用 120mg 添付文書 . https://pins.japic.or.jp/pdf/newPINS/00057236.pdf［2024. 6. 25］
6) Sweet, DG. et al. European Consensus Guidelines on the Management of Respiratory Distress Syndrome : 2022 Update. Neonatology. 120 (1), 2023, 3-23.
7) Pattle, RE. et al. Maturity of fetal lungs tested by production of stable microbubbles in amniotic fluid. Br J Obstet Gynaecol. 86 (8), 1979, 615-22.

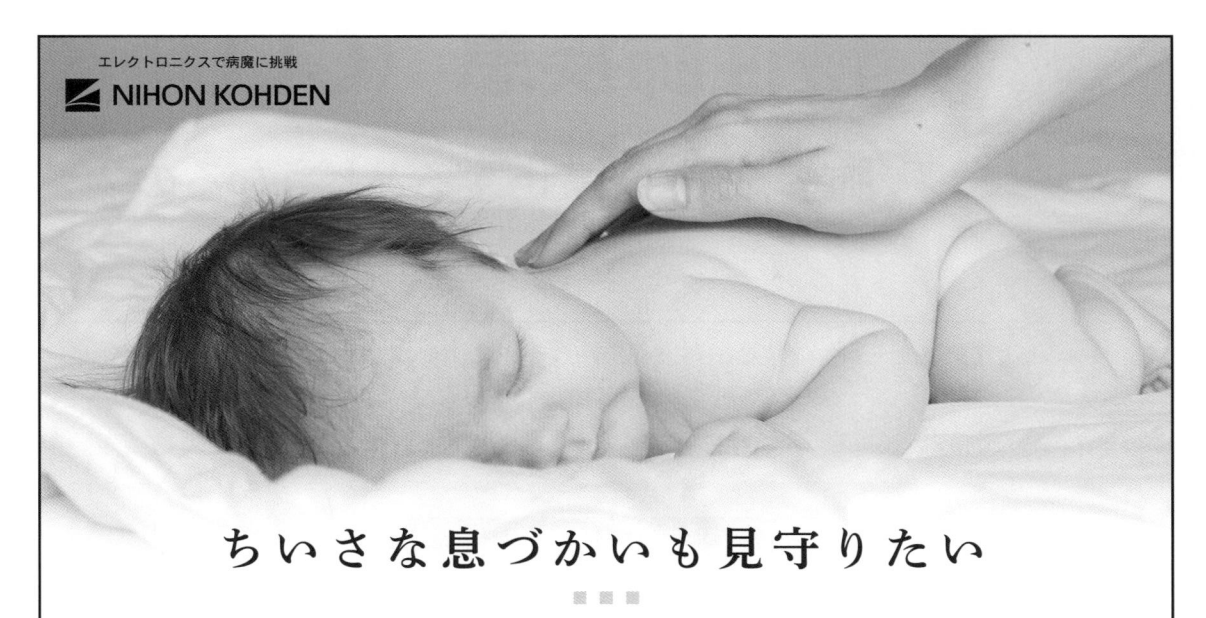
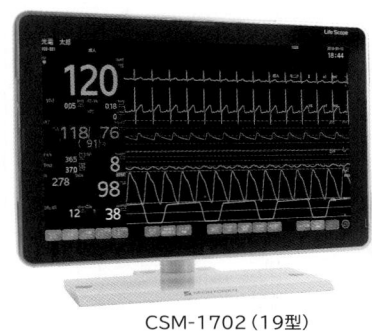
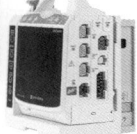
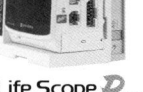
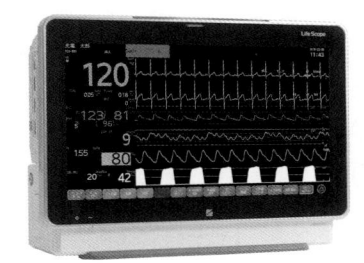

08 慢性肺疾患（CLD）

肺の成熟が停止するとどうなるの？

北里大学医学部附属新世紀医療開発センター先端医療領域開発部門新生児集中治療学教授

中西秀彦（なかにし・ひでひこ）

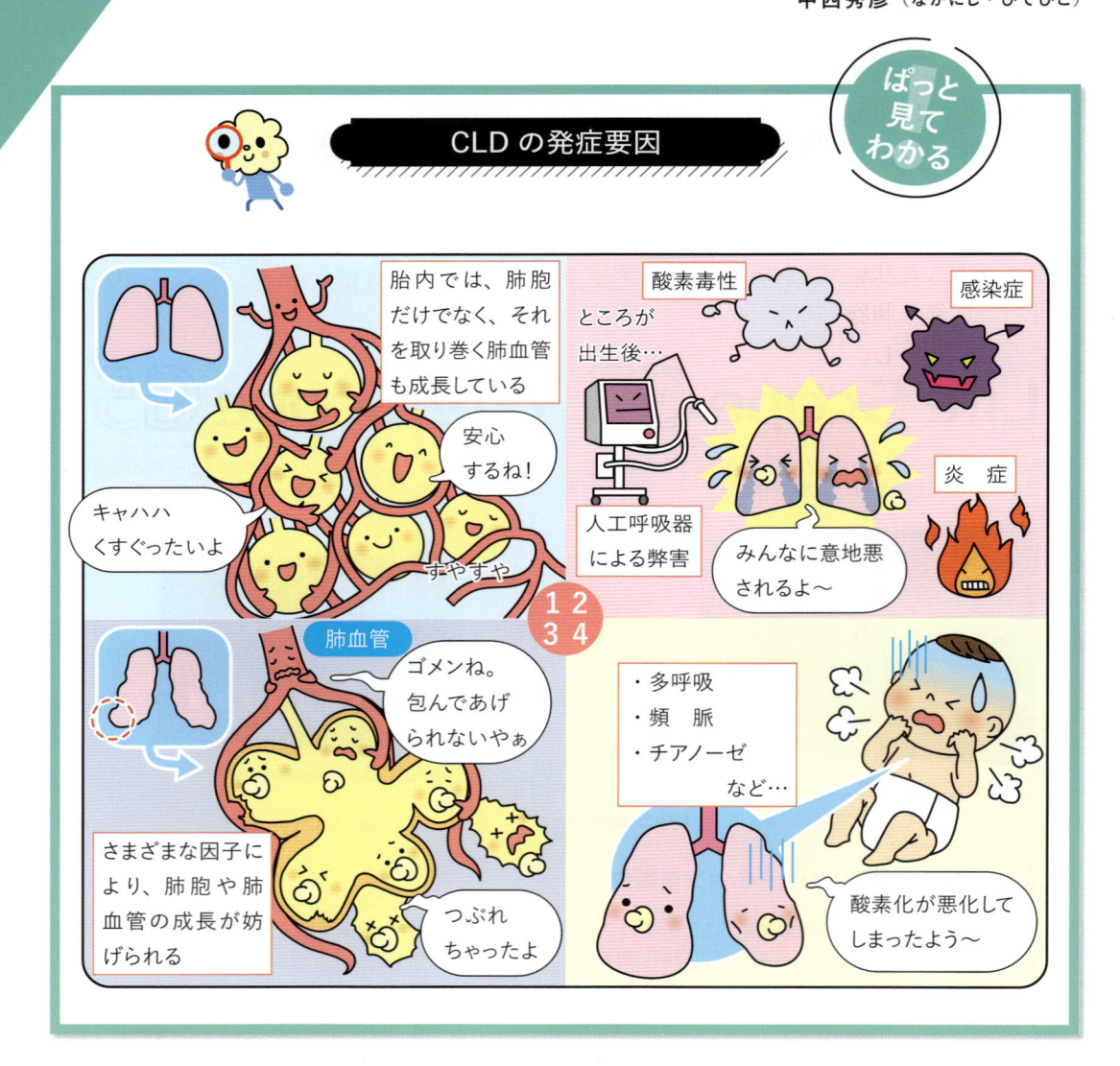

1 CLDとは

ぱっと見て わかる **CLDの発症要因**

慢性肺疾患（chronic lung disease；CLD）は、超早産児に最もよくみられる合併症の一つであり、発達段階の未熟肺に対して子宮内感染や出生後の感染、人工呼吸器によって引き起こされる肺傷害（ventilator-induced lung injury；VILI）、酸素毒性、肺浮腫、未熟児動脈管開存症（patent ductus arteriosus；PDA）などによって発症する多因子性の肺障害です。肺の発生と発育に異常が起こり、その結果長期にわたる酸素および補助換気への依存性を呈する病態を指します[1]。CLDの発症要因は単一ではなく、多因子にわたります。近年はそれらに加え、遺伝的背景や母親の喫煙などの環境因子もCLD発症に影響するとされています。

サーファクタント補充療法がなく、かつ超早産児の生存率が低い時代の気管支肺異形成（bronchopulmonary dysplasia；BPD）、いわゆるold BPDと称されるCLDは、肺サーファクタント欠乏状態である未熟肺が、酸素毒性や人工呼吸に伴う機械的損傷・感染の影響を受け、広範な肺胞組織の線維化、気腫化、気道の異常、肺血管のリモデリングを来すものでした。しかし、1980年代以降のサーファクタント補充療法の普及によって、より在胎期間の短い早産児の生存が可能となりました。いわゆるnew BPDと称される近年のCLDでは、気道傷害が軽度で、顕著な線維化は減少した代わりに、肺胞構造の簡素化がみられ、肺胞数、肺胞間中隔数、肺胞毛細血管の減少、肺胞毛細血管の低形成が特徴です。これは、より未熟な発達ステージにおける肺胞・肺胞毛細血管の発達停止が主病因と考えられています[2]。

CLDは、長期的にも心肺機能障害[3]、成長障害[4]、聴覚および視覚障害[5]、神経発達遅延[6~8]など、多くの合併症を引き起こすことが報告されており、CLDの発症および重症化の抑制は、新生児医療において重要な課題の一つです。

2 どのような呼吸管理が必要か

※個々の解説は別項目を参照してください。

CLDの呼吸管理を実施する上で大きなジレンマとなるのが、発達段階の未熟な肺胞、肺胞微小血管を有する早産児を救命するためには、CLDの増悪因子であるはずの人工呼吸管理や酸素投与が少なからず必要になるという点です。そこでCLD治療戦略には、できる限り侵襲性の少ない呼吸管理方法を選択し、過剰な酸素投与を控えながら、できるだけ早期に人工呼吸器から離脱することが重要です。ただし、CLDの発症には、出生前、出生後のさまざまな因子が関わっているため、呼吸管理だけで発症予防、重症化抑制を達成できるものではなく、適切な循環管理、栄養管理を行うことも併せて重要であることを決して忘

れてはいけません。

　肺障害を軽減するためにも、早期抜管が重要であることに間違いはないですが、特に在胎22〜23週の生存限界で出生した赤ちゃんの場合には、肺の構造や機能が著しく未熟であり、早期抜管が困難なため、長期挿管管理が必要とされることも多く経験されるでしょう。その場合には、肺保護目的に下記のような呼吸管理が選択されることが多いです。

1）人工呼吸管理

▶高頻度振動換気（high frequency oscillatory ventilation；HFOV）

　HFOV は、平均気道内圧（mean airway pressure；MAP）により肺を一定に拡張させ、通常肺胞レベルで行われている拡散によるガス交換を気道レベルまで拡大させた人工呼吸管理です。解剖学的死腔量よりも少ない換気量を 15Hz 前後の高頻度で振動させるため、肺胞での容積変動が非常に小さく、人工呼吸による肺へのストレス（volutrauma：量損傷、barotrauma：圧損傷）が少なく、換気効率も良いです。

▶神経調節補助換気（neurally adjusted ventilatory assist；NAVA）

　一方、NAVA は、呼吸中枢から横隔膜に出力される Edi（electrical activity of diaphragm：横隔膜の電気的活動）を基にした、究極の自発呼吸サポート換気です。Edi により、赤ちゃんは自分の吸気のタイミングで、自分の吸いたい時間、吸いたい量（吸気圧）を決定することができるという利点がある反面、自発呼吸が安定しない場合には、強制換気モードによるサポート換気となります。

2）呼吸補助治療

▶酸　素
サーファクタント補充療法

　CLD 予防のためには、急性期に呼吸窮迫症候群（respratory distress syndrome；RDS）を認めた場合に、人工肺サーファクタント投与を実施して、原疾患の治療を適切に行うことが重要です。

　・Intubation-surfactant-extubation（INSURE）
　・Less invasive surfactant administration（LISA）
　・Minimally invasive surfactant therapy（MIST）

　INSURE と LISA は、近年施行されている非侵襲的人工肺サーファクタント投与法であり、CLD 発症抑制に寄与すると報告されています。人工肺サーファクタント投与後には急速な肺コンプライアンスの改善が生じるため、投与前には適していた気道内圧での機械的人工換気は肺への volutrauma をもたらし、CLD 発症の要因となり得ます。その

ため近年、挿管下呼吸管理をより短く（INSURE）、あるいは気管挿管そのものを避ける（LISA、MIST）呼吸管理法が超早産児においても試みられるようになってきています。

カフェイン

非侵襲的呼吸管理

　①経鼻的持続陽圧換気（nasal continuous positive airway pressure；n-CPAP）

　②高流量経鼻カニューラ（high flow nasal cannula；HFNC）

▶ **ステロイド治療**

　抗炎症作用を有するステロイドの投与により、CLD の予防および治療効果が期待できる可能性があります。しかし、早産児では消化管穿孔、易感染性や神経学的予後不良（脳性麻痺）などの重篤な副作用があるため、赤ちゃんにとってのメリットとデメリットを慎重に考慮して投与する必要があります。全身投与ではハイドロコルチゾン（hydrocortisone；HDC）またはデキサメタゾン（dexamethasone；DEX）を選択することが多いですが、DEX は HDC の 25 倍のグルココルチコイド作用を有する反面、中枢神経系への副作用の危険性が高いため、生理学的ステロイドである HDC を第一選択としている施設が多いです。

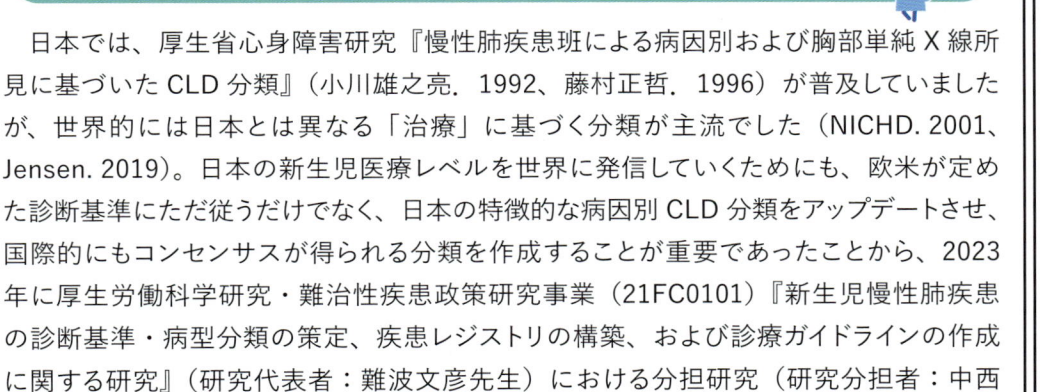

新しい CLD 分類

　日本では、厚生省心身障害研究『慢性肺疾患班による病因別および胸部単純 X 線所見に基づいた CLD 分類』（小川雄之亮．1992、藤村正哲．1996）が普及していましたが、世界的には日本とは異なる「治療」に基づく分類が主流でした（NICHD. 2001、Jensen. 2019）。日本の新生児医療レベルを世界に発信していくためにも、欧米が定めた診断基準にただ従うだけでなく、日本の特徴的な病因別 CLD 分類をアップデートさせ、国際的にもコンセンサスが得られる分類を作成することが重要であったことから、2023年に厚生労働科学研究・難治性疾患政策研究事業（21FC0101）『新生児慢性肺疾患の診断基準・病型分類の策定、疾患レジストリの構築、および診療ガイドラインの作成に関する研究』（研究代表者：難波文彦先生）における分担研究（研究分担者：中西秀彦）を通じて、旧分類を改訂しました。

　新 CLD 病型分類では、スコーピングレビュー（ScR）による最新のエビデンスと、日本の大規模コホートである NRNJ データベースを用いた検証結果に基づき、「病理学的絨毛膜羊膜炎（CAM）」「胸部単純 X 線写真正面像上の bubbly/cystic 所見」「small-for-gestational age（SGA）」の 3 つの項目に基づいて、I〜V型に分類しています（SGA〔+〕の場合には前述した病型に「s」をつける） 表 [9]。

表 新生児慢性肺疾患　厚生労働科学研究班分類（2023）〔文献9より〕

病型[*1]	病理学的 CAM[*3]	胸部単純 X 線写真正面像上の bubbly/cystic 所見（日齢 28 以内）[*4]	
I（s）[*2]	−	+	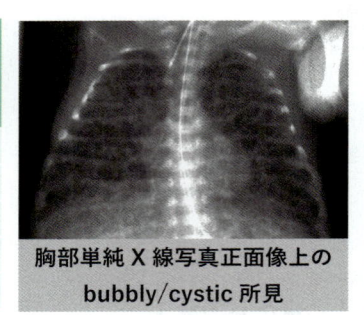
II（s）[*2]	−	−	
III（s）[*2]	+	+	
IV（s）[*2]	+	−	
V	分類不能[*5]		

胸部単純 X 線写真正面像上の
bubbly/cystic 所見

[*1] 病理学的絨毛膜羊膜炎（CAM）、胸部単純 X 線写真正面像上の bubbly/cystic 所見、small-for-gestational age（SGA）の 3 つの項目を用いて 5 つに分類し、病型を表記します。
[*2] SGA は出生体重が 10 パーセンタイル未満のものとし、SGA（+）の場合には病型に「s」を付けます。例）SGA（−）の場合は I、II、III、IV、SGA（+）の場合は、I s、IIs、IIIs、IVs と表記します。
[*3] CAM は、病理学的診断（Blanc 分類 または Redline 分類）に基づいたものとし、stage は問いません。
[*4] X 線所見の変化は日齢 28 以内に出現したものとし、肺を正中線で左右に分け、さらにおのおのを上下に分割して計 4 つの区域に分け、そのうち 3 つの領域において、び漫性の泡状／嚢胞性領域（直径 1.0〜10.0mm）と索状影が認められるものとします（胸部単純 X 線写真正面像を参照）。
[*5] 胎盤病理検査の実施が望ましいですが、病理学的所見が不明の場合は、胸部単純 X 線正面像所見の有無にかかわらず、V型に分類します。

引用・参考文献

1) Jobe , AJ. The new BPD：an arrest of lung development. Pediatr Res. 46（6）, 1999, 641-3.
2) Husain, AN. et al. Pathology of arrested acinar development in postsurfactant bronchopulmonary dysplasia. Hum Pathol. 29（7）, 1998, 710-7.
3) Bhat, R. et al. Prospective analysis of pulmonary hypertension in extremely low birth weight infants. Pediatrics. 129（3）, 2012, e682-9.
4) Korhonen, P. et al. Growth and adrenal androgen status at 7 years in very low birth weight survivors with and without bronchopulmonary dysplasia. Arch Dis Child. 89（4）, 2004, 320-4.
5) Ehrenkranz, RA. et al. Validation of the National Institutes of Health consensus definition of bronchopul monary dysplasia. Pediatrics. 116, 2005, 1353-60.
6) Schmidt, B. et al. Impact of bron chopulmonary dysplasia, brain injury, and severe retinopathy on the outcome of extremely low-birthweight infants at 18 months：results from the trial of indomethacin prophylaxis in preterms. JAMA. 289（9）, 2003, 1124-9.
7) Walsh, MC. et al. Extremely low birthweight neonates with protracted ventilation：mortality and 18-month neurodevelopmental outcomes. J Pediatr. 146（6）, 2005, 798-804.
8) Schlapbach, LJ. et al. Outcome at two years of age in a Swiss national cohort of extremely preterm infants born between 2000 and 2008. BMC Pediatr. 12, 2012, 198-210.
9) 中西秀彦. CLD 分類改訂. 厚生労働科学研究・難治性疾患政策研究事業（21FC0101）. 新生児慢性肺疾患の診断基準・病型分類の策定、疾患レジストリの構築、および診療ガイドラインの作成に関する研究報告書（代表研究者：難波文彦）. 2023 年.

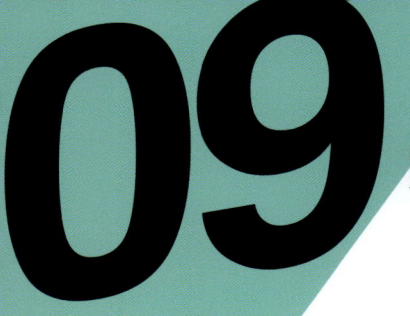

09 新生児一過性多呼吸（TTN）

肺水の吸収が遅れるとどうなるの？

JCHO 北海道病院小児科　**恩田哲雄**（おんだ・てつお）

1　はじめに

新生児一過性多呼吸（transient tachypnea of the newborn；TTN）は、新生児の呼吸障害のうち最も多い疾患で、後期早産児および正期産児の 0.5〜4.0% が罹患するとされています[1]。

出生直後からの多呼吸に加え、呻吟・陥没呼吸などの努力呼吸やチアノーゼを呈します。多くの場合、無治療もしくは酸素投与のみで 24 時間以内に軽快しますが、時には人工呼吸管理のような侵襲的な治療が必要となることもあり、重症度の幅が非常に大きな疾患です。

帝王切開での出生、早産、男児、新生児仮死、母親の糖尿病などが発症のリスク因子です。

診断は除外診断によって行われ、呼吸窮迫症候群（respiratory distress syndrome；RDS）や肺炎、気胸などの呼吸器疾患だけでなく、先天性心疾患、先天性横隔膜ヘルニア（congenital diaphrgmatic hernia；CDH）などとの鑑別が必要になります。

2　病　態

胎児期の肺胞は液体（肺水）で満たされており、ガス交換は臍帯・胎盤を通じて行われています。

肺水は肺胞上皮細胞から肺胞内へ分泌されていますが、分娩が近づくと胎児のホルモン動態（主にステロイド、カテコラミン）の変化によって分泌が抑制され、ナトリウムや肺水の吸収や間質へ排出する機能が促進されます。経腟分娩では、出生時に赤ちゃんが産道を通過することで胸郭が物理的に圧迫され、肺水の一部が肺胞腔から排出されます。出生後、直ちに呼吸が開始されることにより肺胞内に空気が入り、肺胞内圧の上昇に伴い肺水が間質に移動します。間質に移動した肺水は、リンパ管や毛細血管へと速やかに吸収されていきます。

この肺水の吸収が妨げられ、排泄が遅延した結果、肺胞内や間質に肺水が残っている状態が TTN です。肺のコンプライアンス低下と 1 回換気量低下により、赤ちゃんは苦しい呼吸（多呼吸、呻吟、陥没呼吸）となります。

TTN 発症のリスク因子

▶肺水吸収が遅れた場合　ぱっと見てわかる ▶ 肺水排泄が遅れるとどうなる？[2]

陣痛前の帝王切開、急速に進行した分娩、早産児がリスク因子です。

帝王切開児に TTN が多くみられるのは、単に産道通過による肺水の排泄がないことだけでなく、分娩時や陣痛に伴うストレスによるステロイド、カテコラミンの上昇が少ないことの影響がより大きいと考えられています[3]。

▶うまく呼吸が始められなかった場合

早産児、新生児仮死、母体への全身麻酔の影響を受けた赤ちゃん（sleeping baby）がリスク因子です。そのほかにも、男児、多血、母体の妊娠性糖尿病や喘息などがリスク因子とされています[4]。

3　どのような呼吸管理が必要か　ぱっと見てわかる ▶ TTN の機序と治療法[2]

1）酸素投与

保育器内酸素や経鼻カニューラによる 30～40 % 濃度の酸素投与で軽快することが多いです。

2）経鼻式持続気道陽圧（nasal continuous positive airway pressure；n-CPAP）

投与酸素濃度を 40 % まで上げても酸素化が改善しない場合や、換気不全やアシドーシスが改善されないときに使用します。努力呼吸が軽度で換気不全やアシドーシスがある場合は、高流量経鼻カニューラ（high flow nasal cannula；HFNC）を用いる場合もあります。

3）人工呼吸管理

酸素投与や n-CPAP、HFNC を行っても酸素化不良・換気不良が持続し、努力呼吸が改善しない場合は、気管挿管の上、人工呼吸管理を考えます。ただし、啼泣が強い赤ちゃんでは気胸など肺損傷のリスクがあるため、状況に応じて適切な鎮静を併用します。

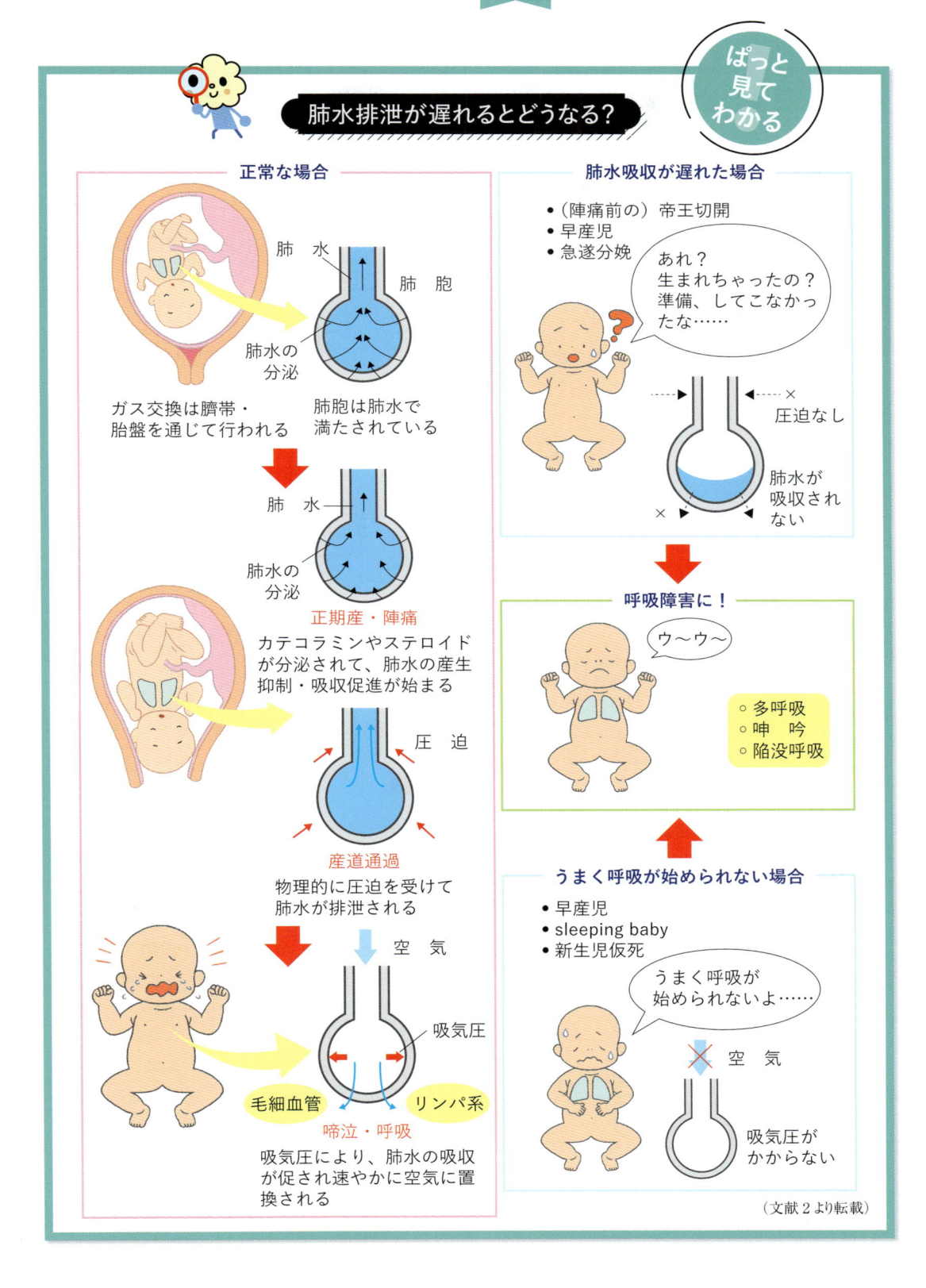

ぱっと見てわかる

肺水排泄が遅れるとどうなる?

正常な場合

肺・水

肺　胞

肺水の分泌

ガス交換は臍帯・胎盤を通じて行われる

肺胞は肺水で満たされている

肺　水

肺水の分泌

正期産・陣痛

カテコラミンやステロイドが分泌されて、肺水の産生抑制・吸収促進が始まる

圧　迫

産道通過

物理的に圧迫を受けて肺水が排泄される

空　気

吸気圧

毛細血管　リンパ系

啼泣・呼吸

吸気圧により、肺水の吸収が促され速やかに空気に置換される

肺水吸収が遅れた場合

- （陣痛前の）帝王切開
- 早産児
- 急遂分娩

あれ？生まれちゃったの？準備、してこなかったな……

圧迫なし

肺水が吸収されない

呼吸障害に！

ウ〜ウ〜

○ 多呼吸
○ 呻　吟
○ 陥没呼吸

うまく呼吸が始められない場合

- 早産児
- sleeping baby
- 新生児仮死

うまく呼吸が始められないよ……

空　気

吸気圧がかからない

（文献2より転載）

新生児一過性多呼吸（TTN）　肺水の吸収が遅れるとどうなるの？

09

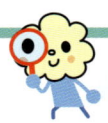

TTN の病態と治療法

ぱっと見てわかる

肺をスポンジにたとえると……

出生前後の肺の変化　水浸しの状態（胎児期）　→　まだ水が残っている状態（TTN）　→　すっかり乾燥した状態（呼吸確立後）

正常の流れ

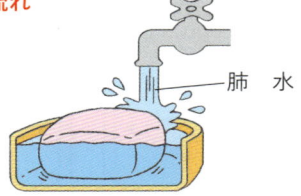

肺　水

胎児期の肺は肺水で満たされている

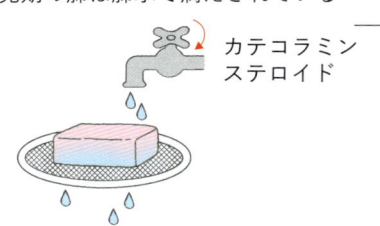

カテコラミン
ステロイド

カテコラミンやステロイドの
働きで肺水の産生が抑制される

水浸しのまま

この流れがうまくいかないと
TTN に！

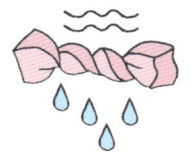

産道を通過すると肺がしぼられる

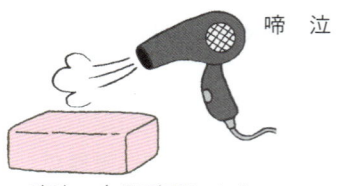

啼　泣

啼泣・自発呼吸により
肺水が吸収される

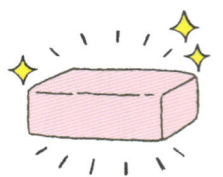

正常肺のできあがり

症状に応じて治療が変わる

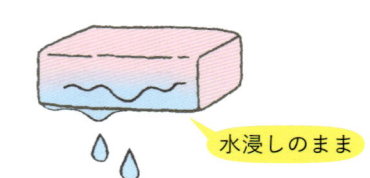

保育器内酸素、
腹臥位、輸液注入

n-CPAP、HFNC

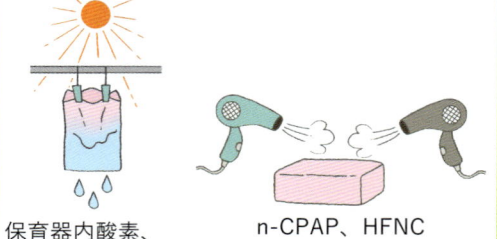

乾燥中

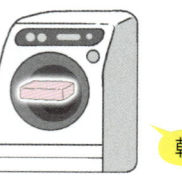

人工呼吸器

（文献 2 より転載）

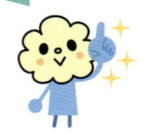

産科スタッフに知っておいてほしいポイント

■ 努力呼吸（陥没呼吸や呻吟）

● 努力呼吸は赤ちゃんが圧補助を欲しがっているサインです。このような赤ちゃんに対して漫然と酸素投与を続けることなく、適切なタイミングで圧補助を開始しましょう。

■ 時間経過（数十分〜数時間）

● 時間経過で呼吸状態が改善しない場合や、一度改善したようにみえた呼吸状態が再度悪化した場合には、TTN 以外の病気（肺炎、先天性心疾患など）が隠れている可能性や、最初は TTN でも経過の途中で気胸や二次性 RDS（肺サーファクタント不活化の状態）を合併している可能性を考える必要があります。

つまり、「繰り返し鑑別を行う」ことが非常に大切です。

■ 圧補助

● 一方で、しっかりと圧補助を行うと、陥没呼吸や呻吟が軽快する反面、一時的に頻呼吸が増悪することを時々経験します。これは呼吸状態が悪化したわけではなく、圧補助のおかげで呼気延長しないで済むようになった結果、必要なだけ頻呼吸できるようになった状態なので、むしろ治療効果が出ていると判断します。ただし、呼吸数がその後の経過で改善していくかどうかを慎重に観察していくことが重要です。

■ 予後や後遺症

● 基本的に一度良くなってしまえば再燃はしません。成長後の気管支喘息の発症リスクを上げる[4] という報告もありますが、一般的に後遺症を残す病気ではありません。

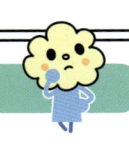

呼吸管理法以外の治療法

☑ 点　滴

呼吸障害の程度によって経口哺乳が可能かどうか評価し、経口哺乳が困難であれば経管栄養や補液管理を行います。

☑ 腹部ケア

呑気による腹部膨満で呼吸状態が悪化することがあるため、腹部ケアを積極的に行います。また、胃チューブ挿入や浣腸の要否を検討します。

☑ ポジショニング

腹臥位は、仰臥位に比べて機能的残気量が増加し、ガス交換がしやすくなります。また、呼吸仕事量を減少させるために上体挙上を取ることもあります。いずれのポジショニングでも、一定時間ごとに仰臥位にして、呼吸状態を含め全身観察をしっかり行うことが大切です。

09
新生児一過性多呼吸（TTN）　肺水の吸収が遅れるとどうなるの？

☑**水分制限**

循環維持のための水分投与は行いつつ、過剰な水分投与は避けるようにします。

☑**利尿薬**

肺水の排泄促進のために用いられることがありますが、明らかな効果は示されていません[5]。

☑**人工肺サーファクタント**

重症 TTN では障害された肺胞から血漿成分が漏出し、肺サーファクタントの不活化が起こる場合があり（二次性 RDS）、人工肺サーファクタントの気管内投与が有効です。

☑**その他**

エピネフリン[6]や β_2 刺激薬[7]の吸入療法が有効であるとの報告もありますが、現状ではまだ議論の余地があります。

また、TTN のハイリスク児に対し、蘇生の際に積極的に n-CPAP をかけることで発症を予防する可能性も示唆されています[3]。

引用・参考文献

1) Parker, TA. et al. "Respiratory disorders in the term infant". Avery's Diseases of the Newborn, 10th ed, Gleason, CA. et al. eds. Philadelphia, Elsevier, 2018, 668-77. e3.
2) 内山環. "新生児一過性多呼吸：廃液の吸収が遅れるとどうなるの?". ここからはじめる!新生児の呼吸管理ビジュアルガイド. 長和俊編. Neonatal Care 秋季増刊. 大阪, メディカ出版, 2016, 45-50.
3) Jain, NJ. et al. Impact of mode of delivery on neonatal complications：trends between 1997 and 2005. J Matern Fetal Neonatal Med. 22 (6), 2009, 491-500.
4) Alhassen, Z. et al. Recent Advances in Pathophysiology and Management of Transient Tachypnea of Newborn. J Perinatol. 41 (1), 2021, 6-16.
5) Kassab, M. et al. Diuretics for transient tachypnoea of the newborn. Cochrane Database Syst Rev. 2015 (11), 2015, CD003064.
6) Moresco, L. et al. Epinephrine for transient tachypnea of the newborn. Cochrane Database Syst Rev. 2016 (5), 2016, CD011877.
7) Moresco, L. et al. Salbutamol for transient tachypnea of the newborn. Cochrane Database Syst Rev. 2 (2), 2021, CD011878.

10 胎便吸引症候群（MAS）

羊水の中に胎便が出るとどうなるの？

長崎みなとメディカルセンター新生児内科診療科長　**齊藤大祐**（さいとう・だいすけ）

鹿児島市立病院新生児内科科長　**平川英司**（ひらかわ・えいじ）

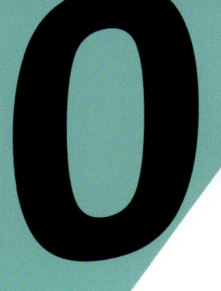 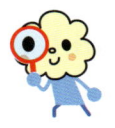

MAS の病態

ぱっと見てわかる

①赤ちゃんの子宮内での生理的な呼吸様運動

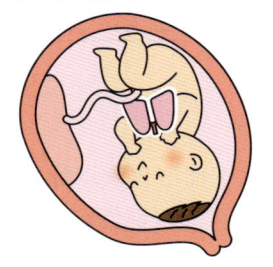

- 羊水を飲んでいる
- 排尿する（羊水量に関係する）

②胎便をした状態

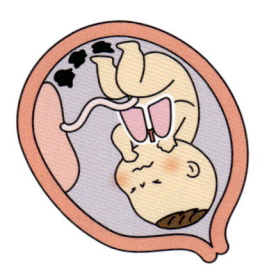

- 胎児が子宮内で臍帯圧迫や低酸素血症によりアシドーシスになると、自律神経が障害されて、消化管蠕動の亢進と肛門括約筋の弛緩が起こり、胎便排泄をする

③胎児のあえぎ呼吸により胎便を含んだ羊水が肺内に入り込む

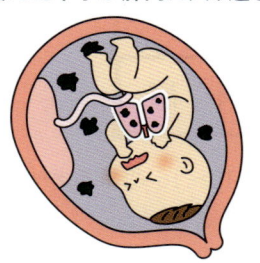

- 特に低酸素血症下では、胎児のあえぎ呼吸も増えるためさらに胎便を含んだ羊水が肺内に入り込む

④努力呼吸（多呼吸、陥没呼吸、呻吟、鼻翼呼吸）、チアノーゼ

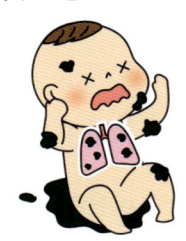

⑤気道狭窄

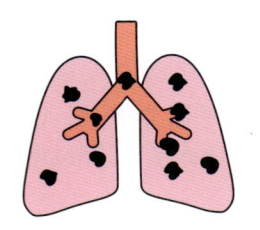

- 肺サーファクタント不活性化
- 化学性肺炎（炎症性変化）
- 新生児遷延性肺高血圧症（persistent pulmonary hypertension of the newborn；PPHN）

1 概 念

　胎便吸引症候群（meconium aspiration syndrome；MAS）は分娩前後で発生し、胎便で混濁した羊水（meconium stained amniotic fluid；MSAF）を赤ちゃんが吸入して気道に入ることで生じます。

　MAS や MSAF は、NICU で勤務していると一度は経験する疾患ですが、産科クリニックに勤務しているスタッフでも経験する可能性が高く、急変のリスクもあるため、新生児搬送も検討される疾患です。

　「MSAF があるから、MAS である」といえないことにも注意が必要です。MSAF は正常分娩の約 4～22% にみられ、そのうち MAS まで進展するのは 3～12% 程度[1]で、在胎 38 週では 1.3% の発症率が 41 週には 4.8% まで上昇するといわれています。近年では、過期産が減少しているなどの周産期管理の改善により減少傾向であり、発生率は 0.4% 程度であるとの報告もあります[2]。

2 病 態

　在胎 10～16 週ごろから小腸で胎便ができ始め、34 週以前では下部消化管以降に胎便が存在することはほとんどないため、MAS はそれ以降の週数で発生する可能性が高いとされています[3]。

　胎児が子宮内で臍帯圧迫や低酸素によりアシドーシスに陥ると、自律神経が障害されて、消化管蠕動の亢進と肛門括約筋の弛緩が起こり、羊水中に胎便が排出されます。分娩経過の中で、赤ちゃんがそれを吸入し、さらに低酸素血症下でのあえぎ呼吸が増えることにより増悪します[4]（ぱっと見てわかる **MAS の病態**）。

　胎便には細胞片や羊水、胎脂、胎毛、胆汁、膵酵素、そのほか消化管物質などが含まれていて、この胎便を吸入することにより気道閉塞や、炎症性物質（ケミカルメディエーターやサイトカインなど）による化学性肺炎、肺サーファクタントの不活化が起こります[5]。

　重症例では二次性の呼吸窮迫症候群（respiratory distress syndrome；RDS）やエアリーク、新生児遷延性肺高血圧症（persistent pulmonary hypertension of the newborn；PPHN）を合併することが多く、命の危険もある状態です。

3 症 状

　MAS は、力呼吸（多呼吸、呻吟、陥没呼吸、鼻翼呼吸）やチアノーゼを来します。気胸、PPHN、肺出血を合併することが多いです。また、原因として新生児仮死を伴うことで、

循環不全や腎不全、血液凝固異常など多臓器不全を来すこともあります。

4　診　断

下記の項目から診断します。
・（挿管時の）気道からの胎便吸引／羊水混濁／臍帯・皮膚・爪の黄染を認め、呼吸障害（多呼吸、陥没呼吸、呻吟など）を伴うとき。
・胸部X線検査での過膨張所見、透過性亢進（肺気腫）とび漫性の斑状・索状陰影（無気肺）の混合所見、エアリーク所見を認めるとき。
・尿中メコニウムインデックス（urinary meconium index；UMI）〔尿中胎便由来成分を吸光度で検出し、吸光ピークが405nmであることを利用〕が2を超えるとき。

先天性心疾患や先天性横隔膜ヘルニア（congenital diaphragmatic hernia；CDH）、新生児一過性多呼吸（transient tachypnea of the newborn；TTN）、先天性肺炎などが鑑別に挙がり、特に先天性心疾患では総肺静脈還流異常（total anomalous pulmonary venous connection；TAPVC）との鑑別に注意が必要です。

5　どのような呼吸管理を行うか

・出生前から羊水混濁が疑われる場合には、太めの吸引チューブ（12Fr）を準備し、出生後に口腔内や鼻腔に胎便を認めたら吸引を行います。
・十分な酸素化と二酸化炭素濃度を至適な範囲に保つことが大事で、酸素化は、PaO_2 が60〜80mmHg（SpO_2 92〜97%）を目標とします[6, 7]。
・呼吸サポートとしては、非挿管時には経鼻式持続気道陽圧（nasal continuous positive airway pressure；n-CPAP）、挿管時には同調式間欠的強制換気（synchronized intermittent mandatory ventilation；SIMV）を行います。n-CPAPで管理困難な場合や、気管内の吸引、洗浄（人工肺サーファクタント洗浄、人工肺サーファクタント投与）が必要な場合などに挿管し、SIMVで管理します。

アシドーシスや酸素化の改善が乏しい場合には、排痰を促すためにも高頻度振動換気（high frequency oscillation；HFO）への変更を検討します。

PPHNを合併した場合には、一酸化窒素（NO）吸入療法を行い、効果が乏しければ、ECMO（extracorporeal membrane oxygenation）図の導入を検討します。

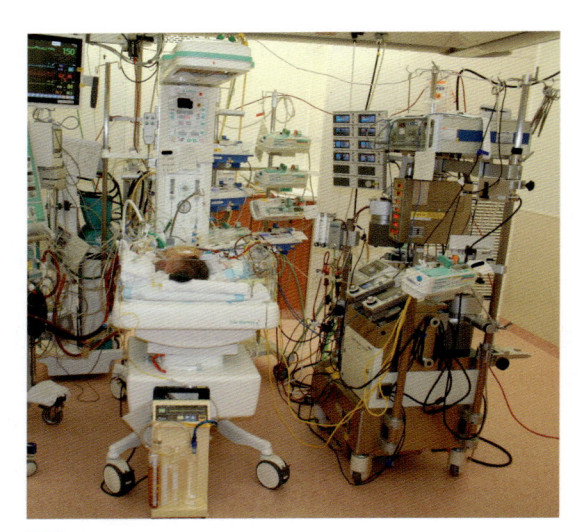

図 ECMO

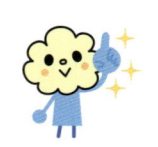

▌搬送基準・タイミングは？

● MAS の予後不良因子は、胎児機能不全による緊急帝王切開術での出生や破水までの時間が短いこと、出生後の pH 低値、F_iO_2 高値とされており、出生前・出生直後にそれらを認めたら搬送を検討しましょう。また新生児仮死が重症であれば、その時点で高次施設への連絡を行い、判断を仰ぐことも重要です。

● 自施設での管理を行っているときや、人工肺サーファクタント投与や NO 吸入療法を必要とする場合などでも予後不良なため、早期に搬送を検討することが望ましいです[8]。

● 特に PPHN は早期発見・早期治療が重要であり、体循環と肺循環をともに維持するために、換気・酸素化の改善、心機能サポートや体血圧の維持などが必要となってきます。そのようになる前に、新生児搬送を行うことが望ましいでしょう。

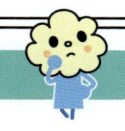

呼吸管理法以外の治療法

☑人工肺サーファクタント洗浄療法、人工肺サーファクタント投与

　挿管チューブ内を胎便が上がって来るなどしたら、チューブ内のみではなく、気管吸引も実施します。気道内の胎便によるチェックバルブ下での強制換気やファイティングにより気胸を来す可能性があるため、希釈した人工肺サーファクタント（10〜20mL の生理食塩液に 1V の人工肺サーファクタントを懸濁）で気管内を洗浄し、洗浄後に RDS に準じて人工肺サーファクタントを追加するという治療も報告されていました。しかし、近年では MAS が減少し、経験することが少なくなっています[9]。

☑肺血管抵抗を下げる治療

　PPHN の治療として、肺血管抵抗を下げる治療を行う必要があり、酸素投与は重要な方法です。また、鎮静薬（ミダゾラムやフェンタニル）・筋弛緩薬（ロクロニウム）の投与や、肺血管拡張薬（プロスタサイクリン製剤など）の投与、NO 吸入療法を行います。C 反応性蛋白（CRP）の上昇に対して抗菌薬投与を行うこともありますが、化学的炎症が原因であることがほとんどであるため、細菌感染などが否定され次第中止とします。

　そのほかに、ステロイド投与を実施することもあります。胎便による気道や肺の炎症を抑える目的で実施しますが、人工換気日数が短縮したとの報告がある[10] 一方で、入院期間や酸素投与期間には差がないともされています[11]。

引用・参考文献
1) Luo, L. et al. Clinical characteristics of meconium aspiration syndrome in neonates with different gestational ages and the risk factors for neurological injury and death：A 9-year cohort study. Front Pediatr. 11, 2023, 1110891.
2) Osman, A. et al. Meconium aspiration syndrome：a comprehensive review. J Perinatol. 43（10）, 2023, 1211-21.
3) Thornton, PD. et al. Meconium aspiration syndrome：Incidence and outcomes using discharge data. Early Hum Dev. 136, 2019, 21-6.
4) Sayad, E. et al. Meconium Aspiration. In：StatPearls［Internet］, StatPearls Publishing, 2023.
5) 長谷川久弥. "呼吸器系の基礎と臨床". 新生児入門. 第 5 版. 仁志田博司編. 東京, 医学書院, 2018, 141-92.
6) Wiswell, TE. "Meconium Aspiration Syndrome". Manual of Neonatal Respiratory Care. 2nd ed. Maryland Heights, Mosby, 2006, 325-30.
7) Schumacher, RE. et al. "Persistent Pulmonary HyperTension of the Newborn". Manual of Neonatal Respiratory Care. 2nd ed. Maryland Heights, Mosby, 2006, 331-6.
8) Nogueira-Cobas, C. et al.［Meconium aspiration syndrome：Poor outcome predicting factors］. An Pediatr（Engl Ed）. 94（5）, 2021, 333-5.
9) 清水浩ほか. 人工肺サーファクタントの臨床応用の現況と問題点. 日本集中治療医学会雑誌. 5（3）, 1998, 193-201.
10) Tripathi, S. et al. The effect of steroids on the clinical course and outcome of neonates with meconium aspiration syndrome. J Trop Pediatr. 53（1）, 2007, 8-12.
11) Yeh, TF. et al. Hydrocortisone therapy in meconium aspiration syndrome：a controlled study. J Pediatr. 90（1）, 1977, 140-3.

11 エアリーク

空気が漏れるとどうして苦しいの？

沖縄県立中部病院新生児内科部長　**源川隆一**（**げんかわ・りゅういち**）

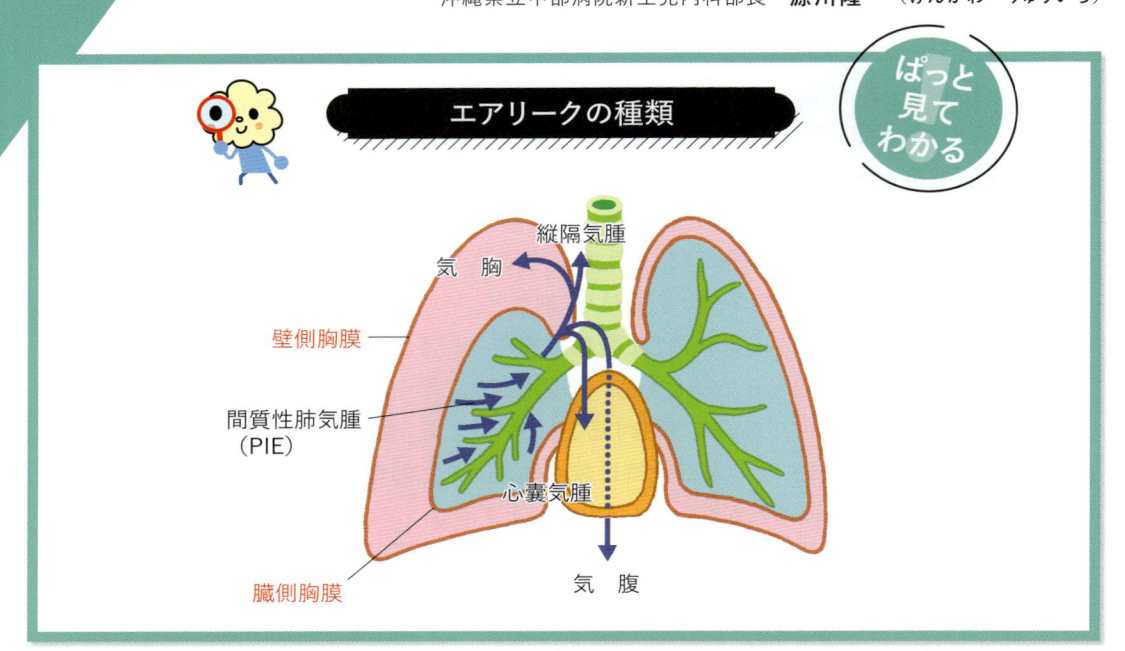

ぱっと見てわかる

エアリークの種類

縦隔気腫
気　胸
壁側胸膜
間質性肺気腫（PIE）
心嚢気腫
臓側胸膜
気　腹

1 病態生理

　エアリークとは、肺胞や終末気道が破綻して気道外に空気が漏出した状態です。**エアリークの種類**（ぱっと見てわかる）は、エアリークの種類を表した模式図です。肺胞が過膨張によって損傷すると、空気は脆弱な気道から漏れ出していきます。明らかな占拠性病変を伴っていないエアリークは間質性肺気腫（pulmonary interstitial emphysema；PIE）と呼ばれ、肺胞から漏出した空気が気道を取り囲む結合組織に貯留した状態です図1 [1]。漏れ出した空気の場所が縦隔であれば縦隔気腫図2、胸腔内なら気胸図3、心嚢腔なら心嚢気腫、腹腔内なら気腹図4と呼びます。

ⓐ自験例

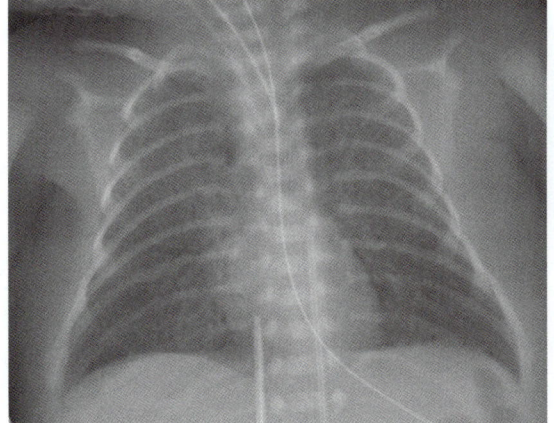

ⓑ発生機序

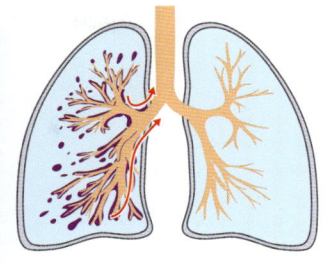

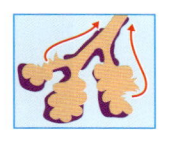

図1 PIE の胸部 X 線画像と発生機序（ⓐ：文献 1 より転載、ⓑ：文献1を参考に作成）

ⓐ肺門から放射状に索状陰影と、その周囲に細かい囊胞状陰影を認めます。

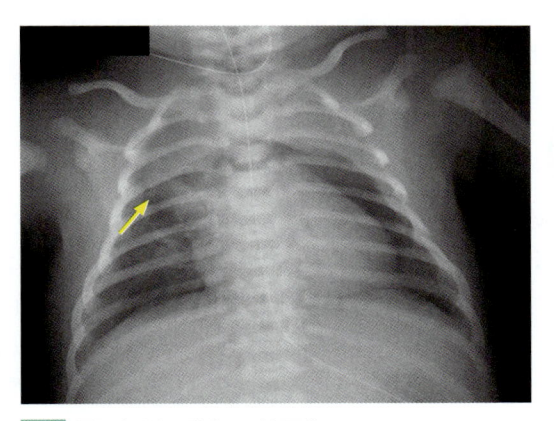

図2 縦隔気腫の胸部 X 線画像

胸腺（黄色矢印）が空気により浮き上がって見えます（エンゼルウイングサイン）。

ⓐ　両側の気胸

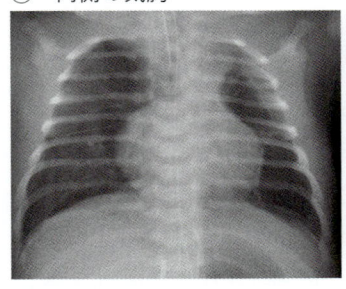

ⓑ　右側の気胸

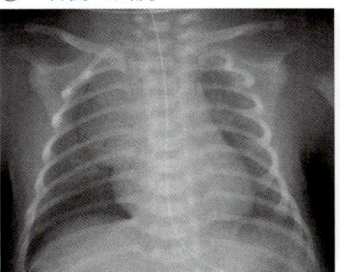

ⓒ　左側の気胸

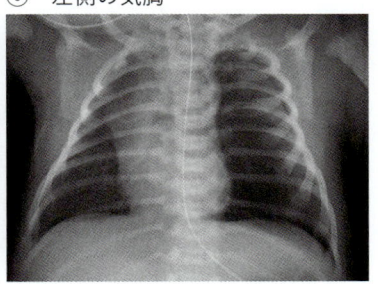

図3 気胸の胸部 X 線画像

透過性が亢進している領域と胸腺の位置に注目しましょう。

11

エアリーク　空気が漏れるとどうして苦しいの？

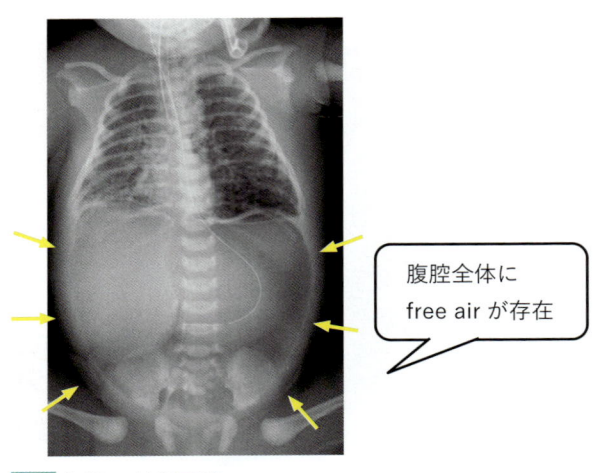

図4 気腹の X 線画像

重症の MAS、新生児遷延性肺高血圧症(persistent pulmonary hypertension of the newborn ; PPHN) の 症 例 で、NO（一酸化窒素）吸入療法の承認前の症例です。高い換気設定で呼吸管理施行中に気腹が発生しています。

2 リスク因子

　エアリークは新生児の 1〜2% に発生しますが、実際に症状を呈するのは 0.05〜0.07%[2] とされます。新生児の肺には出生時の第一啼泣で強い陰圧が生じるため、その際にエアリークを来すと考えられます。出生時にマスク換気での蘇生が必要な症例では、さらにエアリークを来しやすく、人工換気療法や持続的気道陽圧（CPAP）療法など陽圧での呼吸管理は発症のリスク因子となります。疾患としては、呼吸窮迫症候群（respiratory distress syndrome ; RDS）や胎便吸引症候群（meconium aspiration syndrome ; MAS）などで換気の不均等（空気の入りやすいところと入りにくいところがある）が起こると発症しやすくなります。

3 診　断

　胸部 X 線で評価します。X 線では、空気は透過性が高いために黒く映ります。そのため、肺の透過性が周囲より高い部分があればエアリークを疑います。その部位によって名称が付けられます。人工換気中の早産児では、PIE の認識を持つことが重要です。PIE の胸部 X 線の特徴として、肺門から放射状に広がった、索状、泡沫状の透亮像を呈します 図1 [1]。PIE が存在すると、酸素需要の増大や、血液ガスで CO_2 の貯留が認められ、緊張性気胸に進展する危険性があります。CPAP 療法や挿管管理中に呼吸状態が急変した場合は、緊張

性気胸を疑います。胸部 X 線で肺や心臓などの圧排所見の有無を確認します（超ヲタ・コラム① 図5 参照）。人工換気中の症例であれば、気管チューブの位置が適切かどうかも確認します。緊張性気胸の場合は、トランスイルミネーターを使用した透光性試験により診断することもできます。

4 治療方法

　偶然発見された少量のエアリークで呼吸症状が軽度な場合は、保存療法で経過観察を行います。以前は窒素の洗い出し効果を期待して、高濃度酸素療法を行うと吸収が早く、早期に治癒するとされましたが、Clark[3] や Shaireen[4] らの検討では高濃度酸素投与群と適切な経皮的動脈血酸素飽和度（SpO$_2$）を維持する酸素投与群で、改善に有意差はなかったとされています。

　人工換気中に PIE やそのほかのエアリークの所見を認めた場合は、緊張性気胸に進展する可能性が高くなるため人工換気設定の見直しを行い、1 回換気量の少ない人工換気モードを目指します。間欠的強制換気（intermittent mandatory ventilation；IMV）では低い吸気圧、短い吸気時間、低い換気量に設定します。高頻度振動換気（high frequency oscillation；HFO）は、低い気道内圧で 1 回換気量を抑えることができるので、エアリーク

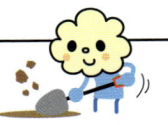

超ヲタ・コラム ① 緊急胸腔穿刺

　在胎 40 週、出生体重 4,428g の女児で肩甲難産を認めました。全身チアノーゼのため、前医が挿管を試みましたが、不成功でマスク換気を施行しながら当院へ搬送されました。当院でも全身チアノーゼと頸部の浮腫を認めました。胸部 X 線で緊張性気胸確認後、サーフロー針で脱気し、胸腔ドレナージチューブを挿入しました。頸部の浮腫は皮下気腫であったことが判明しました 図5。当院でも挿管困難で、ファイバー検査を施行したところ、喉頭横隔膜症を認めました。人工換気がうまくいかないと焦りますが、原因として呪文のように下記 4 つの頭文字、DOPE を唱えましょう。

dislocation：気管チューブの位置などが不適切
obstruction：気道閉塞がある
pneumothorax：気胸 など
equipment failure：医療機器の不調

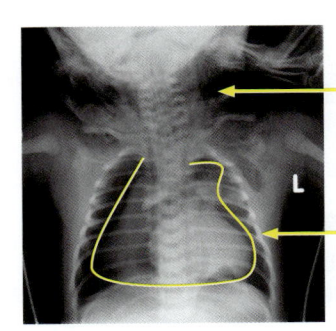

頸部の
皮下気腫

胸腔内で圧迫
された心臓と
虚脱した肺

図5 緊張性気胸

右側余白：11 エアリーク　空気が漏れるとどうして苦しいの？

の際には有効と考えられます。自発（努力）呼吸が強いファイティングの状態ではさらに症状を増悪させるため、鎮静薬や筋弛緩薬の投与も検討します。

　急激な呼吸状態の悪化、血圧低下、徐脈など認めた場合は緊張性気胸を疑います。胸部X線または透光試験で緊張性気胸を確認し、緊急で外科的に脱気を行います。時間にゆとりがない場合は、18〜20ゲージの静脈留置針で脱気を行います 図6 。持続的にドレナージが必要な場合は胸腔ドレナージチューブを挿入し、持続吸引器と接続します。

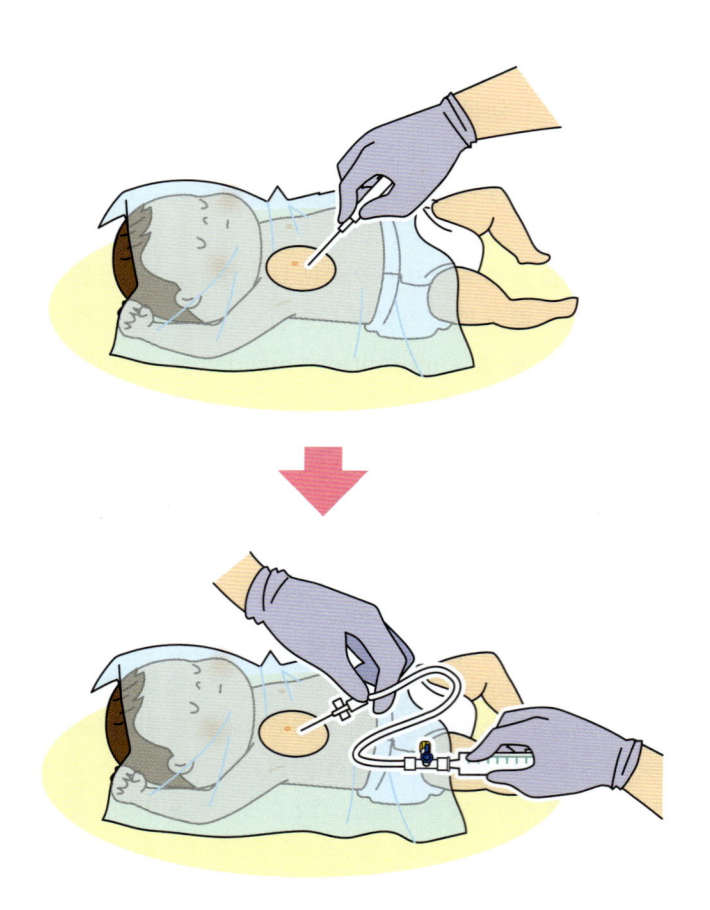

● **準備する物品**
滅菌手袋、イソジン®などの皮膚消毒薬、18〜20ゲージの静脈留置針、延長チューブ、三方活栓、10〜20cc の注射器

図6 **緊急胸腔穿刺**
清潔野を確保した後、胸壁に対して45°の角度で第4または第5肋間の鎖骨中線の肋骨上縁を穿刺します。胸腔内に達したら内筒を除去し、外筒を延長チューブ→三方活栓→注射器の順に接続します。

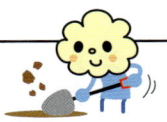

超ヲタ・コラム ② 囊胞性肺気腫

　PIE は緊張性気胸に進展するため注意が必要ですが、緊張性気胸に至らなくても囊胞性肺気腫となり呼吸管理に難渋することがあります。胸部 X 線 図7 ⓐに示したのは在胎 23 週、出生体重 547g の症例で囊胞性肺気腫を来し、通常の気管チューブの位置では囊胞性病変が拡大するため、健常肺のみを換気するため右片肺挿管で管理した症例です 図7 ⓑ。

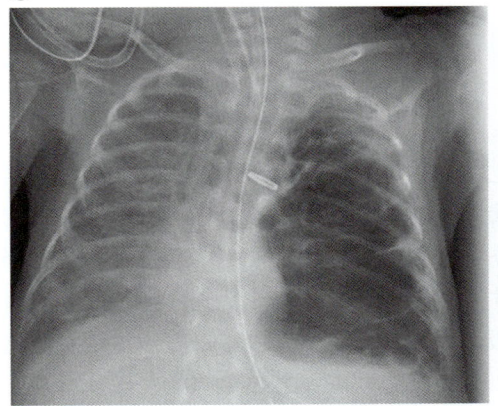

ⓐ

左肺の囊胞性病変により心陰影が右方に偏位しています。

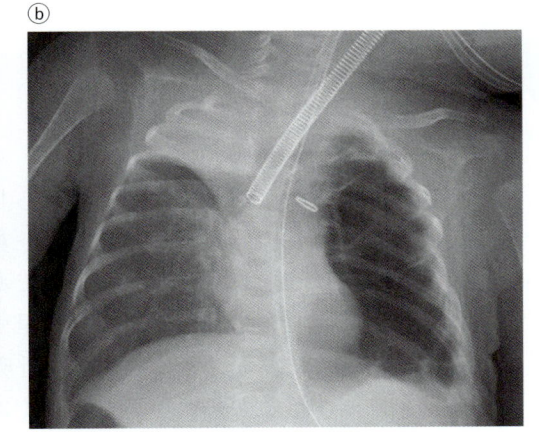

ⓑ

右片肺挿管中、右上葉に無気肺を形成していますが、左肺の囊胞性病変は縮小し、心陰影は中央に存在します。

図7 **囊胞性肺気腫**

11
エアリーク 空気が漏れるとどうして苦しいの？

引用・参考文献
1) Cornes, SB. "Chapter 21 complications". Assisted Ventilation of the Neonate. 4th ed. Goldsmith, JP. et al. eds. Amsterdom, Saunders, 2003, 361-67.
2) Jeffrey, A. et al. "Chapter 26 Acute Respiratory Disorders". Avery's Neonatology：Pathophysiology and Management of the Newborn. 7th ed. MacDonald, MG. et al. eds. Philadelphia, Wolters Kluwer, 2016, 411-3.
3) Clark, SD. et al. Administration of 100% oxygen does not hasten resolution of symptomatic spontaneous pneumothorax in neonates. J perinatal. 34（7）, 2014, 528-31.
4) Shaireen, H. et al. Impact of oxygen concentration on time to resolution of spontaneous pneumothorax in term infants：a population based cohort study. BMC Pediatrics. 14, 2014, 208.

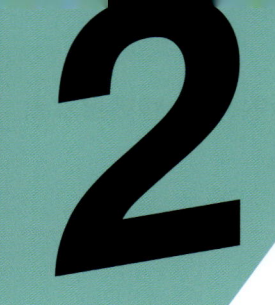

12 気道の先天異常

胎児のときは平気だったのに……

東京女子医科大学附属足立医療センター新生児科特任教授

長谷川久弥（はせがわ・ひさや）

1 気道の先天異常

　胎児は胎内で、呼吸器系を使用せず暮らしていますが、出生するとすぐに呼吸器系の使用が始まります。呼吸器系とは肺以外に、鼻道から肺に至るまでの咽頭、喉頭、気管、気管支などの気道が含まれます。肺が正常であっても、気道に狭窄や閉塞などの異常があると、十分な換気ができず、重篤な症状を呈する場合があります。胎内にいる段階で診断ができる場合もありますが、多くは生後、呼吸器系の使用が始まってから症状が顕性化します。早期の診断、治療が必要な場合も多く、気管支鏡検査などの専門的な検査を必要とします。気道の先天異常による疾患にはさまざまなものがありますが、ここでは代表的な気管・気管支狭窄、気管・気管支軟化症について述べます。

1）気管・気管支狭窄[1]

　気管・気管支狭窄は、気管・気管支の膜性部がないために起こる原発性のものと、外部からの圧迫、肉芽形成、炎症性変化などに伴う二次性のものとがあります。原発性の気管・気管支狭窄では、膜性部がなく、気管・気管支軟骨が全周にわたって存在する軟骨輪という状態が観察されます（**ぱっと見てわかる** ▶ **正常気管と気管・気管支狭窄の気管断面**）。軟骨輪による狭窄の場合、狭窄部位の加圧による内径変化はみられません。血管系の異常を伴う場合も多いです。

　気管・気管支狭窄は軟骨輪による先天性のもの以外にも、壊死性気管気管支炎（necrotizing tracheobronchitis；NTB）に伴うもの、軟骨の変形に伴うものなどさまざまな原因で起こります（**ぱっと見てわかる** ▶ **正常気管と変形による気管・気管支狭窄の気管断面**）。

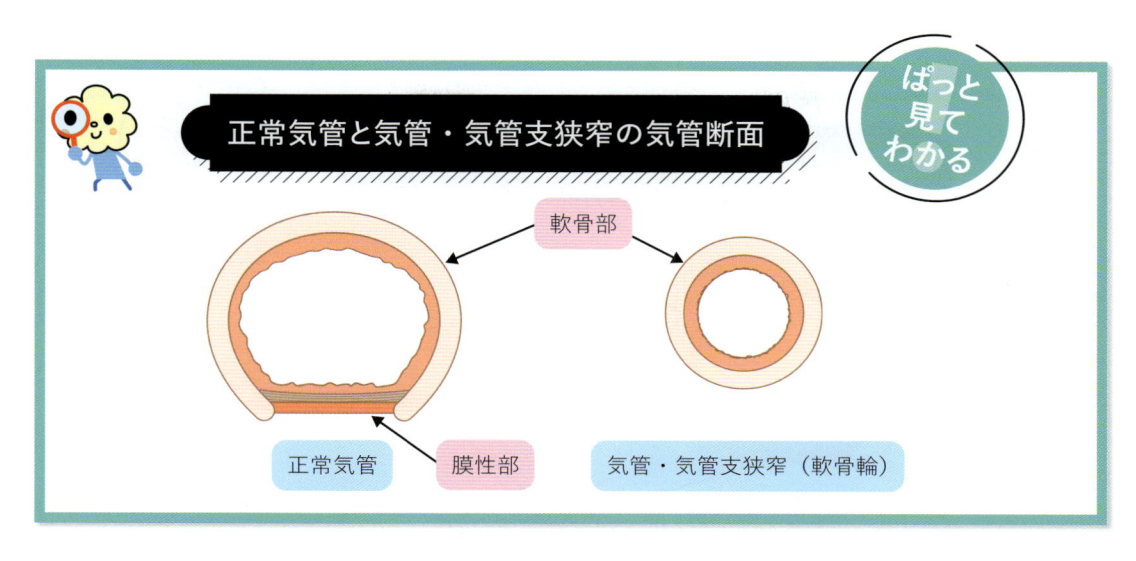

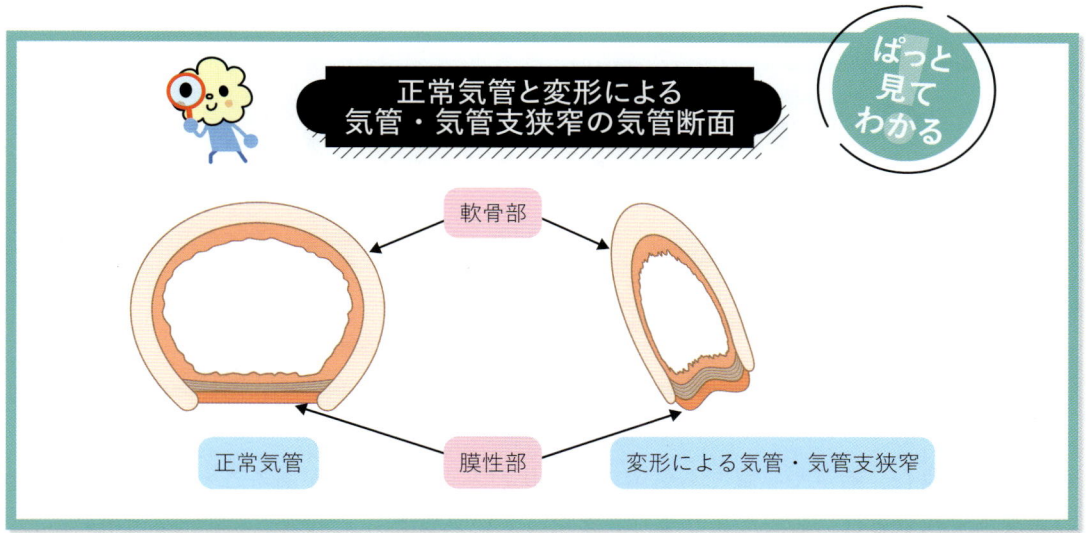

2）気管・気管支軟化症[2]

気管・気管支軟化症は、通常 1：4.5 程度である膜性部：軟骨部の比率が拡大し、気道の保持力が低下することによって起こる疾患です（**ぱっと見てわかる　正常気管と気管・気管支軟化症の気管断面**）。気管・気管支軟化症の診断には、啼泣時チアノーゼ（dying spell）、通年性喘鳴、繰り返す呼吸器感染などの臨床症状から疑い、気管支ファイバースコピーなどの検査で確定診断を行います。気管支ファイバースコピーでは呼吸運動に伴い、呼気時における気管・気管支の著しい扁平化および閉塞の所見を認めます（**ぱっと見てわかる　気管・気管支軟化症に対する high PEEP 療法**）。症例によっては、向かい合う気道壁が繰り返し接触することにより、kissing ulcer（接触潰瘍）や肉芽を形成している場合もあります。気管支ファイバースコ

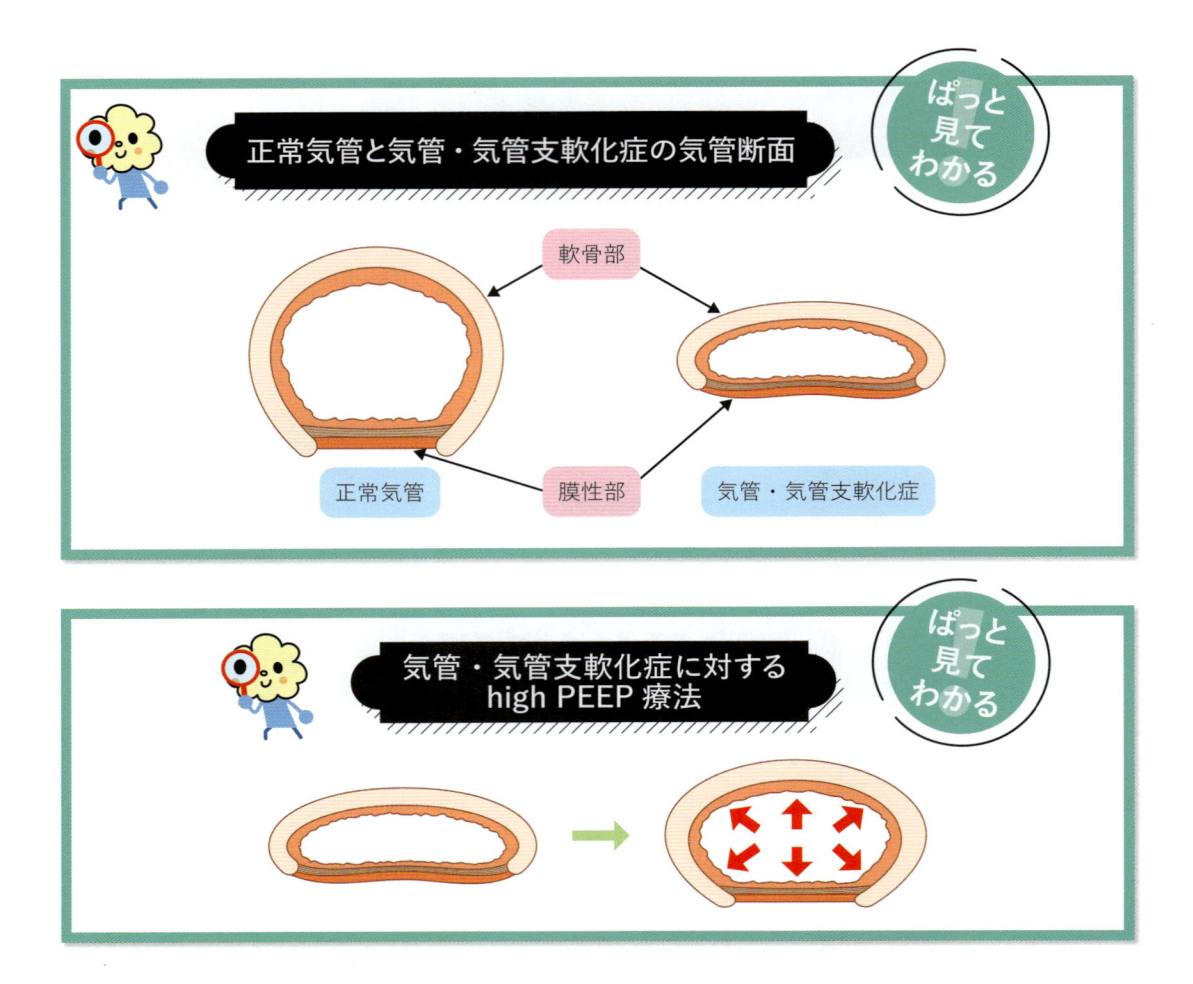

正常気管と気管・気管支軟化症の気管断面

ぱっと見てわかる

軟骨部

正常気管 ← 膜性部 → 気管・気管支軟化症

気管・気管支軟化症に対する high PEEP 療法

ぱっと見てわかる

ピーを行う場合、啼泣や咳嗽でも気道の扁平化がみられることがあることから、ある程度の鎮静下で検査を行う必要があります。また、太い気管支ファイバースコープを用いると、それ自体が気道閉塞の原因となり、努力呼吸を誘発することから、赤ちゃんに合わせた細径の気管支ファイバースコープを用いる必要があります。人工呼吸の圧に対する気道の変化を観察することも、診断・管理の上で重要です。

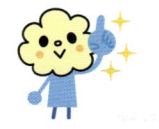

産科スタッフに知っておいてほしいポイント

■ 気道病変

●気道病変は生後すぐに症状が出る例もありますが、少し経ってから症状がはっきりしてくる場合もあります。寝ているときにゼロゼロする、泣くと顔色が悪くなる、哺乳時に胸骨の上がペコペコするなど、一つひとつは軽微なサインでも、持続する場合には気道病変の存在が疑われます。「赤ちゃんはこんなもの」「成長すれば治りますよ」と安易に言わずに、必要に応じて、専門医への紹介を考慮します。

2 どのような呼吸管理が必要か？

1）気管・気管支狭窄に対する治療[1]

　気管・気管支狭窄は、狭窄の程度により症状、管理が異なります。比較的症状の軽いものであれば、マクロライド系抗菌薬の少量投与などにより感染予防を行いながら、成長による改善を期待することもできます。症状の重いものや呼吸器感染などで重篤化が予想されるものでは、積極的介入が必要となります。軟骨輪によるものでは、狭窄の範囲が短い場合には端々吻合術、狭窄の範囲が長いものではスライド形成術などが行われます。また、軟骨輪ではなく、気管・気管支軟骨の変形に伴う狭窄では、バルーン拡張術などが行われます。

2）気管・気管支軟化症に対する治療[2]

　気管・気管支軟化症の原因が異常血管などによる外部からの圧迫の場合には、これらの原因を取り除く外科的手術が第一選択となります。しかし、これらの治療を施し、外部からの気道圧迫の原因を取り除いても、すでに気道そのものの変形を来しているような場合、もしくは外部からの圧迫ではなく、気道そのものが病変を持っている場合には、気道そのものに対する治療が必要となります。気管・気管支軟化症の治療としては、high PEEP 療法などの呼吸管理による保存療法、および、大動脈前方固定術、外ステント術などが行われています。

▶ high PEEP 療法

　気管・気管支軟化症の保存的治療法として、high PEEP 療法があります。high PEEP 療法とは PEEP をかけることにより呼気時における気道の虚脱を防ぎ、有効な換気を維持する方法です（**ぱっと見てわかる** 気管・気管支軟化症に対する high PEEP 療法）。PEEP 圧は、通常 6〜10cmH$_2$O 程度で行いますが、肺血流が減少しているタイプの心疾患では、より低い PEEP 圧しかかけられない場合もあります。PEEP 圧の設定は、気管支ファイバースコープで観

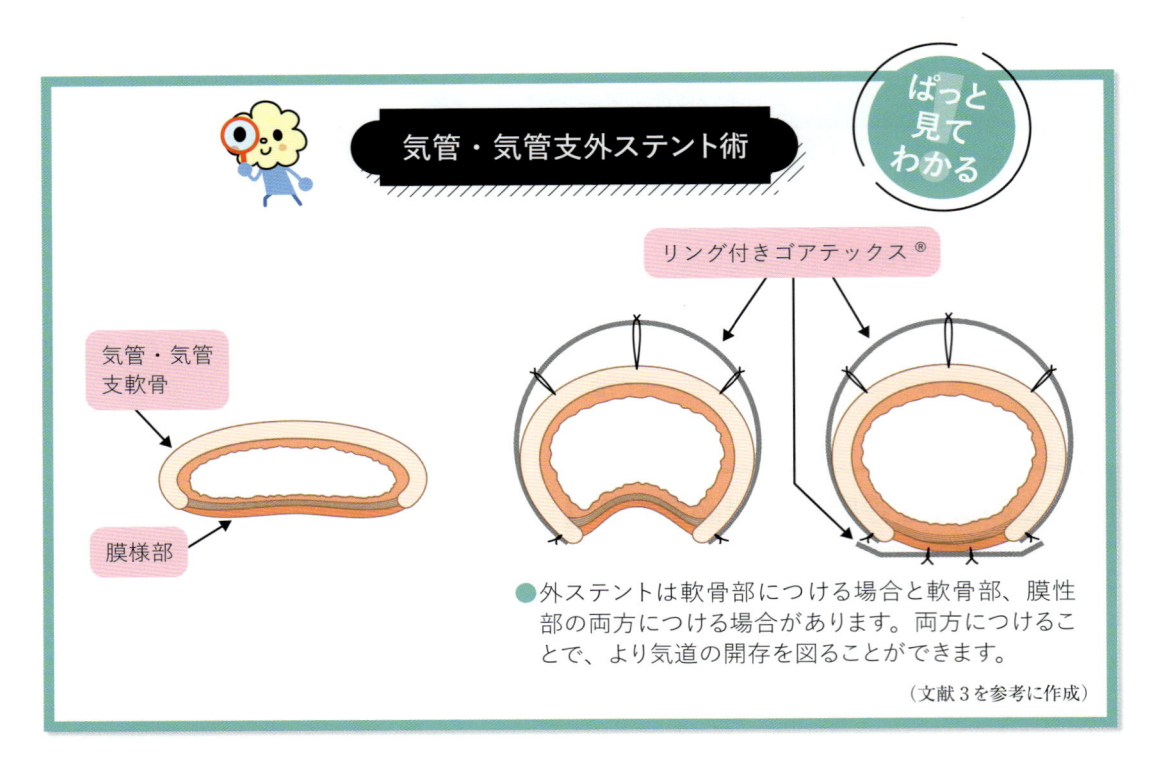

気管・気管支外ステント術

ぱっと見てわかる

リング付きゴアテックス®

気管・気管支軟骨

膜様部

●外ステントは軟骨部につける場合と軟骨部、膜性部の両方につける場合があります。両方につけることで、より気道の開存を図ることができます。

（文献3を参考に作成）

察しながら、PEEP 圧を変化させ、気道の虚脱が防げる圧を設定します。安静が得られず、high PEEP のみでは十分な効果が得られない場合には、鎮静薬や場合によっては筋弛緩薬を併用します。

　high PEEP 療法は、少ない侵襲で気道を維持し、気道を開存させたまま成長させることにより、最終的には治癒させることも可能です。また、気管・気管支壁の虚脱により、向かい合う気道壁がお互いに接触することで二次的に生じた浮腫や肉芽に対しても有効です。

　欠点としては、治癒までに長期間の呼吸管理を必要とすること、併用する薬剤の副作用などの問題があり、症例に応じて、ほかの治療法との併用も考慮する必要があります。

▶外ステント術　ぱっと見てわかる　気管・気管支外ステント術[3]

　保存的管理の困難な気管・気管支軟化症に対し、現時点で最も効果が高いと考えられている治療法が外ステント術です。外ステントには、リング付き人工血管を用い、気管・気管支外壁を人工血管に固定し、内腔を広げる手術です。開胸手術ですが、固定場所の決定や引き上げる強さなどの微妙な調節が必要で、術中の気管支ファイバースコープによる観察が必須です。外ステント術により気道の閉塞状態が解除され、気管支ファイバースコピーや３D-CT などで形態的改善が確認できます。外ステント術は気管、肺外気管支の軟化症の治療としては極めて有用ですが、病変が肺内気管支や胸腔外の気管へ及ぶ場合にはほかの治療法を選択する必要があります。MRSA（メチリン耐性黄色ブドウ球菌）保菌者に対する手術が多いため、皮下膿瘍、縦隔炎などの合併症の危険があります。また、剥離を

広範囲にし過ぎると、気管壊死などの重篤な合併症を起こす可能性もあるため注意が必要です。

　外ステント術では取り付けた人工血管はそのまま残しておくため、気道の成長に対する影響が危惧されますが、最長 10 年の経過を経た段階においての検査では、成長を阻害していないことを確認しています。

呼吸管理法以外の治療法

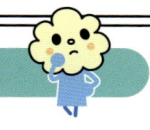

☑大動脈前方固定術と気管後方牽引術

　先天性食道閉鎖症の中で最も頻度の高い Gross 分類 C 型食道閉鎖では、下部食道と気管の間に気管食道瘻（tracheo-esophageal fistula；TEF）が存在します。根治手術が終わった後でも、TEF があった付近では気管軟骨部に対する膜性部の比率が高くなるため、気管軟化症を合併しやすくなります。TEF 付近の気管膜性部は丘のように盛り上がり、その中に TEF 痕を認める特徴的な形状を呈しますが、TEF が直接関係する軟化症の範囲は限局的な場合が多いです（short segment type）。気管が背部から拡張した食道に圧迫される場合は、軟化症の範囲が広くなり、症状も重症になりやすいです（long segment type）。従来、short segment type に対しては、大動脈胸骨固定術（aortopexy）図1 が行われていましたが、long segment type に対する有効な治療はあまりありませんでした。最近になり、気管後方牽引術（posterior tracheopexy）図2 が行われるようになり、long segment type に対しても効果を発揮しています[4]。

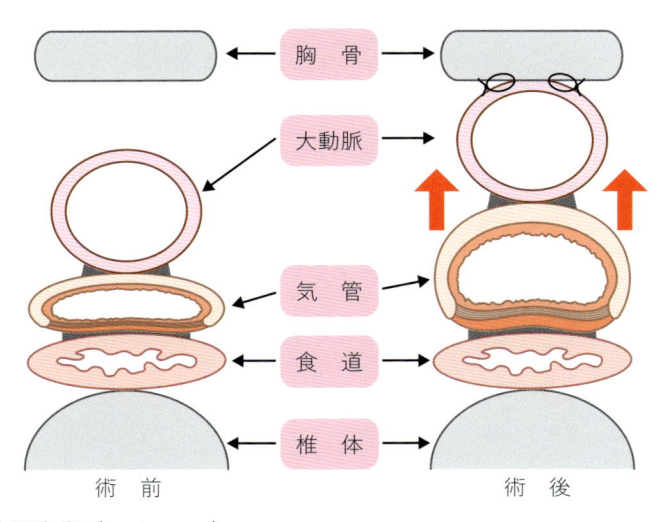

術　前　　　　　　　　　　　術　後

図1 大動脈前方固定術（aortopexy）

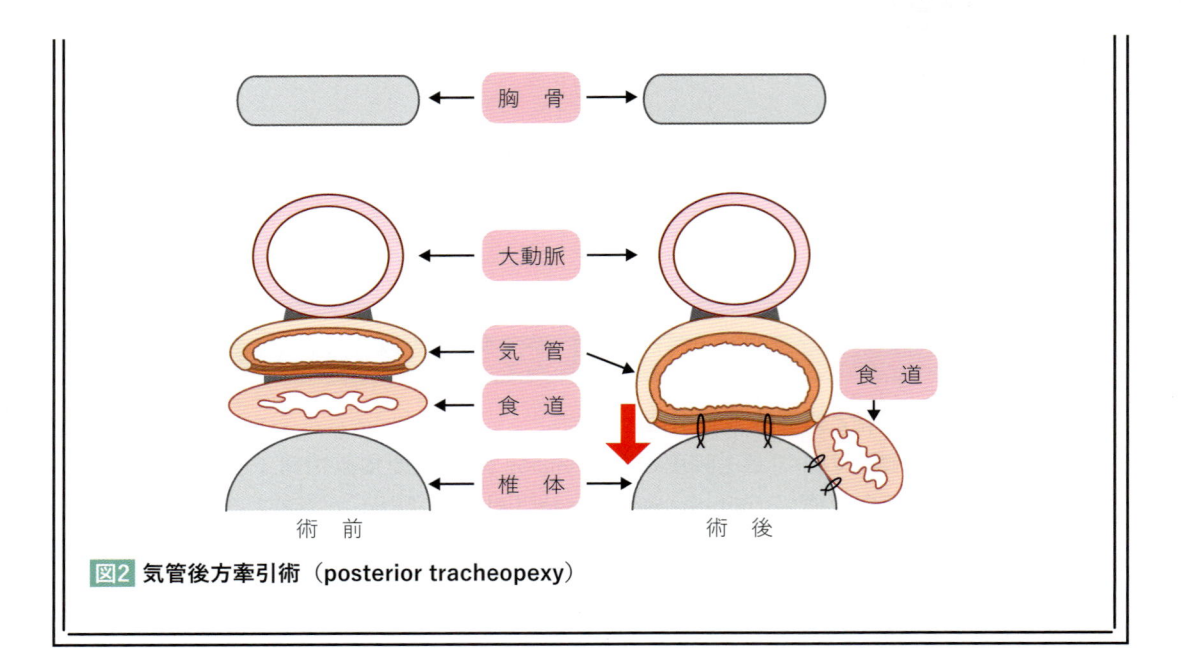

図2 気管後方牽引術（posterior tracheopexy）

引用・参考文献

1) 長谷川久弥. 細径気管支鏡開発の歴史と小児気道病変の診断と治療. 日本小児呼吸器学会雑誌. 26 (1), 2015, 35-51.

2) 長谷川久弥. 気管・気管支軟化症の診断と治療. 日本小児呼吸器疾患学会雑誌. 31 (2), 2020, 159-71.

3) Ando, M. et al. External stenting：A reliable technique to relieve airway obstruction in small children. J Thorac Cardiovasc Surg. 153 (5), 2017, 1167-77.

4) Smithers, CJ. et al. Categorization and repair of recurrent and acquired tracheoesophageal fistulae occurring after esophageal atresia repair. J Pediatr Surg. 52 (3), 2017, 424-30.

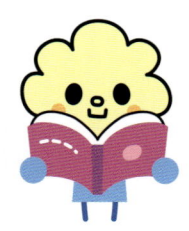

第3章

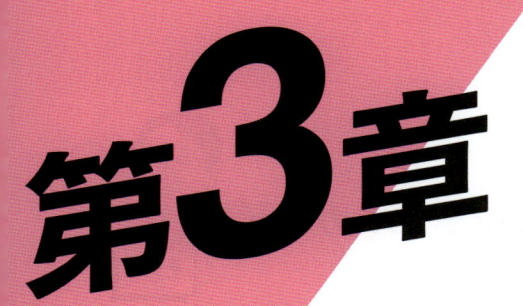

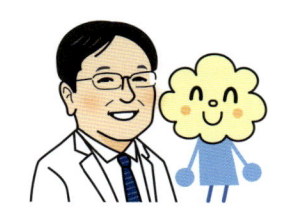

赤ちゃんの人工呼吸管理の実際：回路の組み立てからモニタリングまで

各呼吸器疾患の病態や治療、呼吸管理のポイントは押さえられた気がする！

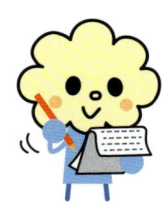

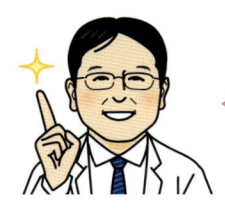

ここでは人工呼吸器の原理やどんな赤ちゃんが対象になるか、使用する際の注意点などについて整理しましょう！

01

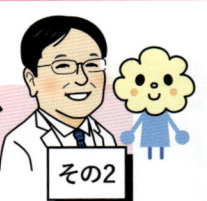

さくっと理解できるビジュアルガイド その2

新生児の呼吸管理方法

監修：長　和俊（ちょう・かずとし）

酸素投与

換気補助

呼吸障害が重くなると
酸素投与に加えて
換気補助が必要に

HFNC 第3章②-09、p.196参照

HFNCからは
換気補助の効果が
あります

圧があれば
酸素不要のことも

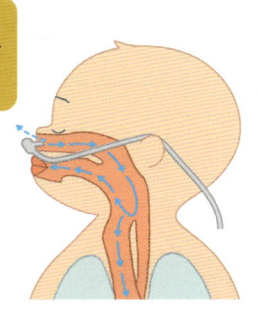

↑ 非挿管による呼吸管理

気管挿管による呼吸管理 ↓

気管挿管により
換気の補助を行います

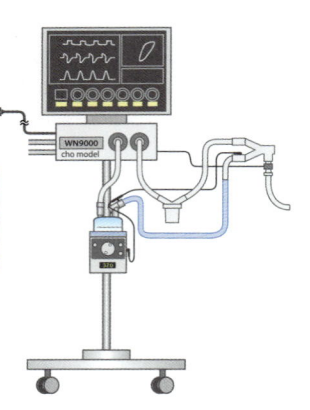

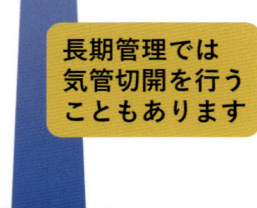

本書はここに注目！
人工呼吸器を用いての
呼吸管理について解説
します

長期管理では
気管切開を行う
こともあります

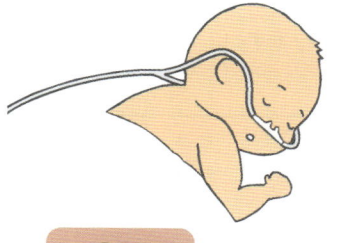

| 酸素カニューラ | 酸素投与のみで換気の補助は行いません |

保育器・ヘッドボックス内酸素投与

n-CPAP 第3章②-07、p.180 参照

DPAP、BiPhasic モード 第3章②-08、p.190 参照

気道陽圧により換気を補助します

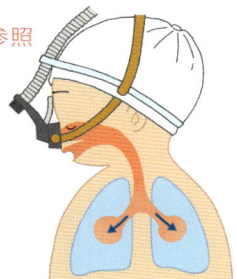

基本の	IMV	第3章②-02、p.146 参照
吸いたいときに吸える	SIMV・A/C	第3章②-03、p.151 参照
吐きたいときに吐ける	PSV	第3章②-04、p.157 参照
換気量が安定する	VTV	第3章②-05、p.162 参照
拡散による換気	HFO（V）	第3章②-06、p.168 参照
究極のシンクロ	NAVA・NIV-NAVA	第3章②-10、p.203 参照
最重症の換気不全に	APRV	

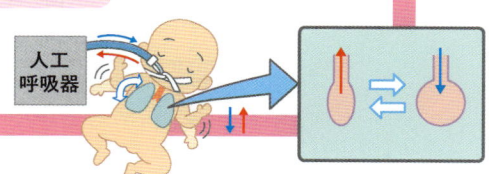

01
さくっと理解できるビジュアルガイド：その2
新生児の呼吸管理方法

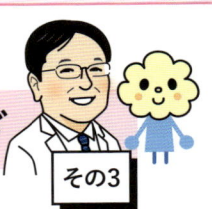

さくっと理解できるビジュアルガイド

新生児用人工呼吸器の基本
わが国初公開！　WN-9000

監修：**長　和俊**（ちょう・かずとし）

これぞ最新式!

\夢の人工呼吸器/
WN-9000 だ！

本書では、架空の新生児用人工呼吸器 WN-9000（メジカ社製）を用いて解説します。ここでは、WN-9000 の全貌をご紹介します。

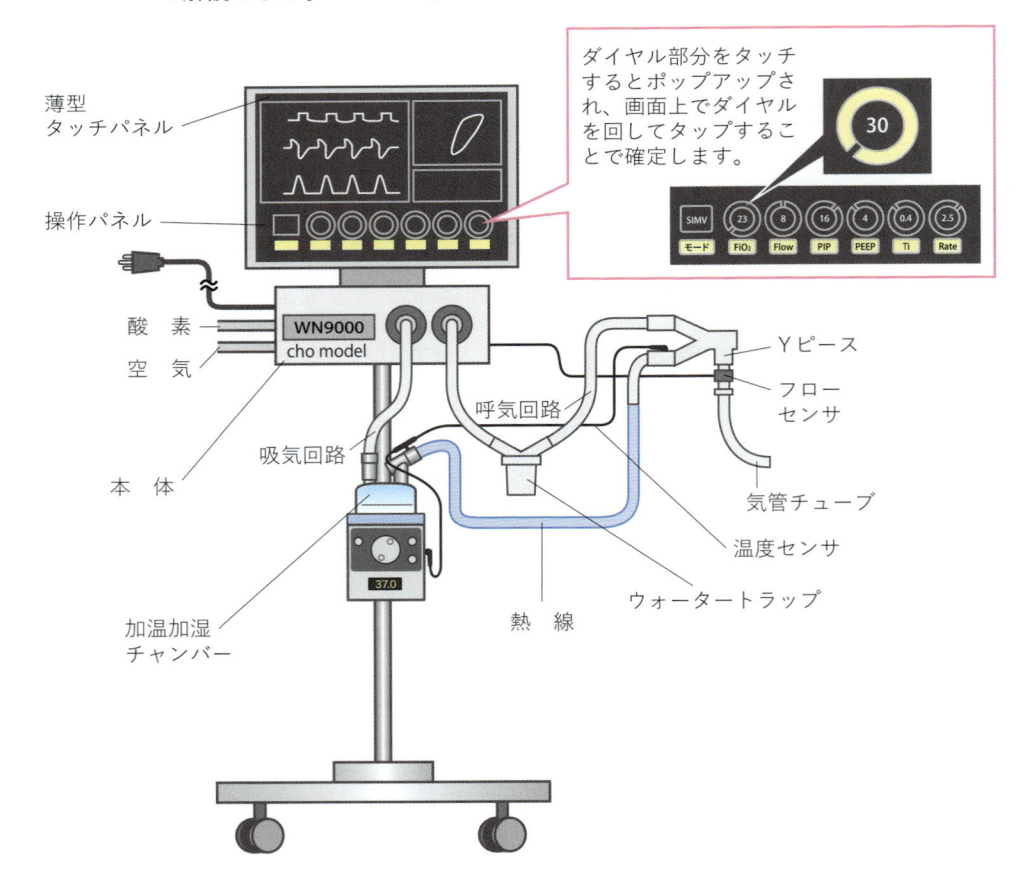

ダイヤル部分をタッチするとポップアップされ、画面上でダイヤルを回してタップすることで確定します。

薄型タッチパネル

操作パネル

酸　素
空　気

本　体

吸気回路

加温加湿チャンバー

WN9000 cho model

呼気回路

熱　線

Yピース

フローセンサ

気管チューブ

温度センサ

ウォータートラップ

WN-9000の機能

基本機能		従圧換気とHFO（ピストン式）が可能（従量換気はできない）
センサ		口元のフローセンサを使用する（BabylogVN600と同じ）。圧センサは本体に内蔵。
搭載モード		IMV、SIMV、PSV、SIMV＋PSV、HFO（ピストン）のみ
設定パラメータ（FIO$_2$は全部に共通）	IMV	定常流またはRT（rise time）、PEEP、PIP、Ti（吸気時間）〔吸気のターミネーションは設定できない〕、呼吸回数
	SIMV	IMVの設定＋センサ感度
	PSV	定常流またはRT、PEEP、PS（above PEEP）、Tiの最大値、（呼吸数の設定はなく、自発呼吸全部に同調する）〔吸気のターミネーションは15％で固定〕
	SIMV＋PSV	定常流またはRT、PEEP、PIP、Ti（吸気時間）、呼吸回数、PS
	HFO	平均気道内圧（MAP）、SV、Sigh圧（オートsighはない）、周波数
計算パラメータ＋測定パラメータ	従圧換気	MAP、1回換気量（TV）、分時換気量（MV）、コンプライアンス、気道抵抗、リーク率
	HFO	Amp、1回換気量（VThf）
グラフィックモニタの機能	表示画面	波形表示（圧、流量、容量）、ループ表示（P-V曲線）、トレンドグラム（1回換気量、分時換気量のグラフ）、波形＋ループ＋トレンドの組み合わせ
	トレンドグラム	グラフ表示と表表示が可能
	スクリーンショット機能	画面全体をスクリーンショットで保存できる
	波形表示	縦軸の縮尺は自動で変化しない
	日中モードと夜間モード	日中モードと夜間モードがあり、液晶の明るさが自動調節される

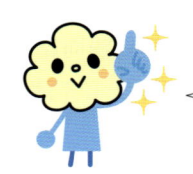

ぼくと一緒に
楽しく勉強しよう！

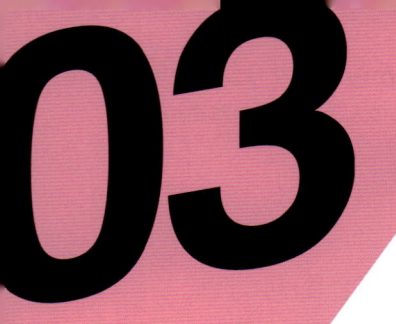

03 新生児用 人工呼吸器の構造

基本が分かれば怖くないかも

青森県立中央病院新生児科部長　**池田智文**（いけだ・としふみ）

1　人工呼吸器の原理：人工呼吸器はどうやって呼吸を助けているの？

　新生児に用いられる人工呼吸器は、気道に陽圧をかけて肺を拡張させることにより、肺での酸素の取り込みと換気をサポートします。一部を除き、人工呼吸器は中央配管から純酸素（酸素濃度 100%）と圧縮空気（酸素濃度 21%）を取り入れ（ **ぱっと見てわかる** **人工呼吸器の原理 ⓐ**）、人工呼吸器内にある酸素・空気ブレンダー（酸素空気混合器）を通し、ガスを設定された酸素濃度に調整します。搬送、成人、在宅などで用いる人工呼吸器では、純酸素の供給のみで酸素濃度を調整できる機器もあります。調整されたガスはさらに流量が調整され、吸気回路接続口（ⓑ）から呼吸器回路に流れ、加温加湿器を通して赤ちゃんに向かいます。呼吸器回路を流れたガスは呼気回路接続口（ⓒ）から人工呼吸器に入ってきます。人工呼吸器を作動させるためには酸素濃度のほかに呼吸モード、圧、吸気時間などの設定が必要になります。人工呼吸器の内部にある呼気弁や圧センサなどがそれらの設定に応じます。

　ぱっと見てわかる **人工呼吸器の原理** に人工呼吸器 WN-9000 の模式図を示します。複雑な構造をしていると思われる人工呼吸器ですが、原理は図のようにシンプルなものです。機械が苦手な方には難しく思える人工呼吸器ですが、自動車の内部の仕組みや構造に精通していなくても安全運転ができるように、人工呼吸器も内部の仕組みの全てが分からなくても、この本などを通して大事なところを理解することにより安全に使うことができるでしょう。この人工呼吸器 WN-9000 には、口元のフローセンサにつながる部分があり（ⓓ）、口元のガスの流速を測定し、自発呼吸と吸気圧を同調させる機能があります。フローセンサなしで作動する機種もありますが、換気量が少ない新生児の呼吸管理では、口元のフローセンサを接続することにより、正確な換気量を測定することができ、自発呼吸との同調性がよくなるなどのメリットがあります。フローセンサは、電子ケーブルを通して人工呼吸器内部に情報を伝達しています。WN-9000 では圧の測定は呼吸器回路を通して人工呼吸器内部で行っていますが、機種によっては口元に圧センサを接続し、情報を伝える機種もあります。

ぱっと見てわかる

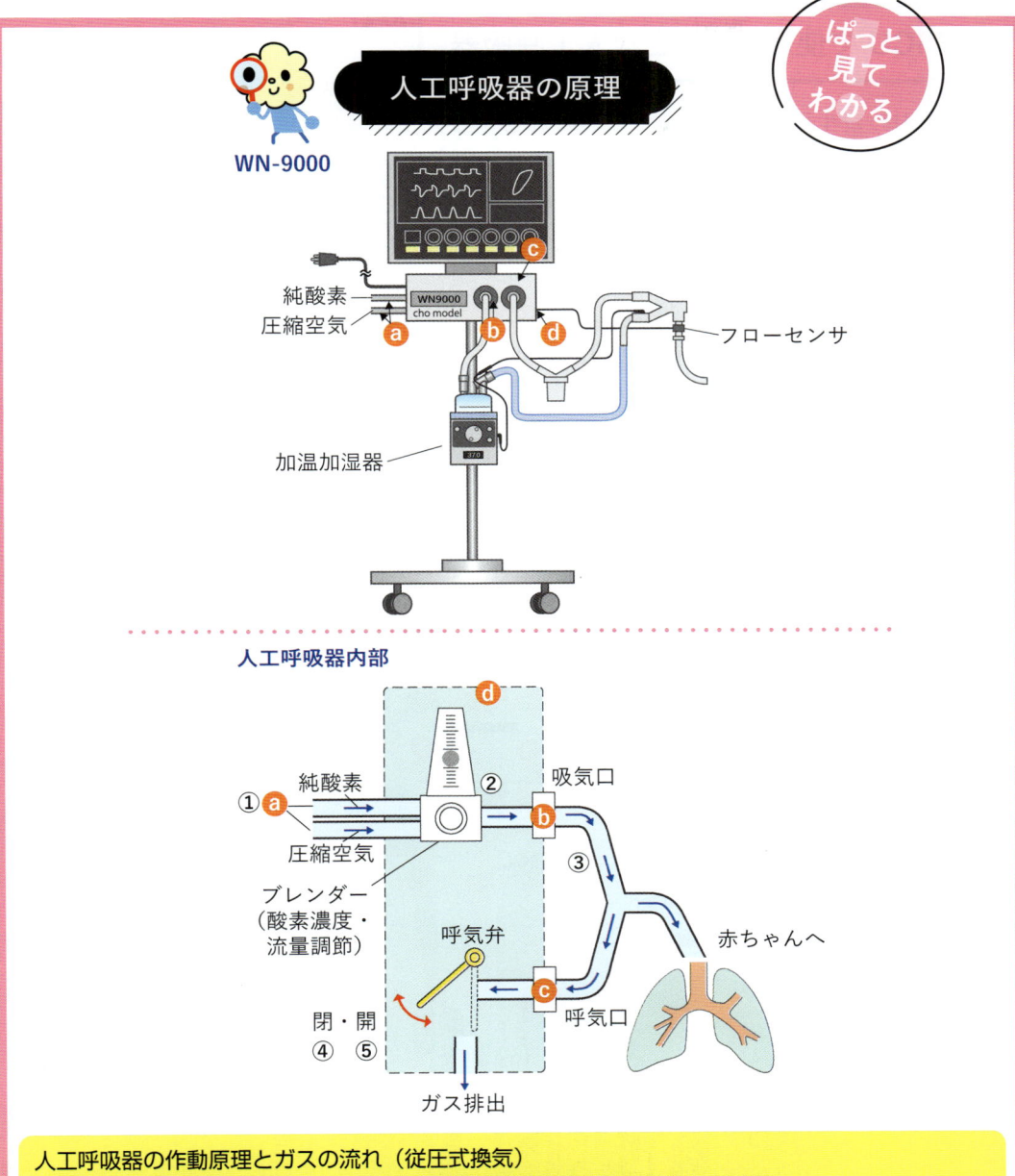

人工呼吸器の原理

WN-9000

純酸素
圧縮空気
@a
WN9000 cho model
@b
@c
@d
フローセンサ

加温加湿器

人工呼吸器内部

@d

① @a　純酸素

圧縮空気

ブレンダー
（酸素濃度・
流量調節）

② 吸気口 @b

③

呼気弁

閉・開
④ ⑤

@c 呼気口

赤ちゃんへ

ガス排出

人工呼吸器の作動原理とガスの流れ（従圧式換気）
①純酸素（酸素濃度100％）と圧縮空気（酸素濃度21％）を取り入れます。
②取り入れたガスをブレンダー（酸素空気混合器）によって設定された酸素濃度に調節します。
③その後、流量が調整されたガスが回路内を流れて加温・加湿された後に赤ちゃんへ流れます。
④ガスは常に回路内を流れており吸気時には呼気弁が閉じて、ガスが赤ちゃんへ送られる仕組みに
　なっています。
⑤呼気時には呼気弁が開いて、回路（赤ちゃん）から人工呼吸器に戻ったガスが呼気弁より人工呼
　吸器の外へ排出されます。

日本国内の新生児領域において用いられる主な人工呼吸器について、その表面の構造、スイッチ、接続部位などの特徴を説明します。各人工呼吸器の説明書などに目を通すと、同様の機能や部位でも人工呼吸器により名称が異なっています。ここでは各人工呼吸器の比較のため、可能な限り同じ名称に統一して説明します。

1）BabylogVN500、600、800 図1

WN-9000 に極めて近い外部構造の機器です。VN500、600、800 の基本構造は同じですが、

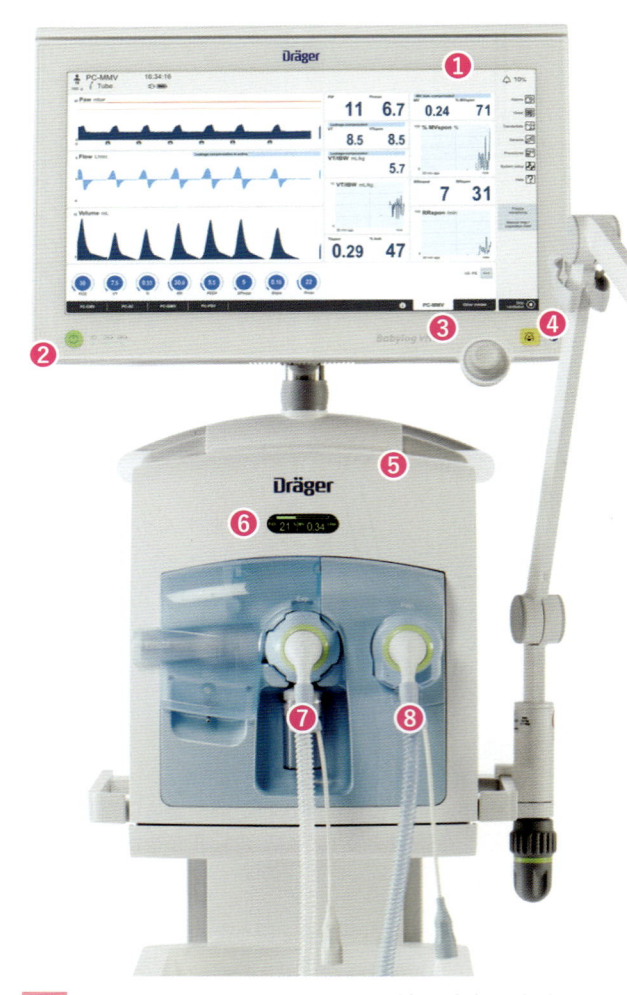

❶ ディスプレイ
❷ 電源スイッチ
❸ 操作ノブ
❹ アラーム消音スイッチ
❺ 本　体
❻ 換気の動作表示
❼ 呼気回路接続口
❽ 吸気回路接続口

図1 BabylogVN500、600、800 の外観と各部の名称（画像提供：ドレーゲルジャパン株式会社）

ディスプレイ表示に関連する構成が異なります。図1 に VN800 の外観と各部の名称を示します。本機ではディスプレイ（❶）はタッチパネルとなっており、操作はタッチパネルで項目を選択し、操作ノブ（ダイヤル）〔❸〕を回すことで設定の変更や確認などを行います。画面の構成は機種により若干異なり、VN600 は波形表示数が最大 3 波形ですが、VN500、800 は最大 4 波形であることなどが違います。日常のケアで確認する実測値の項目をディスプレイで確認できるようにする、見やすい場所や大きさに配置するなども人工呼吸器を扱う上で大切なことです。

　また、手動換気はタッチパネル内にあります。特別目立った配置になっていないため、不慣れな場合には換気動作が遅れることがあります。普段からボタンの位置を確認しておきましょう。メインのディスプレイとは異なる場所（❻）に換気の動作確認ができる表示があります。この場所は換気中、呼気と吸気の状態をバー表示し、分時換気量および F_IO_2 が表示されています。機械トラブルでメインのディスプレイが表示されなくなった場合でも、こちらの動作表示が表示されていれば人工換気は行われています。慌てず対処しましょう。また、15 分程度の稼働が可能な内部バッテリーが搭載されています。オプションで外部バッテリーを搭載することで、長時間の稼働が可能となります。

2）SLE6000 図2

　SLE5000 の後継機で、基本的な構造に大きな変更点はありません。WN-9000 とは違い、呼気弁を持たないシステムで、呼気ブロックを通してバックフローを流すことで圧を生じさせます。また、気道内圧を測定するための圧チューブ（❾）を接続する機種になります。フローセンサなしで、圧チューブを用い自発呼吸と同調させることも可能です。設定は全てディスプレイ（❶）〔タッチパネル〕上で行われます。停電時のバックアップとして内部バッテリーが内蔵されていますが、他機種に比べ、最大 180 分とバッテリー稼働時間が長く、院内の移動時などに十分対応できる時間が確保されています。❷のアラーム消音スイッチはアラーム音を 2 分間消音します。ベッドサイドを離れる前に消音ボタンを使用する場合などは注意が必要です。

3）SERVO-n 図3

　WN-9000 に近い外部構造の機器ですが、標準仕様では口元のフローセンサがないため、フローセンサなしで使用することも多いようです。1 回換気量が 5mL 未満の場合は口元のフローセンサが推奨されています。ただし、新生児の管理ではフローセンサを用いた場合と用いない場合ではフロー波形などが大きく異なることを経験することから、換気量にかかわらず、体重が小さい赤ちゃんではフローセンサを用いない場合の各測定値の信頼性に疑問が残ります。設定は全てディスプレイ（❶）〔タッチパネル〕上で行われます。❷のアラーム音をタッチすることで、SLE6000 と同様にアラーム音を 2 分間消音します。❾のモジュールコンパートメントは、各オプションを使用するときにモジュールを挿入する部

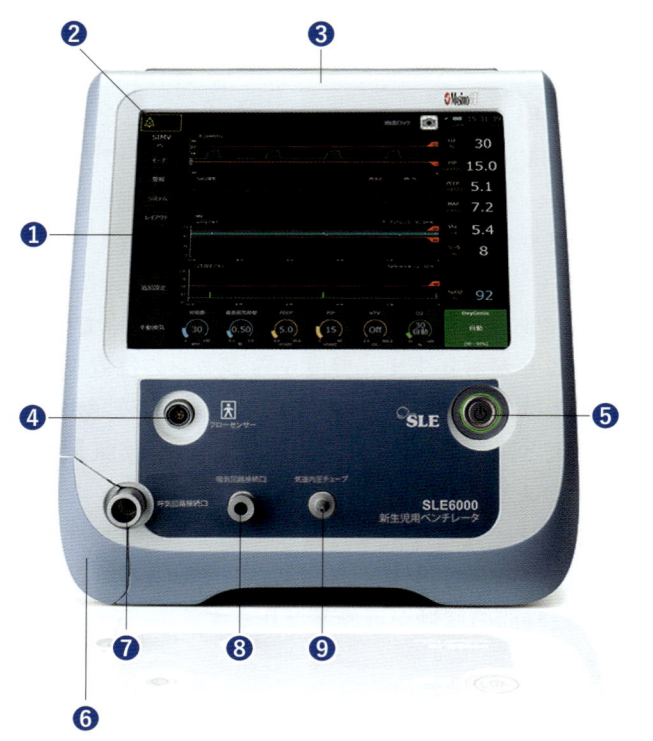

1 ディスプレイ
2 アラーム消音スイッチ
3 アラーム表示灯
4 フローセンサ接続口
5 電源スイッチ
6 呼気ブロック部
7 呼気回路接続口
8 吸気回路接続口
9 圧チューブ接続口

図2 SLE6000 の外観と各部の名称（画像提供：株式会社東機貿）

位になります。口元のフローセンサや神経調節補助換気（neurally adjusted ventilatory assist；NAVA）で用いる Edi カテーテルは、モジュールコンパートメントに挿入したモジュールに接続します。追加バッテリーを設置する場合もモジュールコンパートメントにバッテリーを挿入します。バッテリーの駆動時間は標準で1時間ですが、追加バッテリーの設置で最大3時間になります。電源スイッチ（❿）は、ペイシェントユニット側面の扉を開けたところにあります。

4）ハミングビュー 図4

　気道内圧を測定するための圧チューブを接続する機種になります。従圧式換気で用いられる構造は圧チューブ以外に WN-9000 と大きな違いはありませんが、他機種と異なり、多くのケーブルやチューブが接続される部位（❻〜⓮）があることが分かります。❻、⓭は、高頻度振動換気（high frequency oscillation；HFO）使用時に必要となります。呼気回路接続口は❼、吸気回路接続口は⓬ですが、HFO 使用時には呼気、吸気回路よりも太い回路を接続する部位（❻）が必要となります。接続するケーブルやチューブは多いですが、チューブの太さやケーブルの接続方法が異なるため、接続ミスが生じないような構造にな

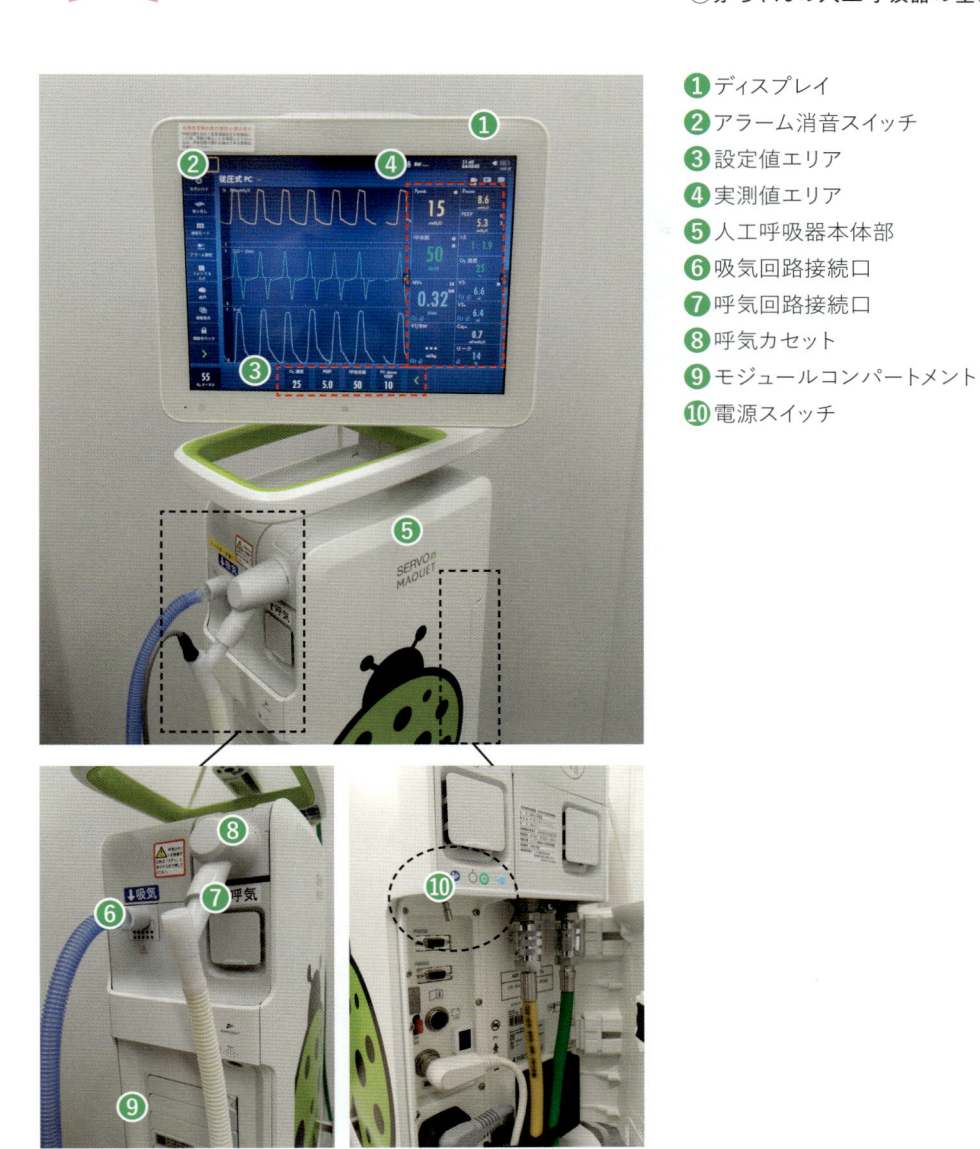

1 ディスプレイ
2 アラーム消音スイッチ
3 設定値エリア
4 実測値エリア
5 人工呼吸器本体部
6 吸気回路接続口
7 呼気回路接続口
8 呼気カセット
9 モジュールコンパートメント
10 電源スイッチ

図3 SERVO-n の外観と各部の名称（画像提供：フクダ電子株式会社）

っています。本機では BabylogVN500、600、800 と同様にディスプレイ（❶）はタッチパネルとなっており、操作はタッチパネルで項目を選択し、操作ノブ（❺）を回すことで設定の変更や確認などを行います。長時間バッテリーを駆動するためには架台に外部バッテリーを設置する必要があります。

5）fabian™ HFOi 図5

WN-9000 との違いは、気道内圧を測定するための圧チューブを接続することや n-DPAP

03

新生児用人工呼吸器の構造　基本が分かれば怖くないかも

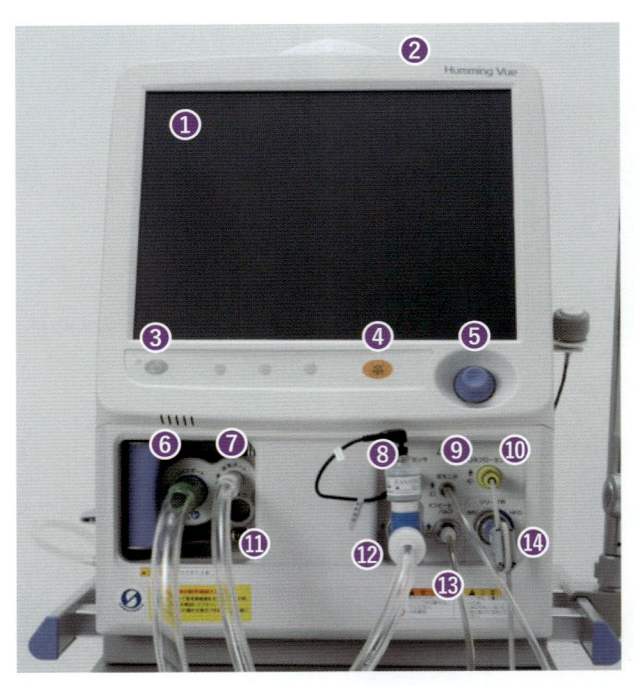

❶ディスプレイ
❷アラーム表示灯
❸電源スイッチ
❹アラーム消音スイッチ
❺操作ノブ
❻ HFO ポート
❼呼気回路接続口
❽酸素センサ接続口
❾圧チューブ接続口
❿フローセンサ接続口
⓫排気口
⓬吸気回路接続口
⓭インピーダンスバルブ接続口
⓮機械式リリーフバルブ

図4 ハミングビューの外観と各部の名称（画像提供：株式会社メトラン）

使用時や HFO で NO 吸入療法を行うときに FG チューブを接続する（❾）必要があるところです。非侵襲的呼吸管理を行う場合、n-DPAP が使用できることが本呼吸器の特徴でもあります。ディスプレイ（❶）のタッチパネルに加え、操作ノブ（❷）、ダイレクトキー（❸）を用いて各種設定や確認を行います。バッテリー駆動時間は HFO で 1 時間程度、それ以外の換気モードでは 2.5 時間程度になります。多くの機種と異なり、フローセンサ接続口（❿）は本体の背部にあります。

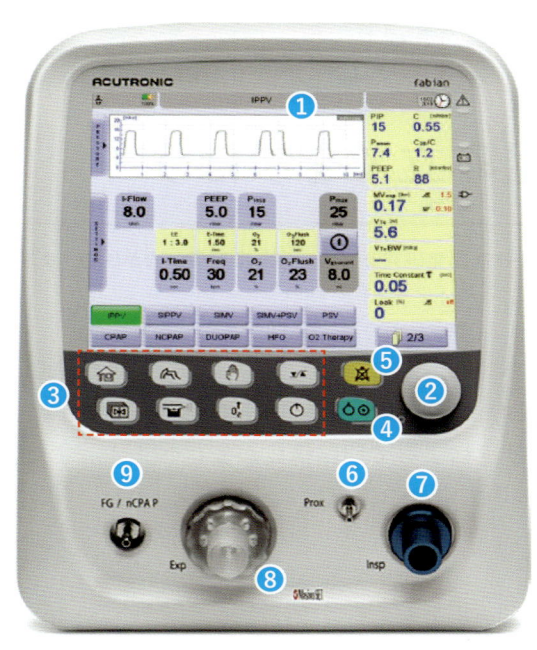

❶ ディスプレイ
❷ 操作ノブ
❸ ダイレクトキー
❹ 電源スイッチ
❺ アラーム消音スイッチ
❻ 圧チューブ接続口
❼ 吸気回路接続口
❽ 呼気回路接続口
❾ FG チューブ接続口
❿ フローセンサ接続口
⓫ SpO₂ センサ接続口

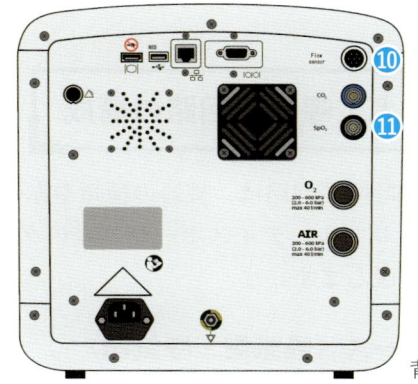

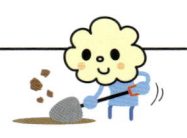

背 部

図5 fabian™ HFOi の外観と各部の名称 （画像提供：エア・ウォーター・メディカル株式会社）

03

新生児用人工呼吸器の構造　基本が分かれば怖くないかも

超ヲタ・コラム

「呼吸管理ビジュアルガイド」の刷新を通して、人工呼吸器の移り変わりを感じ……

　2016 年の「呼吸管理ビジュアルガイド」の出版からおおよそ 8 年がたち、本稿に掲載した人工呼吸器も当然入れ替わりました。後継機にその席を譲った呼吸器。NAVA などの新たなモードを搭載した呼吸器。侵襲的な呼吸管理から非侵襲的な呼吸管理まで、その守備範囲を広げた呼吸器。タッチパネルが主流となり、操作性が改善した呼吸器。安全機能が充実した呼吸器。

　今回、「呼吸管理ビジュアルガイド」の刷新に関わる機会をいただき、各呼吸器を調査しましたが、外観や名称は変わっているものの、その基本動作や呼吸器モードなどは従来機と大きな変化はないのでは?と素人目には感じてしまう人工呼吸器が多かった印象が残りました。

　昔話になってしまいますが、前版が出版された 2016 年より 8 年ぐらい前（2000 年代）、新生児領域で使用してきた人工呼吸器が新たな技術を搭載した人工呼吸器に更新されていったころには、新生児の呼吸管理が良くなるのでは?、呼吸予後が改善されるのでは?と期待し、その成果が得られたことを覚えています。未来での「呼吸管理ビジュアルガイド」の刷新では、私たちをワクワク、ドキドキさせ、赤ちゃんの呼吸予後を大きく改善する可能性を秘めた人工呼吸器が掲載されることを期待したくなりますね。

04 新生児用人工呼吸器の回路

呼吸回路の組み立てを学ぼう

順天堂大学革新的医療技術開発研究センター　**仲條麻美**（なかじょう・まみ）

1 人工呼吸器回路の構成

　人工呼吸器回路は、機器の種類や赤ちゃんの状態によって回路構成が変化します。また、リユーザブル、ディスポーザブルのタイプがあります。ここでは人工呼吸器回路 図1 について解説します。

1）ホース（吸気側・呼気側）

　人工呼吸器から送気されたガスや赤ちゃんの呼気が通るチューブです。加温・加湿効果の維持や結露防止のため、ヒーターワイヤー（細い熱線）を内蔵しているものがあります。吸気側・呼気側どちらの場合でも、ヒーターワイヤーがないときにはウォータートラップが必要です。

2）加温加湿器チャンバー

　赤ちゃんに送気されるガスを加温・加湿するために、滅菌蒸留水を入れる容器です。チャンバー内で蒸留水を加温し、ガスが水面を通過するときに水蒸気を含ませます。蒸留水の補充は、自動で行われるものと、手動で補充するものとがあります。補充の際には、補充

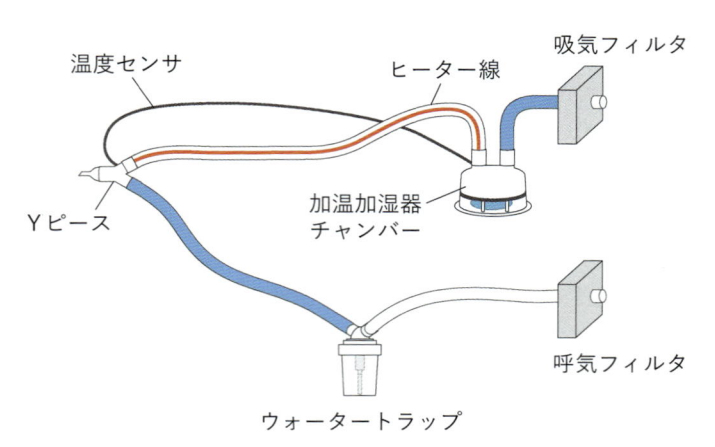

図1 **人工呼吸器回路の構成**

する液体が滅菌蒸留水であるか、使用期限が過ぎていないかなどを確認することが重要です。

　また、チャンバーには補充される蒸留水の上限ラインが示されています 図2。このラインまで蒸留水を入れる必要はありません。蒸留水の量が多過ぎると加温に時間を要し、温度が不安定になることもあります。チャンバー内の蒸留水は少ない方が理想的です。

3）ウォータートラップ

　人工呼吸器回路に貯留した水をためる部分です。ウォータートラップは、回路内に貯留した水が赤ちゃんへ流れないように、人工呼吸器回路のどのパーツよりも低い位置に置くことが必要です。

4）Ｙピース

　吸気回路と呼気回路の接続に加え、気管チューブ・気管切開チューブとの接続口を持つ

ぱっと見て わかる ウォータートラップのリーク予防

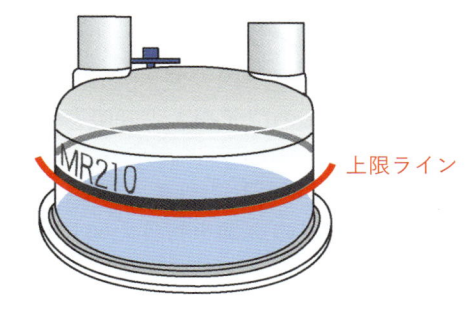

上限ライン

図2 加温加湿器チャンバーの水位

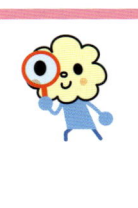

ウォータートラップのリーク予防

ぱっと 見て わかる

注意喚起ラベルとその貼り方の例

⚠ ガスリーク注意　　⚠ ガスリーク注意

⚠ 空気漏れ注意　　⚠ 空気漏れ注意

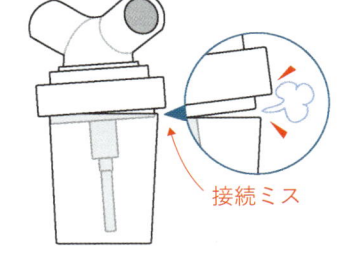

接続ミス

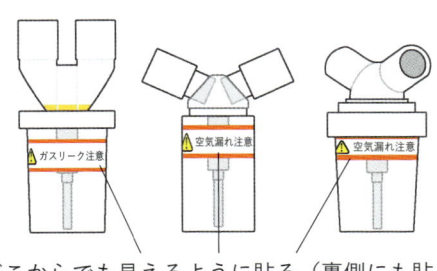

どこからでも見えるように貼る（裏側にも貼る）

● ウォータートラップは、人工呼吸器回路に再装着する際にリークが起こりやすく、赤ちゃんの呼吸に影響を与えてしまうというインシデントの多発する箇所です。そのため、ウォータートラップには「ガスリーク注意」「空気漏れ注意」といった注意喚起のラベルを貼ることが推奨されています。

Y字状のコネクターです。赤ちゃんの口元付近にあることから、気道内圧や流量を計測する圧センサやフローセンサが接続されることもあります。

5）圧センサ

気道内圧を測定します。気道内圧の測定は人工呼吸器の種類によって、赤ちゃんの口元や人工呼吸器本体内部など、さまざまな部位で行います。

6）フローセンサ

人工呼吸器回路内のガスの流れを測定します。圧センサ同様、人工呼吸器の種類によって、赤ちゃんの口元や人工呼吸器本体内部など、さまざまな部位で行います。

7）温度プローブ

加温加湿器の制御を行うために温度を測定しているセンサです。センサ部分に水滴が付き、測定される温度が低く表示されないよう注意が必要です。

8）バクテリアフィルタ

吸気側のフィルタは、医療ガス配管や人工呼吸器内部からの異物除去のために働きます。呼気側のフィルタは、赤ちゃんから呼出される細菌・ウイルスなどによって人工呼吸器内部が汚染されることを防ぐとともに、医療従事者への感染も防止します。

2 人工呼吸器回路組み立ての基本と注意

人工呼吸器回路は、人工呼吸器と赤ちゃんとをつなぐ重要な部分であり、組み立て方法も熟知しておく必要があります。準備する物品は機種によって異なる部分がありますが、構造はどの機種もほとんど同じです。一般的な人工呼吸器回路（加温加湿器を使用する場合）の組み立て方法、注意点について説明します。

1）物品準備

人工呼吸器の使用に際し、人工呼吸器回路組み立てに必要な物品は、主に 図3 に示すものです。必要な物品をそろえたら、袋を開ける前にパッケージ（外装）に破れがないか、使用期限は過ぎていないかを必ず確認します。また、パッケージの開封に、はさみやカッターなど刃物を使用するのは厳禁です。誤って中身を傷つける恐れがありますので、必ず手で袋を引っ張るように破り開封します。人工呼吸器回路組み立て時の最も基本的な心得は、ねじれや絡まりのないように組むことです。回路のあらゆる異常を発見しやすくする大切なポイントです。

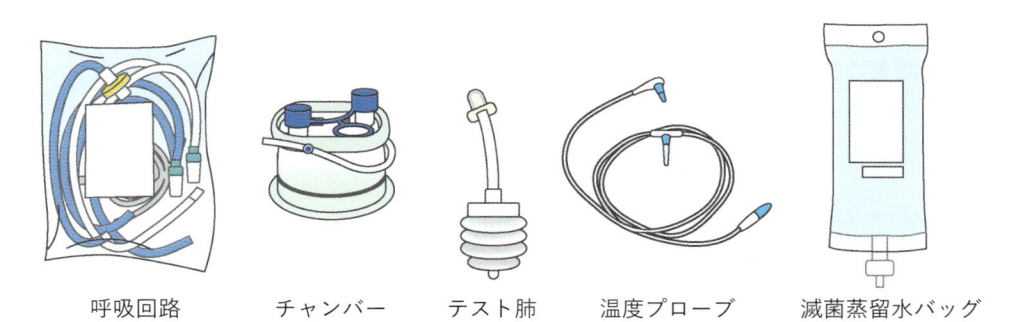

| 呼吸回路 | チャンバー | テスト肺 | 温度プローブ | 滅菌蒸留水バッグ |

図3 必要物品

2）組み立ての手順

　組み立ての手順を、以下の ぱっと見て わかる **人工呼吸器回路組み立ての手順** に示します。

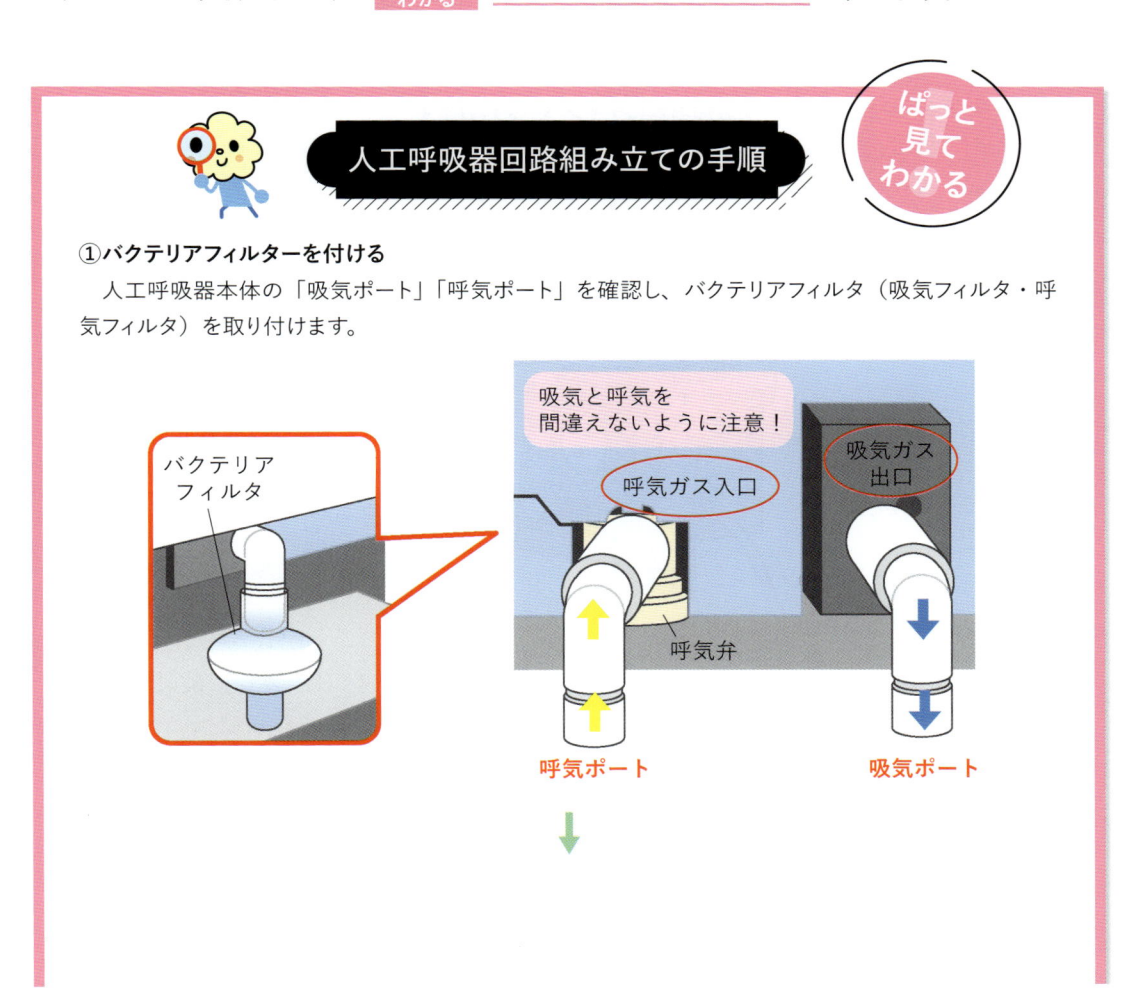

人工呼吸器回路組み立ての手順

①バクテリアフィルターを付ける

　人工呼吸器本体の「吸気ポート」「呼気ポート」を確認し、バクテリアフィルタ（吸気フィルタ・呼気フィルタ）を取り付けます。

バクテリアフィルタ

吸気と呼気を
間違えないように注意！

呼気ガス入口

吸気ガス出口

呼気弁

呼気ポート

吸気ポート

04

新生児用人工呼吸器の回路　呼吸回路の組み立てを学ぼう

②加温加湿器のチャンバーを準備する

ⓐ呼吸回路接続ポートのキャップとホルダーを外します。

ⓑ給水チューブを取り外し、ポールにかけます。

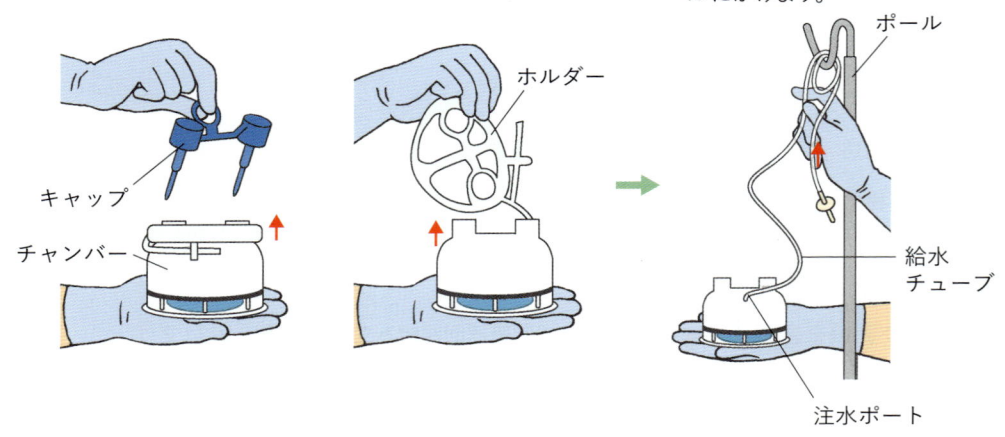

ⓒ加温加湿器にチャンバーを付けます

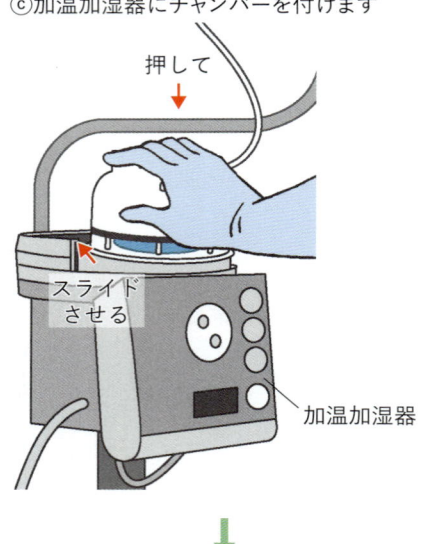

③呼吸回路を付ける

ⓐ短い回路を人工呼吸器の吸気ポートへ接続します。

ⓑもう片側を、加温加湿器モジュールへ接続します。

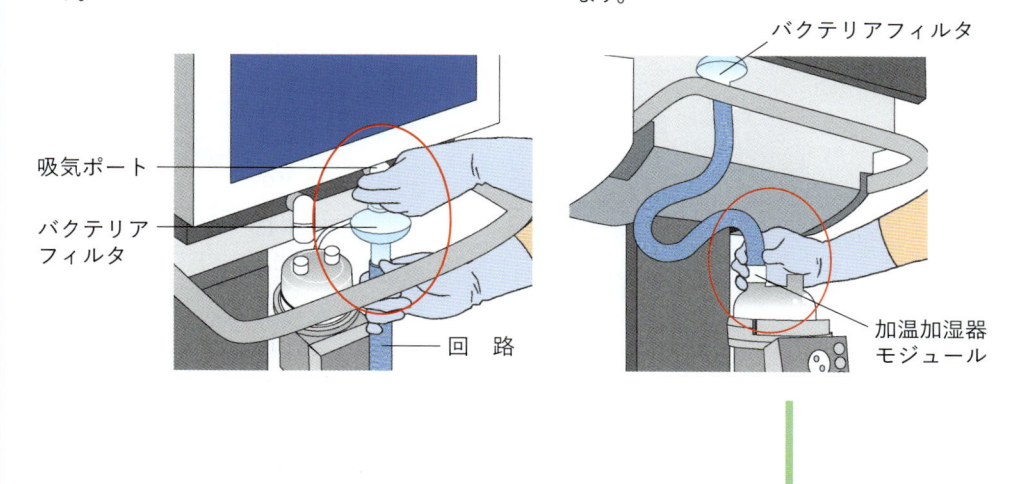

ⓒ長い回路の吸気側（ウォータートラップのない方）を、加温加湿器モジュールへ接続します

ⓓ長い回路の呼気側（ウォータートラップのある方）を、人工呼吸器の呼気ポートへ接続します

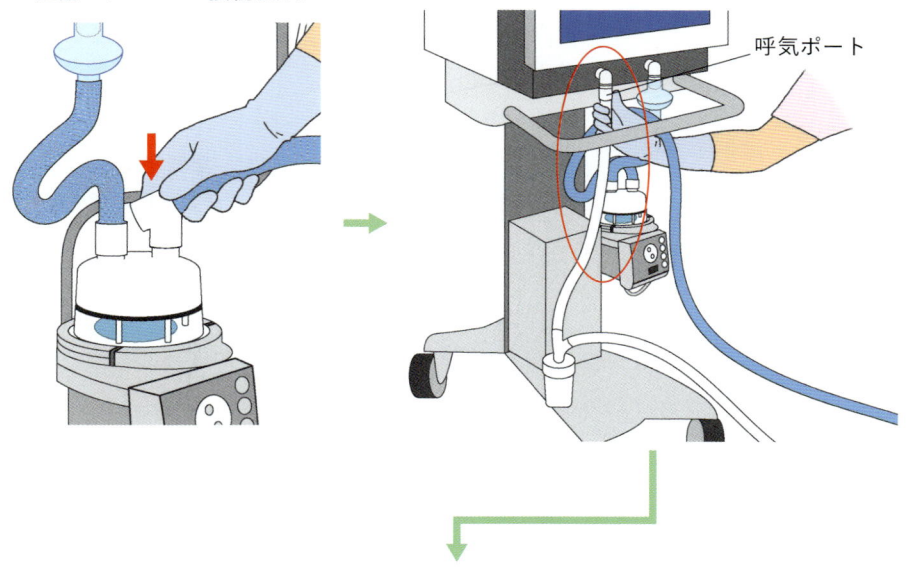

04

新生児用人工呼吸器の回路　呼吸回路の組み立てを学ぼう

④温度プローブを付ける

　温度プローブは加温加湿器本体、吸気側の Y ピース付近、チャンバー吸気出口側の 3 カ所に付けます。

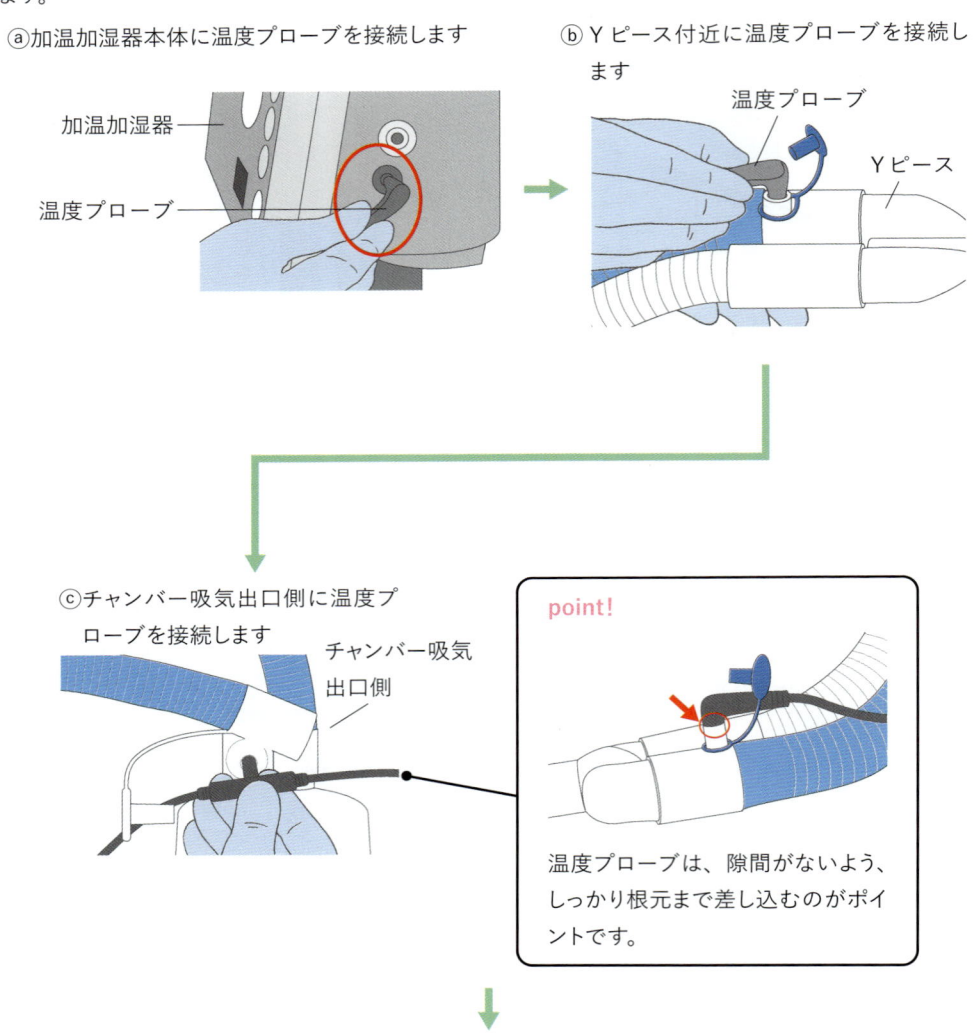

ⓐ加温加湿器本体に温度プローブを接続します

加温加湿器

温度プローブ

ⓑ Y ピース付近に温度プローブを接続します

温度プローブ

Y ピース

ⓒチャンバー吸気出口側に温度プローブを接続します

チャンバー吸気出口側

point!

温度プローブは、隙間がないよう、しっかり根元まで差し込むのがポイントです。

⑤ホースヒーターコードを吸気側、加温加湿器本体の2カ所に付ける

ⓐ加温加湿器本体に接続します。　　　　ⓑ吸気回路に接続します。

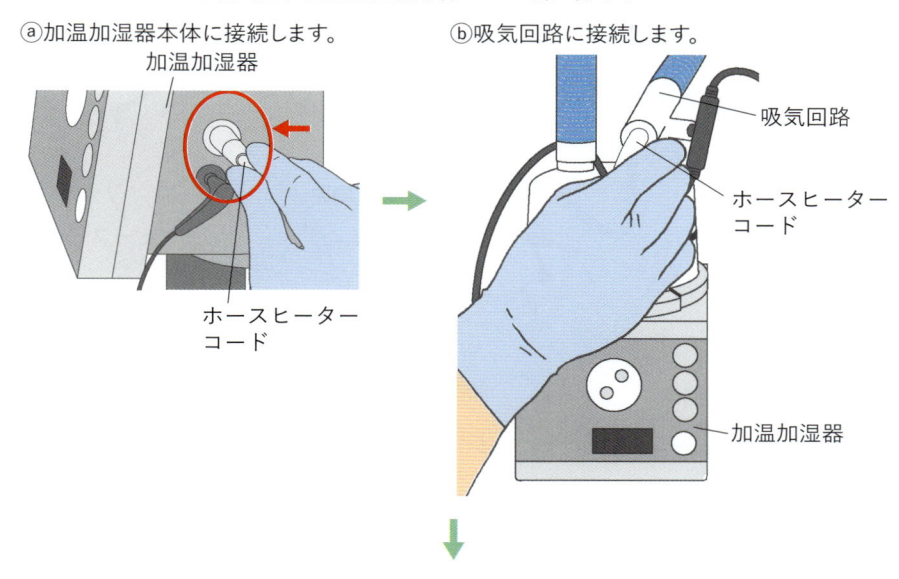

⑥この他にも必要に応じて圧センサ、フローセンサなどを取り付ける

⑦滅菌蒸留水バッグをチャンバーに接続する

　※準備の段階では、滅菌蒸留水バッグのチャンバーへの接続は行いません。

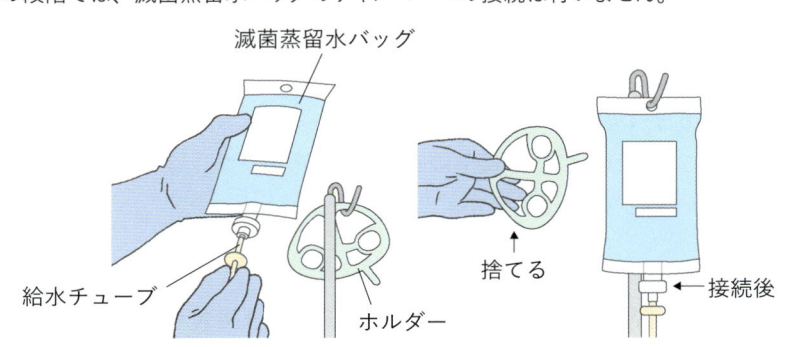

チャンバー（自動給水タイプ）に付属している給水チューブを滅菌蒸留水バッグに挿します。

04

新生児用人工呼吸器の回路　呼吸回路の組み立てを学ぼう

⑧完　成

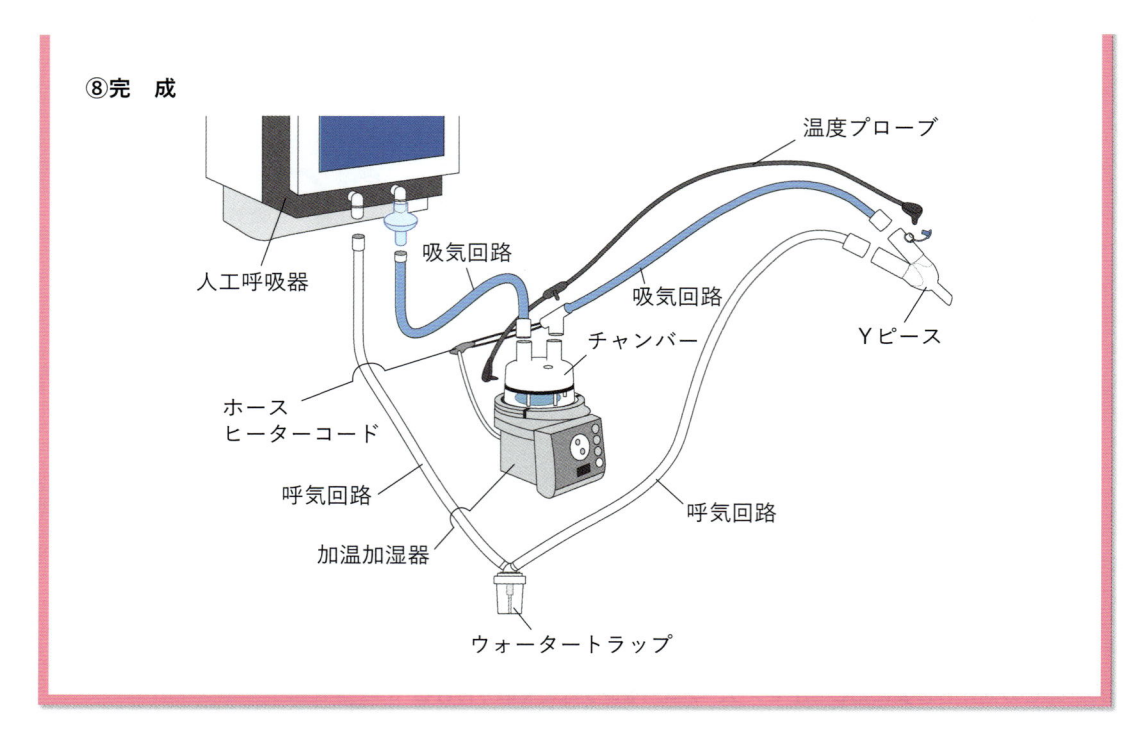

温度プローブ

人工呼吸器

吸気回路

吸気回路

チャンバー

Yピース

ホース
ヒーターコード

呼気回路

呼気回路

加温加湿器

ウォータートラップ

3）組み立て後

ぱっと見て わかる ▶ **人工呼吸器回路組み立ての手順**の通り、組み立ては完了です。しかし、このまま電源を入れて赤ちゃんに装着することはできません。駆動前に、回路に問題がないか点検します。人工呼吸器は常に安定した動作が必要です。赤ちゃんの使用中に、万が一、異常事態が発見された場合には、部品の交換や機器自体の交換をすることになり、赤ちゃんにとって大きな負担になります。

　人工呼吸器の組み立て後は、①亀裂や破損、汚染がないか、②回路・部品の誤接続や接続忘れがないかについて必ず確認します。

▶亀裂や破損、汚染

　人工呼吸器の回路・部品は乱暴に扱うと破損してしまう可能性があります。機器のコード類も断線などが起こらないよう丁寧に扱います。また、滅菌などを繰り返す部品に関しては、滅菌の際に薬品や高温などにさらされるため、経年劣化でもろくなり、部品が変形したり、亀裂が入ることもあります。見た目が正常に見えても、弱い力が加わるだけで簡単に破損してしまうこともあります。製品の滅菌可能な回数を確認するなどし、あらかじめ定期的に部品を交換することも有用です。そして、組み立てから使用までに時間がたっている場合には、その間に汚れなどが付着していないか確認することも重要です。スタンバイなどで保管する場合は、ビニールなどでカバーをします。

▶回路・部品の誤接続や接続忘れ

　人工呼吸器は誤接続がないように工夫されていますが、使用までにさまざまな手順を踏むため、誤接続や接続忘れがしばしば起こります。人工呼吸器のマニュアルなどと照らし合わせて、正しく組み立てられているかを確認するようにします。ウォータートラップの不確実な接続、加温加湿器への温度プローブやホースヒーターコードの接続忘れは特に起こりやすいので注意が必要です。

　以上のことを踏まえて、安全に使用できる状態にあるか、人工呼吸器組み立て後にテスト肺を用いた動作確認を必ず行います。モニタリング値とアラームから各設定項目通りに駆動しているかどうかを判断できるスキルを次の頁で学習し身に付けましょう。なお、加温加湿器の使用後は回路内の温度が上がり、水蒸気も発生するため、接続部の緩みや滑りが生じます。そのため、再度、それぞれの接続部を締め直すようにします。

引用・参考文献
1) 山田恭聖．"人工呼吸器の吸気温度が保育器内の温度より高いのはなぜですか?"．新生児呼吸管理なるほどQ&A．長和俊編．Neonatal Care春季増刊．大阪，メディカ出版，2010，137-8.
2) 山田恭聖．"絶対湿度と相対湿度はどう違うのですか?"．前掲書1．139-41.
3) 山田恭聖．"呼吸器の温度プローブは保育器の内と外のどちらに置いたらよいですか?"．前掲書1．142-4.
4) 山田恭聖．"どの加温加湿器を準備したらよいですか?"．前掲書1．145-7.
5) 渡辺敏ほか．"人工呼吸器"．MEの基礎知識と安全管理．改訂第5版．日本生体医工学会ME技術教育委員会監修．東京，南江堂，2011，269-72.

04 新生児用人工呼吸器の回路　呼吸回路の組み立てを学ぼう

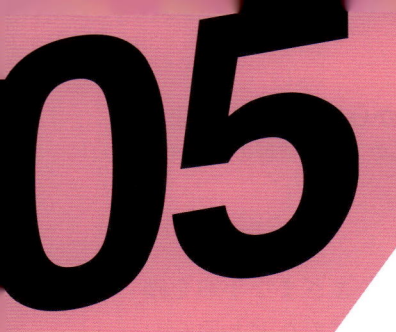

05 使用前・使用中点検

緊急時に慌てないために

KIDS CE ADVISORY 代表／神奈川県立こども医療センター新生児科（非常勤）

松井　晃（まつい・あきら）

1 日常点検の必要性

　人工呼吸器の安全対策の充実のために、2001（平成13）年3月27日、厚生労働省より医薬発第248号「生命維持装置である人工呼吸器に関する医療事故防止対策について」[1]（以後：医薬発第248号通達）が通達されました。この通知では、生体情報モニタ（パルスオキシメータ、呼気二酸化炭素モニタ）の装着の徹底、手動式人工呼吸器（自己膨張式バッグ）を速やかに使用できるようにすること、低圧警報の設定と動作の確認の徹底、保守管理として定期点検の実施に併せ日常点検（使用前、使用中、使用後）を徹底することが通知されました。

　この通知とともに、人工呼吸器の販売企業は簡易取扱説明書を作成し、人工呼吸器に取り付けることや、定期点検実施シールの貼り付け、低圧警報設定を促す注意喚起シールの貼り付けを開始しました。そして、取扱説明書に保守点検のチェックシートが入るようになりました。

　医薬発第248号通達により、人工呼吸器の日常点検が各施設において実施されるようになりました。

　その後、2007（平成19）年3月30日付けで「良質な医療を提供する体制の確立を図るための医療法等の一部を改正する法律の一部の施行について」（医政発第0330010号）[2]が通達され、その運用に当たって、2018（平成30）年6月12日、「医療機器に係る安全管理のための体制確保に係る運用上の留意点について」（医政地発0612第1号・医政経発0612第1号）[3]の通達において留意点が示されてきました。人工呼吸器の安全管理のみならず、人工心肺装置や閉鎖型保育器などの生命維持管理装置の安全使用について、医療法という法律によって管理されるようになり、人工呼吸器の日常点検は必須となっています。

　2022（令和4）年7月26日には、「医療機器に係る安全管理のための体制確保に係る運用上の留意点について」（医政地発0726第1号）が最終改訂として通達され、「医療機関における生命維持管理装置等の研修および保守点検の指針」により個々の生命維持管理装置の研修および保守点検について詳細な方法が示されました[4]。

　この通達において、人工呼吸器の日常点検のチェックリストが参考例として示されてい

ます[4]ので、下記をご参照していただければと思います。

〔https://www.mhlw.go.jp/content/10800000/001055446.pdf〕

2　日常点検のチェックシート

　前述したように、医政地発 0726 第 1 号[4]に人工呼吸器のチェックシートの参考例が掲載されていますが、人工呼吸器の高度化や新生児用人工呼吸器の特殊性から、参考例のチェックシートをそのまま使用できない項目もあります。よって、メーカーごと、機種ごとにチェックシートが作成され、取扱説明書に掲載されていることから、このチェックシートを使用することもよいと思います。また NICU では、数種類の人工呼吸器を使用していることが多いため、点検方法を統一したチェックシートを各施設で作成し、日常点検を行う場合もあります。

　参考例のチェックシートは、人工呼吸器ごとに日常点検を行い、保存する方法になっています。しかし、人工呼吸器に関連したアクシデントが発生し、訴訟などに発展した場合には、チェックシートは個々の赤ちゃんに対して、日常点検を行っていたかの証拠となります。よって、筆者が以前働いていた施設では、個々の赤ちゃんにおいて人工呼吸器の使用開始に合わせ、使用される人工呼吸器のチェックシートを使用し、日常点検を行い、カルテに保存していました。

　医療法という法律に対して、万が一の場合に対応できる保存方法を検討する必要があると考えます。電子カルテを使用することが一般化した現代では、チェックシートを電子化（PDA ファイルなど）して保存することや、部門システムにおいて入力できるシステムを構築するのもよいと思います。

　本稿では、WN-9000（3 章①-2「さくっと理解できるビジュアルガイドその 3」〔p.98〕参照）用に合わせたチェックシートを作成しましたので、このチェックシートによる日常点検（使用前および使用中）の方法を説明していきます。点検項目を 表 に示します。重要な項目は、医師とともに実施しましょう。

1）使用前点検の実施と注意点

▶チェックシートの活用と人工呼吸器の確認

　医師から人工呼吸器使用の指示が出されたら、使用前点検チェックシートを準備し、チェックシートの順番に従って準備と点検を同時に行っていきます。呼吸器回路を組み立てる前に、使用できる人工呼吸器であるかを確認します。人工呼吸器本体に破損がないか外観点検を行い、物品が揃っているかを確認します。

　次に電源プラグがぐらついていないか、電源コードに亀裂がないかを確認して、瞬時特

表 日常点検の点検項目

	使用前点検	使用中点検
I　人工呼吸器の点検		
1.　呼吸器の外観の点検	○	
2.　電源プラグ、コードの点検	○	
3.　配管ホースの点検	○	
4.　ピストンの点検および取り付けの確認	○	
5.　電源投入時のエラーの確認	○	
6.　停電警報、バッテリー動作の点検	○	
7.　配管外れ警報の点検	○	
8.　呼吸器回路のセッティングおよび点検*	○	○
9.　フローセンサの汚れの確認および取り付け*	○	○
10.　セルフテストの実施（フローセンサの較正を含む）*	○	
11.　呼吸器条件の設定*	○	○
12.　呼吸器動作の確認*	○	○
13.　吸気圧上限警報の設定*	○	○
14.　吸気圧下限警報の設定*	○	○
15.　PEEP/CPAP 下限警報の設定*	○	○
16.　吸気圧上限警報の点検*	○	○
17.　吸気圧下限警報の点検*	○	○
18.　PEEP/CPAP 下限警報の点検*	○	○
19.　回路外れ警報の点検*	○	○
II　加温加湿器の点検		
1.　外観の点検	○	
2.　加湿チャンバーのセッティング	○	
3.　加湿水のセッティングと自動給水の点検	○	○
4.　温度センサの点検	○	
5.　加温加湿器の設定*	○	○
6.　動作確認*	○	○
7.　適正加湿の確認*	○	○
III　その他		
1.　簡易取扱説明書	○	
2.　取扱説明書	○	
3.　手動式人工呼吸器具（自己膨張式を推奨）	○	
4.　パルスオキシメータ	○	

①使用前点検は、*の付いた項目を医師が最終確認を実施した上で使用開始する。
②使用中に回路交換を行った場合は、使用中の*の付いた項目を医師が最終確認を実施した上で使用開始する。
③通常の使用中点検（回路交換以外）の点検は看護師が実施する。

別非常電源のコンセントに電源プラグを接続します。その後、酸素と空気の配管ホースに亀裂がないかを確認し、配管に接続します。本体との接続部などからのガス漏れがないか、異常音がしないかを確認します。

▶ 呼吸器回路の組み立てと人工呼吸器の設定

ここまでの確認が終わったら、ピストンの外観をチェックし、人工呼吸器に取り付け、呼吸器回路を組み立てましょう。呼吸器回路の組み立ては、吸気から呼気までのガスの流れに沿って行いましょう。臨床工学技士が呼吸器回路を事前に組み立てていることが多くなりましたが、呼吸器回路の構成を知り、組み立てられる知識を持っていないと、安全な人工呼吸管理はできません。しっかりと呼吸器回路を組み立てられる知識を身に付けておきましょう（第3章①-4 図1「人工呼吸器回路の構成」〔p.108〕参照）。

次にフローセンサの点検を行います。フローセンサには分泌物が固形化してこびり付いていることがあるので、汚れている場合には交換します。

呼吸器回路が組み立てられたら、人工呼吸器の電源を投入します。WN-9000にはバッテリーが内蔵されているので、電源プラグを抜いて、停電アラームが作動してバッテリー動作に切り替わるかを確認し、再度、電源プラグをコンセントに接続します。次に、配管を外して、配管外れアラームを確認し、再度、配管を接続します。

電源投入時には必ずセルフテストを行いましょう。WN-9000の圧力センサは内蔵され、口元に装着するフローセンサがあるため、これらのセンサのゼロ点較正が必要です。また、呼吸器回路のコンプレッションボリューム（呼吸器回路の伸縮）の測定を行わないと、正確な換気量の測定や計算ができません。さらに、呼吸器回路からのガス漏れのチェックも必要です。これらの点検や較正をするのがセルフテストであり、数mLの1回換気量で制御するWN-9000では重要なチェックとなります。セルフテストの中で、エラーが表示されないことを確認します。医師の指示に従い、人工呼吸器の設定を行います。医師からは加温加湿器やアラーム設定の指示も受けておきましょう。

▶ 点検の実施

設定が終了したら、医師とともに呼吸器回路の点検を行います（ ぱっと見てわかる **吸気回路と呼気回路の逆接続の危険性**）。呼吸器条件と吸気圧の上・下限アラーム（警報）、呼気終末陽圧（positive end-expiratory pressure；PEEP）／持続気道陽圧（continuous positive airway pressure；CPAP）下限アラームの設定などを行います。人工呼吸器の回路外れによる医療事故が多いので、回路外れを知らせるアラームが正しく作動するかを確認することが重要です。吸気圧上限アラームの点検は、吸気に合わせてテスト肺を強く押してアラームが作動することを確認します。吸気圧下限アラームの点検は、テスト肺を外してアラームが作動することを確認します。テスト肺を外しても、フローセンサの抵抗によって吸気圧が上昇するので、この点に注意して吸気圧下限アラームを調整します。設定条件によっては

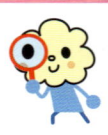

吸気回路と呼気回路の逆接続の危険性

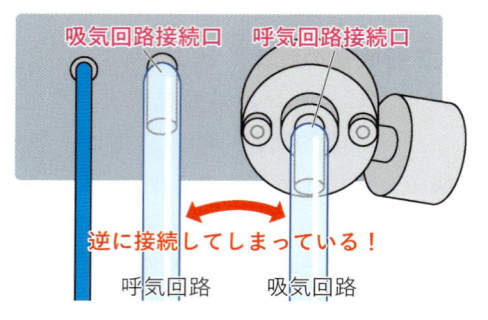

吸気回路接続口　　呼気回路接続口

逆に接続してしまっている！

呼気回路　　　吸気回路

● 呼吸器回路の吸気と呼気を逆に接続してしまっても、人工呼吸器のアラームは鳴らずに正常に作動し、乾燥した空気が赤ちゃんに送気されてしまいます。加温加湿器の口元温度が上がらないことでアラームが鳴るとともに、加湿チャンバーの水もヒーターワイヤーも通常より熱く作動し、危険な状態になっています。このような場合には、用手換気に切り替え、呼吸器回路を正常にセッティングし、テスト肺で動作させ、加温加湿器の温度が安定したら赤ちゃんに装着しましょう。このようなことが起こらないように、呼吸器回路は「吸気出口→加温加湿器→吸気回路 →赤ちゃんの口元→呼気回路→呼気弁」の順で組んでいきましょう。呼吸器回路の点検も同様の順で行っていきましょう。呼吸器回路を組める知識を身に付けておくことも重要です。

アラームが作動しないこともあるので、この場合はフローセンサも外してアラームが作動するか確認します。同様に PEEP/CPAP 下限アラームが作動するかを確認しますが、フローセンサの抵抗によって PEEP が低下しないため、フローセンサを口元コネクタから外してアラームが作動するか確認します。WN-9000 では、回路外れアラームが自動で作動しますので、吸気圧や PEEP/CPAP アラームの点検時に回路外れアラームが作動すれば大丈夫です。

　最終的に人工呼吸器の動作とフローセンサの動作が正常であるか（同調式間欠的強制換気〔synchronized intermittent mandatory ventilation；SIMV〕モードなどで、きちんとトリガーして換気が行われているか）を確認します。

　次に加温加湿器の点検を行います。加温加湿器の外観点検、加湿チャンバーのセッティング、加湿水のセッティングと自動給水の点検、温度センサに破損がないかの点検を行います。加温加湿器の電源を投入し、加温加湿器の設定と、加湿チャンバーの水温や吸気回路の温度を直接手で触って温度が上昇しているかを確認します。設定温度に達したら、適正な加湿状態になっているかを確認します。

　今回作成した WN-9000 用のチェックシートには、医薬発第 248 号通達[1] に合わせた項目

も追加しています。

簡易取扱説明書が本体に付いているか、取扱説明書がNICU内にあるか、手動式人工呼吸器具（流量膨張式バッグや自己膨張式バッグ）が準備されているかを確認します。手動式人工呼吸器は、緊急対応できるガス源を必要としない自己膨張式バッグを人工呼吸器1台に1つずつ準備しておきましょう。厚労省通達では、パルスオキシメータとカプノメータの装着を推奨していますが、NICUではカプノメータの装着は必須でないと考え、パルスオキシメータの装着のみをチェック項目としています。

2）使用中点検の実施と注意点

使用中の点検は、勤務ごとに1回程度、看護師2名によるダブルチェックで行います。チェック項目は 表 のとおりです。

呼吸器回路を点検し、呼吸器条件の確認と動作チェックは、画面を見ながら赤ちゃんの換気状況を見て確認します。各アラームについては、気管吸引など呼吸器回路を外すときなどに作動すれば大丈夫です。

加温加湿器の点検は、加湿チャンバーや吸気回路を手で触って確かめ、視覚的に加湿チャンバーや吸気回路の結露の状態を確認します。加湿水の点検は、1時間ごとに行い、加湿水のボトルの水位に時間を記載しておきましょう。加温加湿器の空だきは大きなトラブルにつながりますので、加湿水は残量が100mL程度になったら交換します（ ぱっと見てわかる 加湿加温器の空だきを防ぐには）。

▶異常発見時の対応

性能のよいWN-9000が突然アラームを発し、停止してしまいました。ここで、「何が原因だろう」と考える前に、まずやるべきことがあります。赤ちゃんの安全の確保です。安全の確保とは、換気の継続です。「赤ちゃんから呼吸器回路が外れている」、こんな一瞬で判断できる異常であれば、呼吸器回路を接続するだけで正常化しますが、瞬時に判断がつかない場合には用手換気に切り替えることが先決です。手動式人工呼吸器具（流量膨張式バッグや自己膨張式バッグ）で赤ちゃんの換気を安定させてから、人を集めて異常の原因を検索します。「呼吸器回路の途中が外れている」「呼吸器回路が折れ曲がっている」「ウォータートラップの水が溢れている」など原因が分かれば、原因を取り除き、テスト肺で正常な動作を確認後、赤ちゃんに装着します。

原因が分からない場合は、臨床工学技士に連絡を取ります。しかし、臨床工学技士が速やかに対応できない場合には、人工呼吸器の交換を行いましょう。異常を示した人工呼吸器は現状を維持した状態（呼吸器回路を外したりしない）で点検を依頼しましょう。

▶停電時の対応

WN-9000はバッテリーを内蔵しているので、停電が起こっても速やかにバッテリーに切

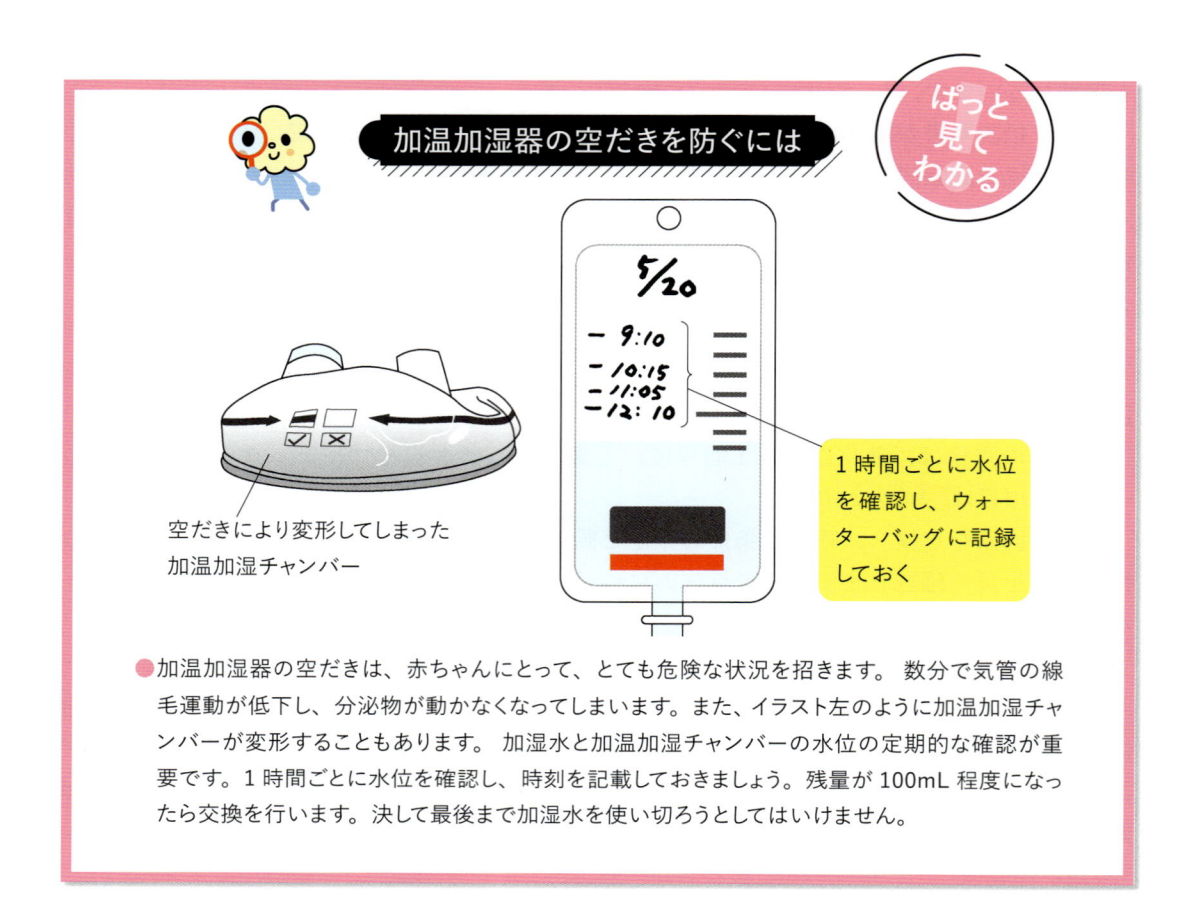

加温加湿器の空だきを防ぐには

ぱっと見てわかる

5/20
- 9:10
- 10:15
- 11:05
- 12:10

1時間ごとに水位を確認し、ウォーターバッグに記録しておく

空だきにより変形してしまった加温加湿チャンバー

●加温加湿器の空だきは、赤ちゃんにとって、とても危険な状況を招きます。数分で気管の線毛運動が低下し、分泌物が動かなくなってしまいます。また、イラスト左のように加温加湿チャンバーが変形することもあります。加温水と加温加湿チャンバーの水位の定期的な確認が重要です。1時間ごとに水位を確認し、時刻を記載しておきましょう。残量が100mL程度になったら交換を行います。決して最後まで加湿水を使い切ろうとしてはいけません。

り替わります。しかし、もしバッテリーに異常があり、バッテリー動作に切り替わらなくても、瞬時特別非常電源に接続しておけば、瞬時に電源設備のバッテリーから電源が供給されるため、人工呼吸器は停止しません。配管からのガス供給も、瞬時特別非常電源に切り替わるため、停止しません。その後、発電機が作動し、特別非常電源（10秒以内）もしくは一般非常電源（40秒以内）に切り替わります。しかし、古い設備では電源が一瞬途切れることによって、人工呼吸器が再起動し、スタンバイの状態になってしまう可能性もあります。このような場合には、セルフテストをする必要があり、人工呼吸器が使用できるようになるまでには数分間かかります。よって、このような場合には手動式人工呼吸器具による換気に切り替えます。

　また、大きな災害によって設備にもトラブルが生じ、配管のガス供給が停止してしまえば人工呼吸器は作動しません。そのため流量膨張式バッグは使用できませんので、必ず自己膨張式バッグを準備しておき、いつでも換気できるようにしておく必要があります。

引用・参考文献
1) 厚生労働省. 生命維持装置である人工呼吸器に関する医療事故防止対策について. 医薬発第 248 号. 平成 13 年 3 月 27 日. https://www.pmda.go.jp/files/000144806.pdf［2024. 6. 22］
2) 厚生労働省. 良質な医療を提供する体制の確立を図るための医療法等の一改正する法律の一部の施行について. 医政発第 0330010 号. 平成 19 年 3 月 30 日. https://www.mhlw.go.jp/content/10800000/001048788.pdf［2024. 6. 22］
3) 厚生労働省. 医療機器に係る安全管理のための体制確保に係る運用上の留意点について. 医政地発 0612 第 1 号. 医政経発 0612 第 1 号. 平成 30 年 6 月 12 日. https://www.mhlw.go.jp/content/10800000/000903653.pdf［2024. 6. 22］
4) 厚生労働省. 医療機器に係る安全管理のための体制確保に係る運用上の留意点について. 医政地発 0726 第 1 号. 令和 4 年 7 月 26 日. https://www.mhlw.go.jp/content/10800000/001055446.pdf［2024. 6. 22］
5) 松井晃. 人工呼吸器の安全管理：臨床工学技士の立場から. 周産期医学. 34（4）, 2004, 446-8.
6) 松井晃. 人工呼吸管理におけるトラブル防止. こどもケア. 7（5）, 2012, 29-37.
7) 松井晃. 自動給水の加湿チャンバーが空っぽ！赤ちゃんに加温加湿されていない吸気ガスが送気されてしまった！. Neonatal Care. 24（4）, 2011, 330-3.
8) 松井晃. 加温加湿器の温度が上がらない. どうして？：吸気回路の組み間違い. Neonatal Care. 24（5）, 2011, 436-9.
9) 松井晃. SpO_2 の低下アラームが作動した. 赤ちゃんを確認したところ, 人工呼吸器の口元コネクタが気管チューブから外れていた. どうして人工呼吸器の警報は鳴らないの？. Neonatal Care. 24（8）, 2011, 740-5.

05

使用前・使用中点検　緊急時に慌てないために

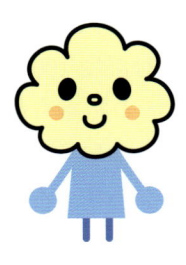

06 加温加湿器

赤ちゃんの人工呼吸管理に加温・加湿が必要なのはなぜ？

愛知医科大学病院周産期母子医療センター教授　**山田恭聖**（やまだ・やすまさ）

1 加温加湿器の仕組み

　わが国の NICU で人工呼吸管理中に使用されている加温加湿器は、MR850™ や F&P 950™（Fisher & Paykel HELTHCARE 株式会社）に代表されるパスオーバー式といわれるものが大多数です。加温加湿器を標準の設定で運転している場合、呼吸器から供給されチャンバー入口から入ったガスはチャンバー出口から 37℃、相対湿度 100% で吸気回路に供給され、その後、熱線加熱回路で 40℃、相対湿度 86% になり、そして非加熱部分で自然冷却され 37℃、相対湿度 100% で気管チューブに供給されるというのが基本コンセプトです。このシステムの大前提は、「チャンバーを出るガスは温度 37℃、相対湿度 100%」であり、「チャンバーを出てから肺に入るまで、1 滴の水分喪失もない」ということです。しかし、呼吸器のメーカーやモード、室内温度や空調、保育器内温度により、この標準設定が実現できない場合があります。大前提が実現できているかどうかの観察ポイントと対策を下記に述べます。

2 適切な加温加湿の目安

1）チャンバー内壁の結露の観察

　標準設定では、チャンバー出口温度が 37℃ になるように、チャンバー下のヒータープレートが温まり、チャンバー内の水温を上昇させて、その上を通過するガスを加温・加湿します。このメカニズムの前提は、チャンバー入口温度と出口温度の較差が十分あることです。チャンバー入口温度が高い場合は、チャンバー下のヒータープレートの仕事量が減衰し、水温が下がり、加湿効率が低くなります。その結果、チャンバー出口のガスは 37℃ であるものの、相対湿度は 100% に至っていないガスとなります。チャンバー出口で 37℃、相対湿度 100% 未満のガスは、その後の吸気回路で水分を付加する場所は存在しないため、1 滴の結露も起こさなかったとしても、肺に入る際に 37℃、相対湿度 100% は決して実現できないことになります。

　パスオーバー式の加温加湿器の大前提である「チャンバーを出るガスは温度 37℃、相対湿度 100%」が実現できていない状態です。ピストン式高頻度振動換気（high frequency

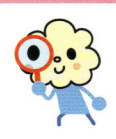

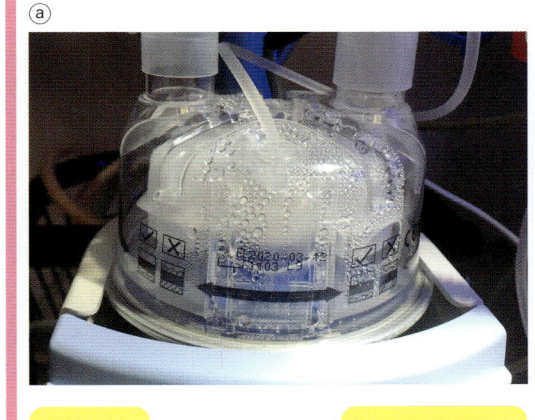

ぱっと見てわかる

チャンバー内壁の結露の観察

ⓐ

ⓑ

乾燥ガス 28℃、<2 mg/L 相対湿度 0%

温度差 = 9℃

加湿されたガス 37℃、44 mg/L 相対湿度 100%

チャンバー出口の温度 = 37℃

ヒータープレートを加熱し水を蒸発させる

乾燥ガス 31℃、<2 mg/L 相対湿度 0%

温度差 = 6℃

乾燥ガス 37℃、<35 mg/L、相対湿度 <80%

チャンバー出口温度 = 37℃

ヒータープレートへの加熱が少ない

ⓐ呼吸器から供給されるガス温度が低く、チャンバー出口との温度差が十分ある場合、ヒータープレートが加湿し水温が上がるため加湿効率が高いです。この場合はチャンバー出口内壁に結露が発生しており、相対湿度100%のガスを吸気回路に供給できている証しとなります。

ⓑ呼吸器から供給されるガスの温度が高い場合、チャンバー出口との温度差が少ないです。この場合、ヒータープレートへの加温が少なくなり、水温が下がるため加湿効率が下がります。チャンバー出口内壁の結露が確認できず、相対湿度100%のガスを吸気回路に供給する大前提が破綻しています。

oscillation：HFO）や呼吸器自体に PC を搭載しているなど、呼吸器内部の温度上昇が大きい場合に起こりやすい現象です。この現象が起こっているか否かの判断は、チャンバー出口内壁の結露状態を見ることで可能となります（ぱっと見てわかる **チャンバー内壁の結露の観察**）。チャンバー出口内壁は、常に結露がある状態でないと適切ではありません。

2）吸気回路の結露の観察

　かつて吸気回路の Y ピース付近の結露は、至適加湿の証しといわれた時代もありました。

しかし、これは相対湿度100%である証しにはなりますが、温度は37℃未満、絶対湿度は44mg/dLを下回っている証しでもあります。これが体温37℃の肺に入ると、飽和ガスではないので肺から水分を奪うことになります。そもそも吸気回路のYピース付近の結露がよいとされた根拠は次のことに基づきます。37℃、相対湿度90%と34℃、相対湿度100%の同じ絶対湿度のガスが肺に入ることを比べた場合、37℃、相対湿度90%の高温低湿だと体内に入った瞬間、急に水を奪おうとします。気管で急に水を奪うと痰が粘稠になるために、気管チューブの詰まりにつながるという理論です。一方、34℃、相対湿度100%だと温度をじわじわ上げながら広い面積から水分を奪います。ゆっくり、ゆっくり、水を奪った方が気管チューブは詰まりにくいということです。「高温低湿よりも、むしろ低温高湿の方がよい」理論です。ただしこれでは、肺の末梢の気道粘膜の状況は悪くなり、慢性肺疾患（chronic lung disease；CLD）の増悪につながりかねません。気管チューブのつまりを予防する加温・加湿から、CLDの予防のための加温・加湿に時代が変わった現在、吸気回路の過剰な結露は加湿不足の証しです。パスオーバー式の加温加湿器の大前提である「チャンバーを出てから肺に入るまで、1滴の水分喪失もない」が実現できていない状況です。吸気回路の結露を見たら、加湿不足の可能性を考え対処する必要があります。

3 MR850™とF&P 950™（Fisher & Paykel HELTHCARE株式会社）の対応の違い

1）「チャンバーを出るガスが相対湿度100%」を実現できない場合の対応

▶ MR850™

　MR850™にはアルゴリズムによる判断で、チャンバー出口温度と気道温度プローブの温度の組み合わせを自在にコントロールする「湿度コントロール（HC）」機能が搭載されています。フローセンサによる流量測定とヒータープレートの仕事量の組み合わせにより、ガス流量に比例しヒータープレートの仕事量が少ないとき、チャンバーに供給されているガスの温度が高いと判断します。「オートモード（-A-）」では、段階的にチャンバー出口の温度を10分ごとに0.5℃ずつ上昇させる制御です 図1 。しかし、HFOやハイスペックの呼吸器で、吸気流量が適宜変わるような状況での加湿器側の追従には限界があり、出口温度の上昇が追いつかないことをよく経験します。この場合には、チャンバー出口温度の設定を「マニュアルモード」として3.0や5.0（オプション）に上昇させて、強制的にチャンバー入口と出口の温度較差を作る必要があります。しかし、チャンバー出口の温度を上昇させれば、当然絶対湿度が高くなります。その上、チャンバー出口の温度と気道温度プローブの温度差が減少、もしくは逆転するため、吸気回路内結露の問題が生じることになります 図1 。また、究極の対応として呼吸器からチャンバーに供給されるガスを冷却する手段もありますが効果は限定的です。

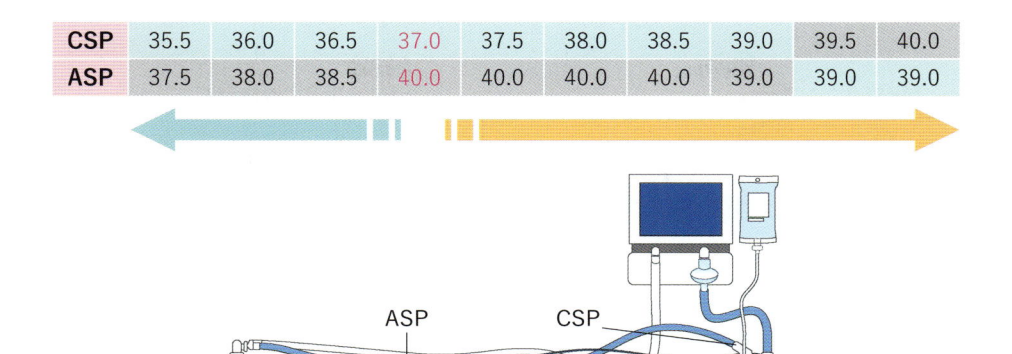

CSP	35.5	36.0	36.5	37.0	37.5	38.0	38.5	39.0	39.5	40.0
ASP	37.5	38.0	38.5	40.0	40.0	40.0	40.0	39.0	39.0	39.0

CSP：チャンバー出口設定温度、ASP：気道温度プローブ設定温度

図1 MR850™ 湿度コントロール（HC）と結露コントロール

ガス流量の割にヒータープレートの仕事量が低いと判断した場合（間接的にチャンバー入口温度が高いことを示唆）、湿度コントロールが働き、チャンバー出口温度を段階的に 0.5℃ずつ上昇させるアルゴリズム（HC）です。一方、チャンバー出口温度と気道温度プローブの温度差を 2℃以上保てない場合、チャンバー出口温度を 0.5℃ずつ下降させます（結露コントロール）。加温加湿器の設定がデフォルトのオートモード（-A-）となっていると、このアルゴリズムが自動的に働きます。

▶ F&P 950™

F&P 950™ では MR850™ での課題を克服するべく、温度センサが 2 カ所追加され、反応速度が極端に速くなっています。特筆すべきは、チャンバーに供給されるガスの流量のみならず温度を測定していることと、毎秒アルゴリズムに反映させていることです **図2**。このシステムの搭載により、われわれのベンチスタディ検討では、高温・高流量のガスをチャンバーに供給しても、十分に加湿されたガスがチャンバー出口から供給されることが確認できました。臨床使用においても効果は十分という印象を受けており、吸気回路の冷却などの必要性がかなり低くなっています。しかし、F&P 950™ システムでは専用回路を用いるため、ドレーゲル社製やフクダ電子株式会社製など一部の呼吸器への搭載に限られているのが現状です（p.131「超ヲタコラム」参照）。

2）「チャンバーを出てから肺に入るまで、1 滴の水分喪失もない」が実現できない場合の対応

▶ MR850™

吸気回路の結露対策として「結露コントロール」が搭載されています **図1**。加熱回路での温度上昇が 2℃以上実現できなくなると、チャンバー出口の設定温度を徐々に低下させるシステムです。しかし、これは NICU の環境温度が低い寒冷地を想定したものです。エ

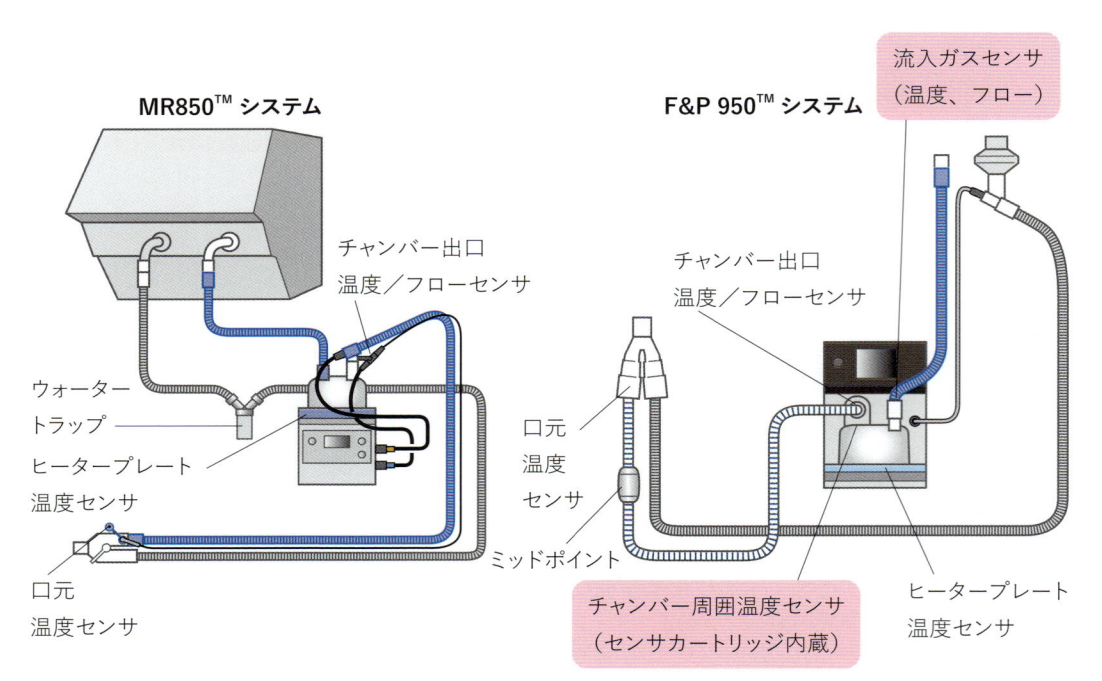

MR850™ システム

流入ガスセンサ
（温度、フロー）

F&P 950™ システム

チャンバー出口
温度／フローセンサ

ウォーター
トラップ

ヒータープレート
温度センサ

口元
温度センサ

チャンバー出口
温度／フローセンサ

口元
温度
センサ

ミッドポイント

チャンバー周囲温度センサ
（センサカートリッジ内蔵）

ヒータープレート
温度センサ

図2 制御システム　MR850™ vs. F&P 950™

F&P 950™ は MR850™ に比べて多くのセンサを搭載しています。特に流入ガスセンサを配置し、毎秒反映させるシステムがチャンバー出口の加湿不足を防止しています。

アコンなどによる周囲からの対流熱喪失の場合、吸気回路の中心部の温度は保たれても管壁の温度が下がり、加熱吸気回路内管壁の結露が発生します。外から断熱材などを巻いて結露を予防する方策もとられますが、効果は限定的です。

▶ F&P 950™

　F&P 950™ システム回路では、非加熱延長チューブという概念はなくなっています。吸気回路を2つの区域に分けて、別々に加熱する区域加熱のシステム（Thermadapt™）が搭載され、吸気回路での結露は格段に減少しています 図3。また、吸気回路の加温を外から行う加温スパイラルと断熱ルーメンにより管壁の温度低下が格段に減り、管壁での結露を抑制することができています（AirSpiral™）。さらに、NAVA モードで MR850™ を搭載した際に、理論的には起こり得るのですが、吸気ガス流量が低下したときに加温加湿器がスタンバイモードに入ると加湿不足になります。この点にも F&P 950™ では対策が加えられています。

　MR850™ を搭載した NAVA モードで、1時間の呼吸管理ベンチスタディを行ったところ、吸気回路で大量の結露を起こしてしまい、デモ肺には水分がほとんど届きませんでした。しかし F&P 950™ では、吸気回路での結露量がおよそ5分の1に減少し、デモ肺に十分加湿が届けられました（私信）。臨床使用においても、喀痰の粘稠度が下がるなど効果を実感

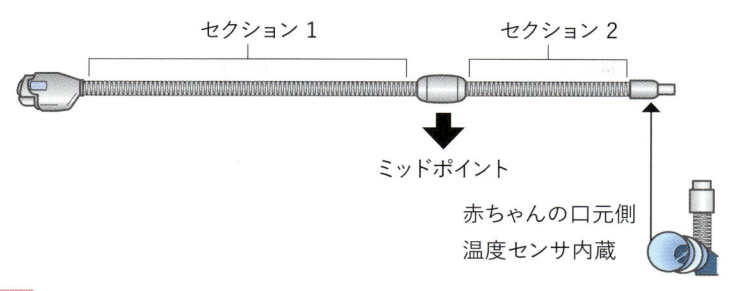

セクション 1　　　　　　セクション 2

ミッドポイント

赤ちゃんの口元側
温度センサ内蔵

図3 **Thermadapt™（サーモアダプト）テクノロジー（F&P 950™）**
非加熱吸気回路の概念はなくなり、セクション 1 とセクション 2 が独立して加温コントロールをしています。これにより吸気回路の結露が減少しています。

しています。しかし、十分な加温・加湿の裏返しではありますが、呼気回路の結露量は増えている印象があります。

超ヲタ・コラム　ハミングビューの注意点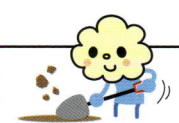

　ハミングビューなど株式会社メトラン製のピストン式 HFO を搭載した呼吸器と MR850™ を組み合わせた呼吸器回路では、チャンバー出口にインピーダンスバルブを装着する必要があります。これは、ピストン式 HFO の強力な振幅を実現するために必須のアイテムです。しかし、このインピーダンスバルブが加温・加湿管理にとってはくせ者で、チャンバー出口温度や流量測定に影響を与える可能性や、この部分での結露による水分喪失が多いことに悩まされてきました。

　F&P 950™ のリリースにより、従来インピーダンスバルブを装着していたチャンバー出口に、構造上装着が不可能になりました。そこで、やむを得ずチャンバー入口部分に装着し（バルブの向き注意!）、今まで悩まされていた問題が解決するかもしれないと期待しました。しかし、実際には同じ stroke volume（SV）でアンプリチュード（Amp）が十分に上がらず減衰してしまったり（設定によっては半分の Amp しか得られない）、MAP が安定しなかったりすることなどの問題が発生しました。ハミングビューの性能を十分発揮できない可能性が高いため、使用の際には十分な注意が必要でしょう。

06

加温加湿器　赤ちゃんの人工呼吸管理に加温・加湿が必要なのはなぜ？

07 人工換気中のケア

ケアのいろはを学ぼう

神奈川県立こども医療センター新生児病棟主任、新生児集中ケア認定看護師
豊島万希子（とよしま・まきこ）
同 NICU 病棟主任、新生児集中ケア認定看護師　**新妻未来**（にいづま・みく）

　呼吸機能の未熟な早産児や重症な疾患を持つ赤ちゃんの生命を守るために、人工換気は必要です。しかし、人工換気は侵襲的であり、合併症を引き起こすリスクも伴います。

　本稿では、赤ちゃんのストレスを最小限に抑え、安全かつ効果的な人工換気を行うための基本的な呼吸ケアの要点を解説します。

1　呼吸器回路と気管チューブの管理

ぱっと見て わかる　**気管チューブの管理**

1）気管チューブ固定長と位置

　気管チューブのサイズや固定長は、主に体重を目安に決めています 表1 [1]。挿管後に、胸郭の動きや呼吸音の左右差を確認し、X 線画像で気管チューブの位置を確認します。気管チューブの先端位置は、左右の鎖骨の先端を結ぶ中点と両側後側第二肋骨を結ぶ中点（第二胸椎の中央）との中間にあることが望ましいとされています 図1 [2]。

　固定の緩みから固定長がずれることがあるので、口角、もしくは口唇の位置で固定長を確認する必要があります。固定長の目盛りが合っていても、頸部の角度や体重の増減によりチューブ先端位置にずれが生じることもあります。また、赤ちゃんは声帯から気管分岐部までの長さが短く、解剖学的特徴からカフなしの気管チューブを用いることが多いため、容易に気管チューブの先端位置が移動します 図2 [3]。換気不良とならないように体動の要因となるような不快因子を減らし、良肢位に整えることが必要です。気管チューブ位置の評価を行うために、X 線画像で確認する場合、適切な体位、同じ条件下で撮影し、撮影時の体位や状況を記録に残すようにしましょう。

2）気管チューブの向き

　PORTEX の気管チューブを口角に固定する場合は、左口角でブルーラインが 0 時の向き（赤ちゃんの鼻側）になるように固定すると、気管チューブの先端断面が気管に当たることによるチューブ閉塞を起こしにくくなるといわれています 図3。

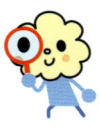

気管チューブの管理

ぱっと見てわかる

- 気管チューブは、口腔か鼻腔を通して挿入して管理されますが、新生児期の多くは経口挿管です。計画外抜管を防ぎ、適切な呼吸管理をする上で、気管チューブの管理は重要です。
- 人工呼吸器回路は回路の重さにより引っ張られやすく、それにより気管チューブも引っ張られ、挿入長が浅くなるなど計画外抜管の要因となります。赤ちゃんのバイタルサインや口元を観察しながら、適宜、回路の位置を調整することが必要です。また、人工換気において、ポジショニングを整えることも大切です。ポジショニングが安定しないことで、赤ちゃんの体動が増え、気管チューブが動くことがあります。赤ちゃんのバイタルサインや表情の変化を観察し、不快因子を除いた上で、適宜ポジショニングを整えましょう。

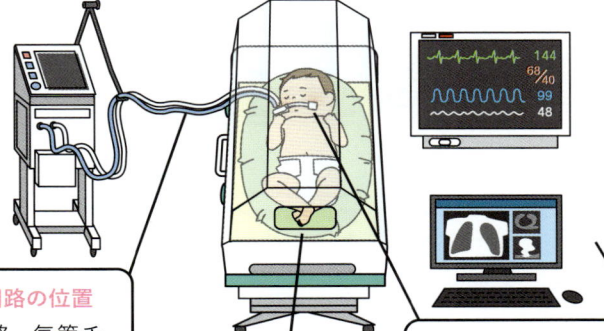

人工呼吸器回路の位置
- 呼吸器回路、気管チューブが引っ張られていない
- 呼吸器回路内の水滴が垂れ込まないような回路位置の調整

赤ちゃんの様子を観察
- ポジショニングが適切
- 表情が穏やか

気管チューブの位置確認
- 固定長の目盛りが合っている
- 胸郭が上がっている
- バイタルサインが安定している
- 肺エアー入り良好、左右差がない
- 胸部 X 線画像の確認

表1 **在胎週数・出生時体重別の気管チューブの太さと固定長**（文献 1 より転載）

体重（kg）	在胎週数	チューブサイズ（mm）	口角までの挿入長 6 ＋体重（kg）cm
＜ 1.0	＜ 28	2.0・2.5	6.5〜7.0
1.0〜2.0	28〜34	2.5・3.0	7.0〜8.0
2.0〜3.0	34〜38	3.0・3.5	8.0〜9.0
3.0 ＜	38 ＜	3.5	9.0 ＜

07

人工換気中のケア　ケアのいろはを学ぼう

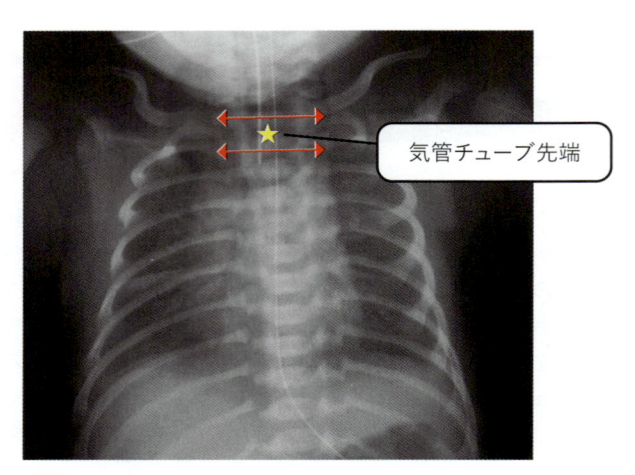

図1 X線画像：気管チューブの先端位置（文献2より転載）

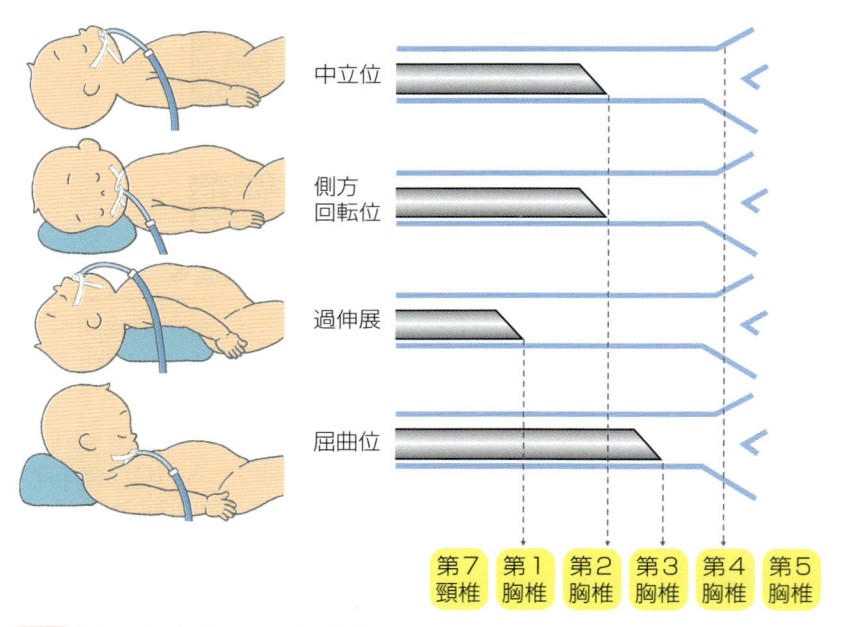

中立位

側方
回転位

過伸展

屈曲位

| 第7頸椎 | 第1胸椎 | 第2胸椎 | 第3胸椎 | 第4胸椎 | 第5胸椎 |

図2 体位による気管チューブの移動（文献3を参考に作成）

3）気管チューブの固定法

　経口挿管の場合、口唇周囲で固定することとなるため、口輪筋や表情筋の発達を妨げないような固定が求められます。正中固定・左右いずれかの口角固定の特徴を知り、赤ちゃんの体格や疾患なども考慮した上で、固定法を選択します**表2**[4]。

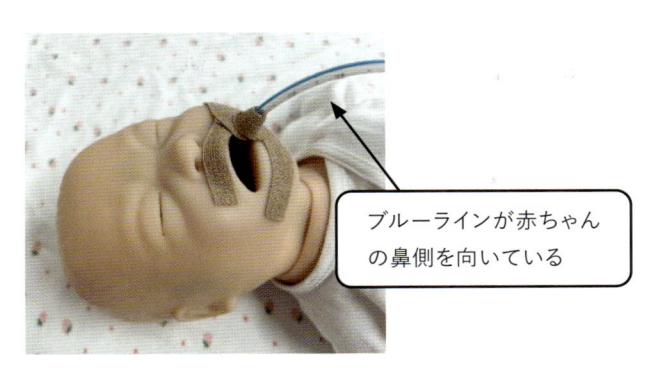

ブルーラインが赤ちゃんの鼻側を向いている

図3 気管チューブの正しい固定

表2 気管チューブ固定法の特徴 （文献4を参考に作成）

固定法	口角固定	正中固定（テープ）	正中固定（固定ホルダー）
実際のイメージ			
必要物品	固定用のテープ		専用物品（NeoBar®）とテープ
チューブ固定長確認	テープと重なっているためメジャーを用いて確認する		目視で確認できる
チューブ位置変更	皮膚とテープの接着面を剥がす必要がある		皮膚の接着面を剥がす必要がない
口腔内分泌物による影響	影響を受けやすい		影響を受けにくい
貼り換えの頻度	頻度が高くなる可能性あり		頻度は低い
口輪筋の動き	妨げる	妨げにくい	
チューブ先端位置	移動が小さい	移動する可能性あり	
体位変換のしやすさ	ややしづらい	しやすい	

2　気管吸引のコツと「べからず」

1）気管吸引のタイミング

　気管吸引は、気管内の分泌物を除去し気道閉塞を防ぐことや、換気の改善を目的として行われる必要な処置ですが、赤ちゃんへの苦痛を伴います。時間を決めて定期的に行う気

管吸引が有用であるというエビデンスはなく、むしろ不必要な気管吸引はデメリットが多いと考えられるため[5]、赤ちゃんの状態に合わせたタイミングで行う必要があります。吸引の指標 表3 [6] に加え、赤ちゃんの State（覚醒度）や分泌物の性状・量、X 線画像所見、吸引による肺胞虚脱の程度なども考慮して吸引を行います。

2）気管吸引の方法（閉鎖式・開放式）

　閉鎖式と開放式の 2 種類の気管吸引の方法があります。気管吸引の際に気管チューブが大気に「開放」されるかどうかが異なる点です。手技の簡便性や吸引後の呼吸状態、循環動態への影響、感染症予防などの点から、開放式よりも閉鎖式の方が望ましいといえます。一方で、閉鎖式と開放式の比較に関するエビデンスレベルの高い研究がないことや、両者の呼吸・循環に与える影響に差はないとする報告もあるため[7]、それぞれの特徴を知った上で使用することが必要です。

　気管吸引を行う場合は、吸引チューブ先端が気管分岐部に達しない程度に挿入して吸引する shallow 法が推奨されています[7]。気管分岐部に当たるほど吸引チューブを深く挿入すると、気管粘膜の損傷、出血、肉芽形成、迷走神経反射による徐脈を引き起こす可能性があるため通常は、避ける必要があります。

表3 **気管吸引の指標**（文献 6 より転載して改変）

視診	・気管チューブ内に分泌物がみられる ・（分泌物貯留が原因で）努力呼吸や陥没呼吸の程度が強くなっている ・胸郭上がりや高頻度振動換気（high frequency oscillatory ventilation；HFOV）の場合の振動が弱い
聴診	・呼吸音の減弱がある ・副雑音が聴取できる
触診	胸郭に触れたときに分泌物の貯留が呼吸の振動で感じられる
その他	・SpO_2 の低下、心拍数上昇もしくは低下（徐脈）、呼吸数増加 ・グラフィックモニタ ①1 回換気量（tidal volume；Vt/TV/VThf）、分時換気量（minute volume；MV）の低下、神経調節補助換気（neurally adjusted ventilatory assist；NAVA）モードにおいて、Edi peak 値の上昇 ②気道内圧（Paw）の上昇 ③気道抵抗の上昇（R） ④グラフィックモニタの圧波形や流量の基線のふらつき ⑤グラフィックモニタの圧波形や流量の鋸歯状波形 ・（経皮／呼気終末）二酸化炭素分圧（transcutaneous carbon/ed-tidal dioxide；$TcPCO_2$/$EtCO_2$）の上昇 ・非組織化行動（ストレスサイン）として体動が増えている

3 人工換気中の体位変換

　人工換気中の赤ちゃんは、自力での体位変換が困難です。呼吸器合併症（分泌物の貯留や無気肺）、換気血流比不均衡、褥瘡形成や不良姿勢などの予防のために体位変換が必要です。

1）無気肺発生部位と排痰体位

　人工換気中の無気肺発生部位は、右上葉（53%）、右中葉（20%）、左下葉（11%）、左上葉（7%）、右全葉（7%）、左全葉（2%）の順に多いとする調査報告[8]もあります。分泌物の貯留部位や分泌物が流れる方向を意識した排痰体位をとることは、呼吸器合併症予防や呼吸状態の改善に効果的です 図4 [9]。しかし、赤ちゃんの状態によっては、苦手とする体位もあるため、状態を観察しながら体位を整えることが必要です。

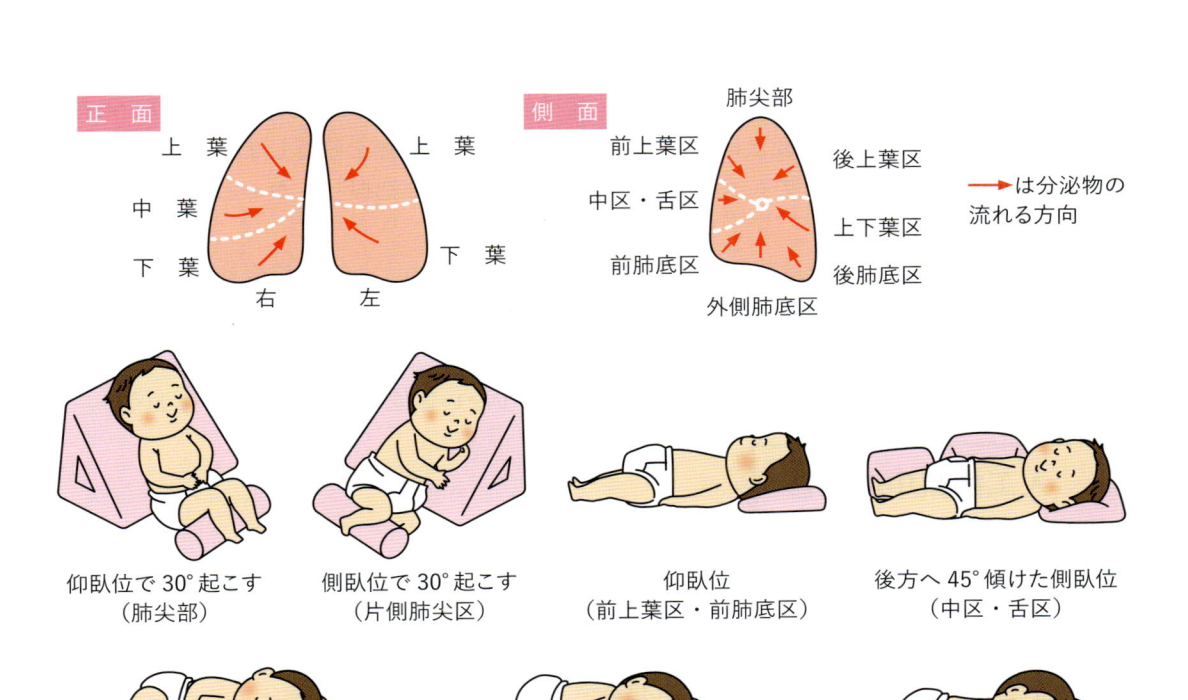

図4 分泌物の流れと排痰体位（文献9を参考に作成）

07
人工換気中のケア　ケアのいろはを学ぼう

2）体位変換の頻度とタイミング

　人工換気中の極低出生体重児には、1〜3 時間ごとの定期的体位変換と腹臥位を含めた体位変換の施行が無気肺発生の有意な予防因子[10] といわれていますが、実施する頻度やタイミングは個別に検討する必要があります。例えば、超低出生体重児の脳室内出血のリスクがある時期や新生児遷延性肺高血圧症（persistent pulmonary hypertension of the newborn；PPHN）の急性期にある赤ちゃんの場合、体位変換が状態悪化につながることがあります。体位変換を行う場合には、実施可能な状況かを判断し、呼吸・循環状態を把握した上で実施します。

　換気量低下、$tcPCO_2$ の上昇や SpO_2 低下時に体位変換を実施することで、呼吸状態が改善することも少なくありません。また、啼泣して落ち着かない場合でも体位変換後に入眠できる場合があります。効果的な体位変換はストレス軽減にもつながります。

　医師と看護師が、診療やケアの予定を共有し、赤ちゃんの状態に合わせて体位変換のタイミングを調整することが重要です。例えば、仰臥位での診察と仰臥位への体位変換のタイミングを合わせることで、不必要な体位変換を減らし安静時間の確保ができます。

3）人工換気中の体位変換の注意点

　人工換気中の体位変換を安全に実施するためには、体位変換時に起こり得る有害事象を想定しておくことが必要です 表4 、 図5 。体位変換前後で、呼吸状態（胸郭の上がりや心拍、SpO_2 など）を確認し、体位変換による効果や状態の悪化の有無を確認します。チューブ閉塞や計画外抜管など、グラフィックモニタの特徴的な所見を把握しておくと、状態を把握する助けとなります 図6 [11] 図7 [12]。

　仰臥位から腹臥位、または顔向きを左右に変換するなどの大きな体位変換が困難な場合には、除圧したり体を傾けたりすることで、少しずつ体位変換を行います。無理やり動かすのではなく、より自然なタイミングで実施することが必要です。赤ちゃんの表情をはじめ、組織化、非組織化行動に目を向け、ストレスの少ない体位変換を心掛けましょう。

4　人工換気中の聴診

　人工換気中の聴診は、換気状態や気道の状態（分泌物貯留、閉塞）、チューブ位置の評価など、異常の早期発見のために重要です。状態変化を正確に把握するためには、安静時の聴診が必要ですが、「今、何のために聴診が必要なのか」を考えて実施することが重要です。

　なだめのためにホールディングを行う場合でも、胸郭の上がり方（震え方）、呼吸数、努力呼吸、自発呼吸の有無などの「視診」や手に触れる感覚「触診」から、状態の変化に気付くことがあります。「何かおかしい」という感覚を大切にし、聴診のタイミングを見極めることが重要です。聴診で得られる所見と視診や触診で得られる観察所見、モニタ値などを併せて呼吸状態を評価します。

表4 **体位変換時に起こり得る有害事象**

	予防	指標
チューブ閉塞 ・**気管分泌物** ・**チューブの屈曲** ・**チューブの先当たり**	・必要であれば事前に気管吸引を実施する ・体位変換後、必要であれば気管吸引を実施する ・気管チューブが押し込まれたり屈曲したりしないようにチューブを保持する ・体位変換後は胸郭の動きや換気量、HR（心拍数）、SpO_2 を確認し、呼吸状態を評価する	・気管分泌物の性状、量 ・吸引間隔 ・グラフィックモニタ ・換気量低下 ・胸の上がり（胸郭の動き） ・徐脈、SpO_2 低下
結露の垂れ込み 図5	・事前に結露を払う ・Y ピースが下向きになるように回路を動かす	・回路内結露の状態 ・Y ピース内の結露の程度 ・徐脈、SpO_2 低下
肺胞の虚脱	・場合によって回路を外さずに実施する ・不意の回路はずれを予防する ・不用意に泣かせない ・必要に応じ PIP（peak inspiratory pressure：最大吸気圧）を上げる	・回路の緩み ・胸の上がり（胸郭の動き） ・徐脈、SpO_2 低下
過剰なストレス	・医師と看護師で診療やケアの予定を共有し、タイミングを調整する ・ホールディングや包み込みを行う ・赤ちゃんが動きたいタイミングに合わせて体位変換を実施する（嫌がり力が入るときに無理に動かさない）	・表情 ・組織化行動、非組織化行動 ・State（睡眠覚醒状態） ・ほかの処置のタイミング
計画外抜管	・チューブ挿入長の確認（浅くなっていないかを見る） ・チューブが引っ張られないように、チューブを保持する ・反り返ったりしないよう良肢位での体位変換を行う ・ホールディングや包み込みでストレスを緩和する	・チューブ挿入長 ・体動の程度 ・グラフィックモニタ ・胸の上がり（胸郭の動き） ・徐脈、SpO_2 低下

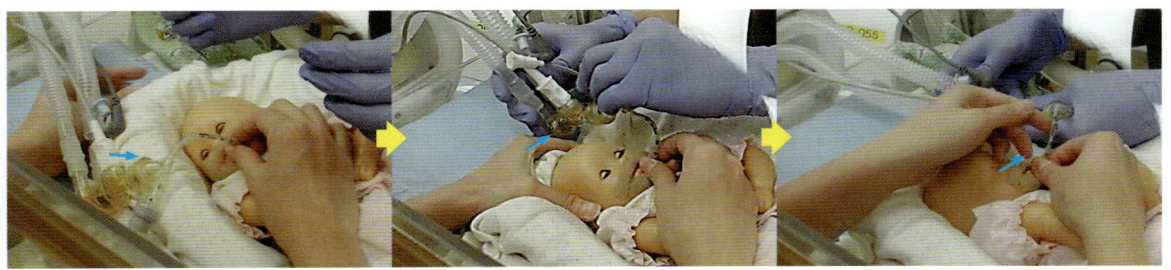

回路内の結露を払っておく　　結露が流入しないよう
　　　　　　　　　　　　　　Y ピースの位置は下向き　　引っ張られたり、屈曲したり
　　　　　　　　　　　　　　　　　　　　　　　　　　しないようにチューブを保持

図5 **右向きから左向きへの体位変換**

2 名体制で実施しましょう。

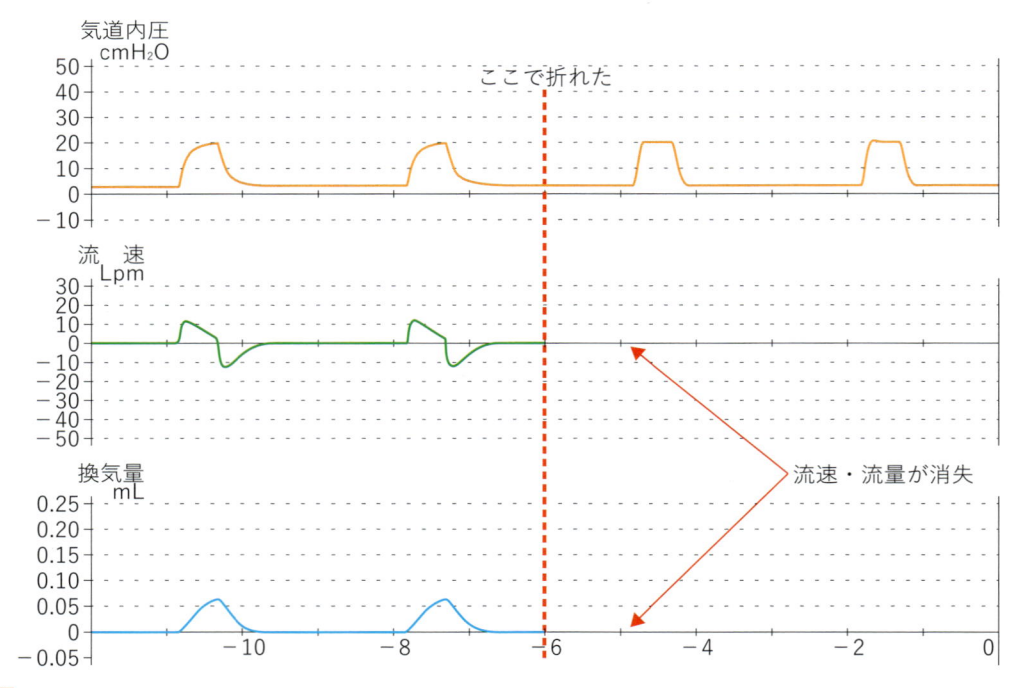

図6 チューブ閉塞（文献11より転載して一部改変）

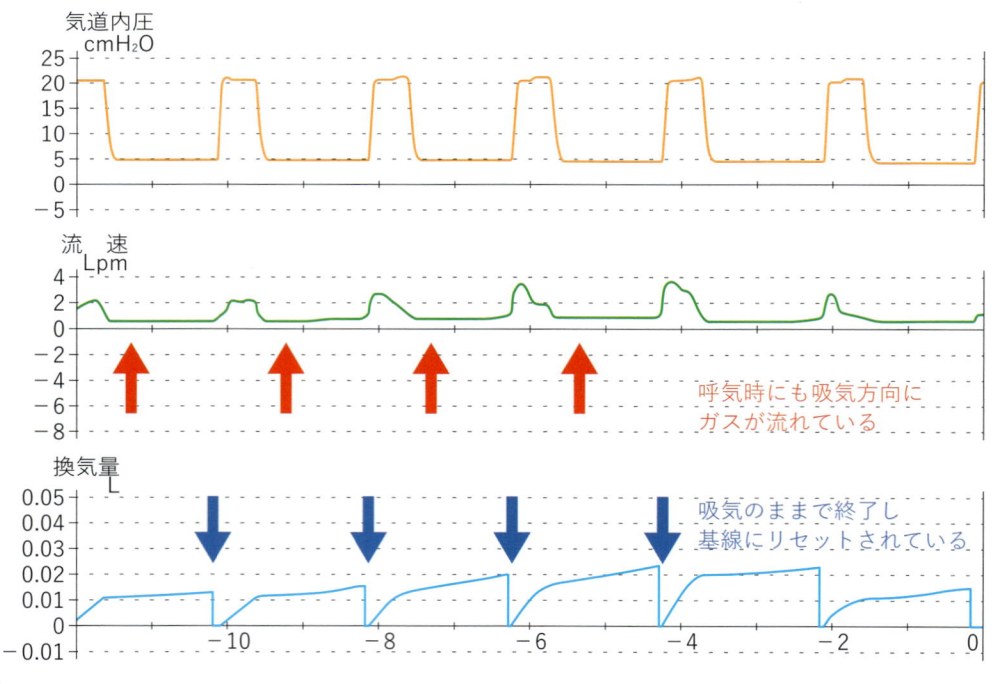

図7 計画外抜管（文献12より転載して一部改変）

1）聴診で確認するポイント

▶自発呼吸と呼吸器の換気音

左右対称かどうか

　左右差がある場合は片肺挿管、分泌物の貯留、胸水の貯留、気胸などの懸念があります。一般に解剖学的要因から、気管チューブが深い場合、右側の片肺挿管となることが多いといわれています。左の呼吸音が聞こえず、右呼吸音が大きい場合には片肺挿管を疑います。

呼吸音の減弱

　チューブ位置や首の角度、姿勢を調整し、呼吸音が変化するか確認します。分泌物による気管閉塞の場合には、気管吸引が必要です。

▶異常呼吸音（副雑音、狭窄音）の有無

　副雑音が聞こえる部位や吸気・呼気での変化を確認します。

リーク音（ガスが漏れる音）

　チューブ位置が適切であるか、気管チューブのサイズが適切かの評価が必要です。

▶その他の異音

　呼吸器回路に水が貯留することにより雑音が聞こえます。あらかじめ呼吸器回路の水は払っておきましょう。

2）HFO 中の聴診

　高頻度振動換気（high frequency oscillation；HFO）中の聴診は振動音の影響により、呼吸音の聴取は困難ですが、振動音に混ざる形で異常呼吸音や左右差を聴取できる場合があります。より精密に聴診するために、用手換気に切り替えたり、IMV モードに切り替えたりする場合もありますが、呼吸・循環動態の変動につながる可能性があるため、安易に換気モードを変更することは避けた方がよいと考えます。モニタリングの値や視診（努力呼吸、胸郭の上がりや震え）、触診での観察所見と併せて呼吸状態を評価します。

3）聴診の方法

　聴診器を当てられることは、赤ちゃんにとってストレス要因の一つです。聴診を行う場合には、温めた聴診器を用いること、赤ちゃんの手や腕を握りながら聴診器を当てることで、ビクっと驚かずに落ち着いて実施できます 図8 。

5　人工換気中の体重測定

　体重測定は、栄養管理や薬剤投与量の適切な調整、全身状態の評価のために必要です。しかし、人工換気中の赤ちゃんの体重測定には、体を動かすことによる計画外抜管や分泌物による閉塞、気管チューブの刺激による嘔吐などのリスクが伴います。体重測定を行う場合には、できるだけ侵襲を最小限に保ちながら、正確な測定を心掛ける必要があります。

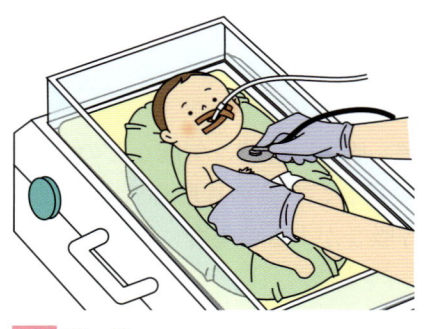

図8 聴　診
赤ちゃんの手を優しく握りながら聴診する様子。

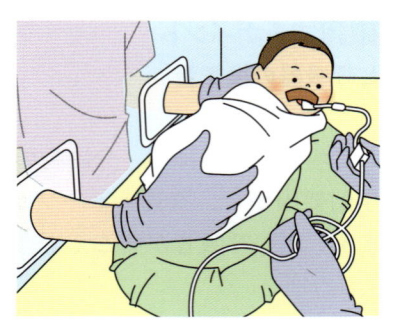

図9 体重測定
おくるみをして体重測定をする様子。

1）人工換気中の体重測定のポイント

▶測定前

・体重測定ができる状態かどうかを医師とともにアセスメントしましょう。状態が不安定であれば、無理に体重測定を行う必要はありません。ほかの指標（エコー所見やバイタルサイン、インアウトバランスなど）を用いて全身状態を評価します。
・安全に実施するために、実施するタイミングや方法を具体的に検討します。
・気管チューブ位置がずれていないか、固定が剥がれかかっていないかなどを確認します。
・いつでも吸引が可能なように準備しておきます。また、計画外抜管など緊急時に備えた準備をしておきます。

▶測定中

・赤ちゃんを抱き上げる場合は、計画外抜管予防のため、頸部が過伸展しないようにします。また、おくるみや包み込みをし、赤ちゃんの手でチューブ類を引っ張ってしまうことを避けます。この方法は、赤ちゃんのストレスを最小限にする効果もあります 図9 。
・赤ちゃんから目を離さないようにしましょう。

▶測定後

・状態が不安定になっていないか、呼吸器回路が引っ張られていないか、呼吸器条件は適切かを確認します。
・ホールディングをし、環境を整えます。
・前回の体重測定値との差を評価し記録に残します。

　人工換気中の赤ちゃんには、体位変換や体重測定などの日常的なケアが、時には状態悪化や苦痛の原因となります。適切な鎮静と痛みのコントロールを行い、赤ちゃんの快適性を保ちながら人工呼吸管理を行うことが必要です。施設ごとにケアの方法は異なるかもしれませんが、医師から指示されたことを業務的に行うのではなく、医師と看護師が協力し

て、その子に適切なケアを実践し評価することが大切です。

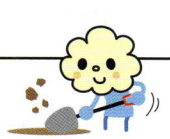

超ヲタ・コラム **人工換気中に家族が赤ちゃんの
ケアを行うことは……**

　人工換気中に家族が赤ちゃんのケアを行うことについては、施設や個人ごとにさまざまな意見があります。「家族と一緒にケアを行うべき」「抜管してからのケア参加が望ましい」など、医療者の考え方もさまざまです。家族が安心して赤ちゃんのケアを安全に行うためには、医療者自身の技術を磨くことが必要です。しかし、注意すべきポイントを共有することで、人工換気中でも清拭や体位変換、カンガルーケア、抱っこなどのケアを家族と協力して安全に行うことが可能となります。NICU は医療機器に囲まれた緊張感の高い環境ですが、ケア中の赤ちゃんの可愛らしい仕草や表情に、家族と医療者が一緒に微笑むときには場がなごみます。こうした瞬間は、家族が赤ちゃんの力強さや成長を実感する機会でもあります。一方で、ケアを自分で行うことに不安を感じる家族もいます。医療者は自分の考えを押し付けるのではなく、「不安」「そばで見守りたい」「自分でケアしたい」といった家族の意見を尊重し、何気ないことでも互いに意見し合える関係を家族と築くことが大切です。家族が赤ちゃんのことをよく知ることは、赤ちゃんの安定にもつながり、家族の自信にもなります。NICU の医療者として、目の前の安全だけでなく、家族の未来を見据えて、赤ちゃんの成長・発達をともに見守る存在でありたいと考えています。

引用・参考文献
1) 草川功．"気管挿管"．新生児蘇生法テキスト．第 4 版．細野茂春監修．東京，メジカルビュー社，2021，127.
2) 細野茂春．挿管状態の確認：その 2（X 線による確認）．Neonatal Care．24（1），2011，38-9.
3) 尾﨑孝平ほか．気管チューブ先端の適正位置はどこ？　呼吸器ケア．11（5），2013，563-70.
4) 位田みつるほか．新生児・小児の挿管チューブ管理：チューブトラブルの早期発見と対策．呼吸器ケア．14（3），2016，227-33.
5) 五石圭司．"気管吸引は何時間ごとに行えばよいですか？"．新生児呼吸管理なるほど Q & A．長和俊編．Neonatal Care 春季増刊．大阪，メディカ出版，2010，237-8.
6) 加藤勇太．呼吸管理中の看護ケア．with NEO．36（1），2023，137-50.
7) 五石圭司．"閉鎖式気管吸引と開放式気管吸引のどちらがよいですか？"．ステップアップ新生児呼吸管理．長和俊編．大阪，メディカ出版，2017，295-7.
8) 田村正徳ほか．NICU における呼吸理学療法ガイドライン（第 2 報）．日本未熟児新生児学会雑誌．22（1），2010，139-49.
9) 木原秀樹．"呼吸理学療法"．赤ちゃんにやさしい発達ケア：ディベロップメンタルケアとリハビリテーションがいちからわかる本．大阪，メディカ出版，2015，104.
10) 木原秀樹ほか．NICU における呼吸理学療法の有効性と安全性に関する全国調査の結果—第 2 報—．日本未熟児新生児学会雑誌．21（1），2009，57-64.
11) 長谷川久弥．No.6 この波形から何がわかる？：チューブ閉塞．Neonatal Care．23（6），2010，562-5.
12) 長谷川久弥．No.7 この波形から何がわかる？：計画外抜管．Neonatal Care．23（7），2010，674-7.
13) 齋藤有希江．"人工換気中のケア：ケアのいろはを学ぼう"．ここからはじめる！新生児の呼吸管理ビジュアルガイド．長和俊編．Neonatal Care 秋季増刊．大阪，メディカ出版，2016，106-15.

07　人工換気中のケア　ケアのいろはを学ぼう

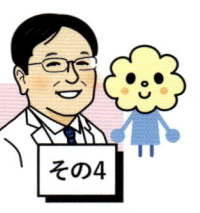

さくっと理解できるビジュアルガイド その4

基本をマスター！
グラフィックモニタの見方

監修：長 和俊（ちょう・かずとし）

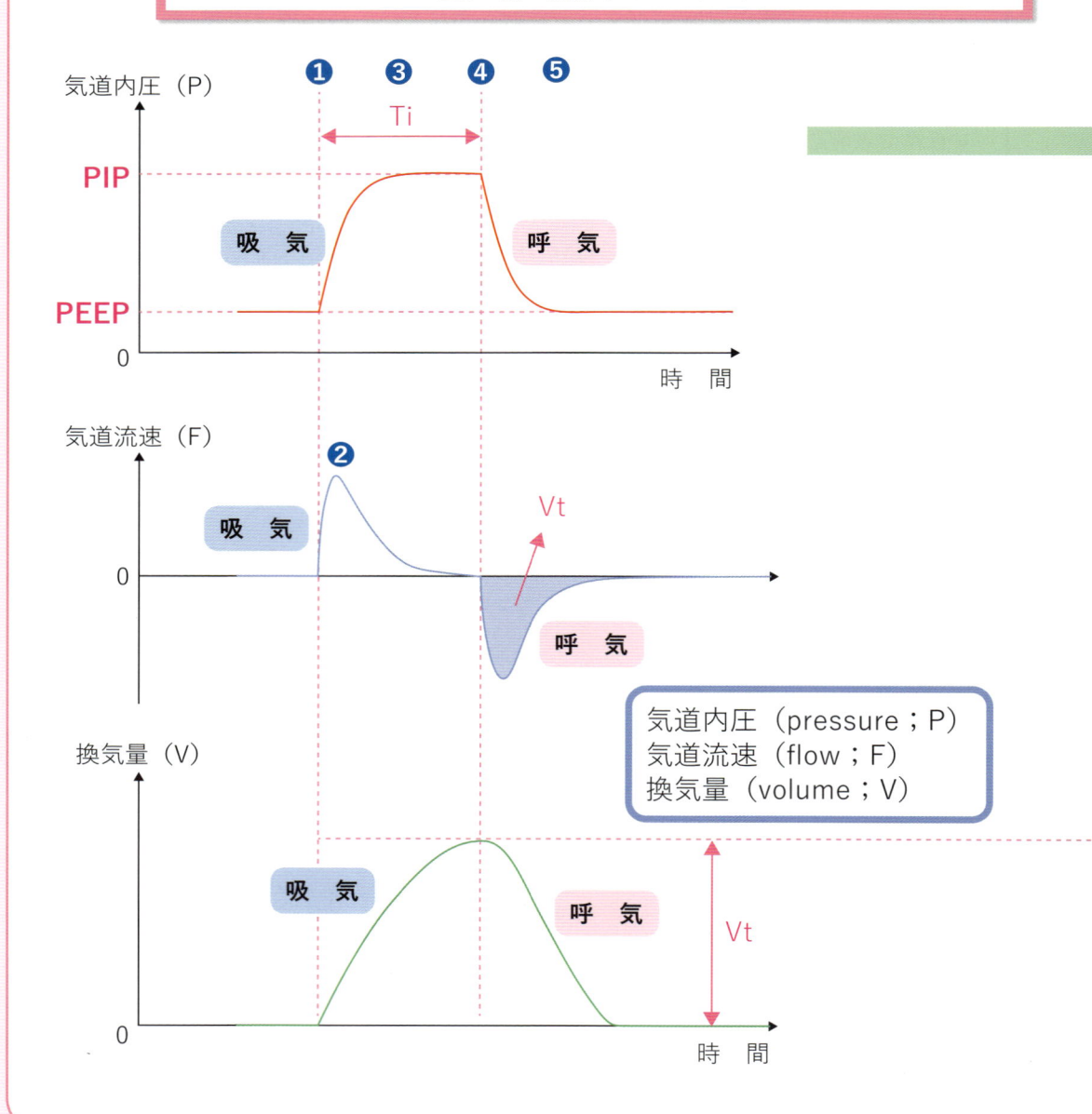

気道内圧（P）

PIP

PEEP

0

吸 気　　呼 気

Ti

時 間

気道流速（F）

吸 気

0

Vt

呼 気

換気量（V）

吸 気　　呼 気

0

Vt

時 間

気道内圧（pressure；P）
気道流速（flow；F）
換気量（volume；V）

01

さくっと理解できるビジュアルガイド：その4

基本をマスター！：グラフィックモニタの見方

気道内圧を横軸にすると……

❶ 吸気開始
　気道内圧上昇
　吸気の流速加速
❷ 吸気の流速最大
❸ 気道内圧が PIP に達する
❹ Ti が終了する
　換気量が Vt に達する
　呼気開始
❺ 呼気終了

PIP：最大吸気圧
PEEP：呼気終末陽圧
Ti：吸気時間
Vt：1回換気量

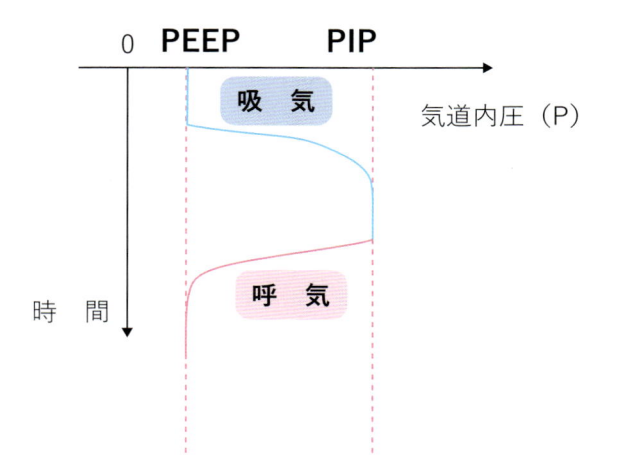

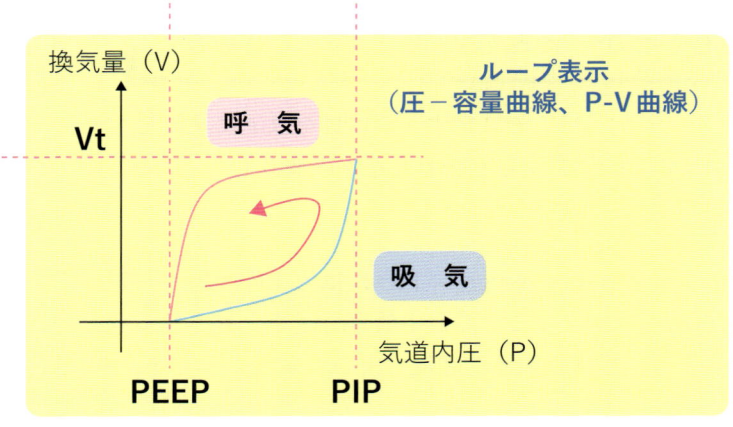

ループ表示
（圧－容量曲線、P-V曲線）

02 IMV
赤ちゃんに使われる基本のモード

岐阜県総合医療センター新生児内科部長・新生児医療部長

山本　裕（やまもと・ゆたか）

1 どんなモード？

　人工呼吸の基本となるモードは間欠的強制換気（intermittent mandatory ventilation；IMV）です。IMV は、間欠的（＝時々）かつ強制的に（＝意思と関係なく）、換気（空気を押し込んだり開放したり）を行う呼吸器モードです[1]。

　現在、NICU で主に使用されるのは、赤ちゃんの自発呼吸に同調した換気を行う同調式間欠的強制換気（synchronized intermittent mandatory ventilation；SIMV）や補助調節換気（assist/control ventilation；A/C）、圧支持換気（pressure support ventilation；PSV）、神経調節補助換気（neurally adjusted ventilatory assist；NAVA）などであり、自発呼吸に同調しない IMV を使用する場面は少なくなりました。

　しかし、自発呼吸の全くない特殊な状況、例えば筋弛緩薬使用中や手術後に麻酔から覚めていないとき、重度の神経疾患などでは、あえて IMV を用いることがあります。利点としては、わずかな圧やフローの変化を自発呼吸と感知しないため、オートトリガーなどの誤作動を起こしにくい点が挙げられます。また、注意すべき点としては、全ての呼吸が人工呼吸器に依存するため、不適切な呼吸器設定だと、酸素化不良や換気不全に陥りやすいことが挙げられます。

2 どのように IMV を設定するか（どんな効果が期待できるか）

　IMV は全ての呼吸モードの基本です[2]。IMV で設定すべき項目を以下に記載します。ぱっと見てわかる 肺の状態と圧とフローの波形[3] と 図 を照らし合わせながら確認してください。

1）吸入酸素濃度（F_IO_2）

　まず、吸入酸素濃度（fraction of inspiratory oxygen；F_IO_2）は人工呼吸器から送り出す酸素濃度を表しています。F_IO_2 を高く設定することで血中酸素分圧を上昇させる効果があるので、目標とする血中酸素分圧や経皮動脈血酸素飽和度（SpO_2）に合わせた F_IO_2 の設定が必要です。過剰な酸素投与は有害であることが知られているため（酸素毒性）、不必要に

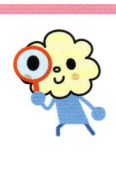 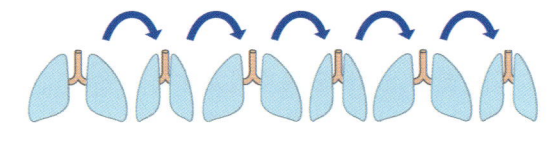

肺の状態と圧とフローの波形

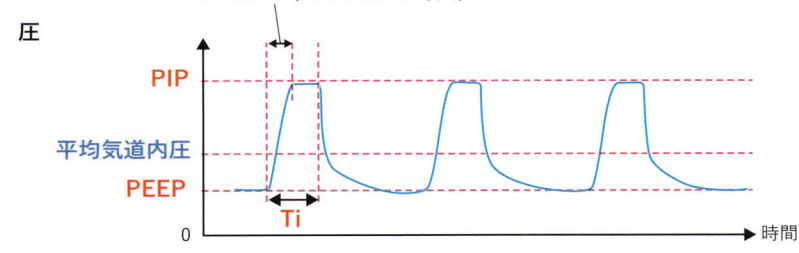

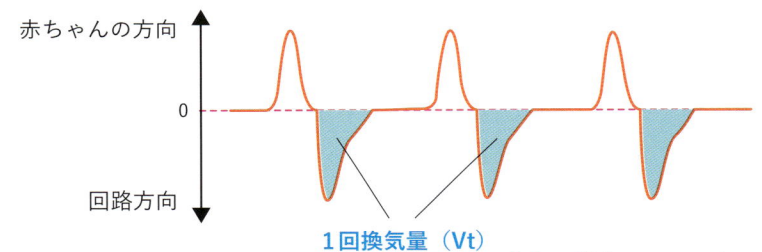

赤字：設定パラメータ
青字：測定パラメータ

● 上の2つのグラフにおいて、横軸は時間、縦軸はそれぞれ圧センサとフローセンサで測定した口元の圧とフロー（空気の流れ）を示しています。フローで赤ちゃんの方向の波形は吸気、回路方向の波形は呼気を表しており、イラストでは3回分の呼吸（吸気と呼気）を示しています。

● 圧が上昇中はフローは赤ちゃんの方向に流れる、つまり肺に入ってきており、圧が下がり始めるとフローは回路方向に流れる、つまり肺から出てくるということが見て取れます。肺のイラストを見て、圧とフローの変化と肺の状態の変化の関連がイメージできましたか？

（文献3より転載）

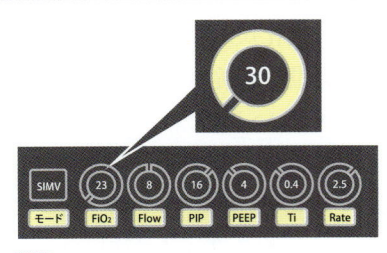

図 WN-9000 の操作パネル

02

IMV　赤ちゃんに使われる基本のモード

F_1O_2 を高く設定することは推奨されません。例えば、過剰な酸素投与は未熟児網膜症（retinopathy of prematurity）を増やすことが知られています。

2）最大吸気圧（PIP）と呼気終末持続陽圧（PEEP）

最大吸気圧（peak inspiratory pressure；PIP）と呼気終末持続陽圧（positive end-expiratory pressure；PEEP）は、それぞれ人工呼吸器から送り出す吸気時の圧力と、呼気後の圧力を示しています。PIP を高く設定することは、肺を膨らませる圧力を上げることなので、1回換気量を増やして、血中二酸化炭素分圧を下げます。一方、過剰な PIP は容量損傷（肺を膨らませ過ぎることによる肺のダメージ）を起こすため注意が必要です。後述する目標1回換気量に合わせて設定し、赤ちゃんの状態に応じて微調整します。また、適切な PEEP は肺の虚脱を防ぎます。虚脱とは、肺を風船に例えた場合、風船が完全にしぼんでしまうことです。膨らんでいた風船が一度完全にしぼんでしまうと、もう一度膨らませるのに思い切り吹き込まなければいけないのと同じで、肺も一度虚脱すると、膨らませるために高い PIP が必要になり、肺にダメージを与える可能性があります。それを防ぐために一定の圧（PEEP）をかけて肺の虚脱を防ぎます。しかし、高過ぎる PEEP は胸腔内圧を上昇させ、その結果として全身から胸腔に戻ってくる静脈血液量（静脈還流量）を減らすため、静脈血をうっ滞させたり、心拍出量を減らしたりするなど、血液の循環にも影響を与える場合があります。このように、新生児において呼吸と循環には密接な関連があり、適切な呼吸管理を行うことが、安定した上手な循環管理を行うための必要条件です。

多くの人工呼吸器が、回路内に定常流を流しながら呼気弁を調整することで圧をコントロールしていますが、SLE6000 には呼気弁が存在せず、吸気側の定常流に対し呼気側から逆行性にフローを供給し、換気や PEEP を維持する特殊な構造を有しています。

3）吸気時間（Ti）、呼吸回数（RR）、定常流の速度（Flow）

吸気時間（inspiratory time；Ti）は、人工呼吸器から赤ちゃんに向かって空気や酸素を送り出す時間です。Ti は短過ぎると、設定した PIP に到達しない、十分な1回換気量が得られないということになります。1分間に何回呼吸させるかを設定する項目が呼吸回数（respiratory rate；RR）です。RR を増やすと、血中二酸化炭素分圧は低下します。RR が多過ぎる、Ti が長過ぎるなど、RR と Ti の設定が不適切だと、Ti と呼気時間（expiratory time；Te）の割合（I/E 比）が大きくなり、空気を十分に吐き出す前に次の吸気が始まってしまうため、肺は過膨張になり二酸化炭素を排出できなくなります[4]。

人工呼吸器から一定速度で流す流量を設定する項目が定常流の速度（Flow）です。Flow が少ないと目標とする吸気圧に達しないことがあります。 ぱっと見てわかる 「肺の状態と圧とフローの波形」[3] に示すライズタイム（rise time〔立ち上がり時間〕；PEEP から PIP に到達する時間）を設定できない人工呼吸器では、Flow がライズタイムを規定します。Flow が大きければ、速やかに PIP に到達します（ライズタイムが短い）。

*　　　　　　　*　　　　　　　*

　ここまでが IMV で設定できるパラメータですが、圧センサやフローセンサで測定する測定パラメータと、そこから算出される計算パラメータがあります。その中で特に重要なのは、1回換気量です。フローセンサを用いて測定した1回換気量は 4〜6mL/kg が適切とされます。平均気道内圧（mean airway pressure；MAP）は、「PEEP ＋（PIP － PEEP）× Ti × RR/60」で計算されますが、多くの機種で実測値を表示します。IMV では、気道内圧は PIP と PEEP の間で常に変化していますが、その平均の値が MAP です。

4）リーク率

　小児や新生児には、一般的にカフなしの気管チューブを使用するので、人工呼吸器から送り出す空気がチューブの横から漏れてしまう（リークする）ことがあります。適切な気管チューブのサイズを選択することでリークを減らせますが、気管チューブの位置や赤ちゃんの体位によって、リーク率（リークの割合）はしばしば変動します。小児や新生児領域で、1回換気量を設定する従量式換気を使用しないのは、リークがあると実際に肺に入る空気の量が不安定になるためです。最近は、リークがあってもそれを計算して、送り込む空気の量を調整できるリーク補正機能のついた人工呼吸器も登場し、従量式換気に近い量規定換気（volume targeted ventilation；VTV）ができる人工呼吸器が増えています（第3章② -5「VTV」〔p.162〕参照）。また、気管チューブ内径が 2.5mm 以上のチューブではリークを防ぐカフが備わっている製品も誕生しています。

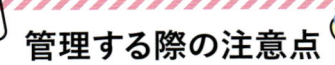

管理する際の注意点

➡ 適切な呼吸器設定を行うために……

　呼吸窮迫症候群（respiratory distress syndrome；RDS）や新生児遷延性肺高血圧症（persistent pulmonary hypertension of the newborn；PPHN）などのような特殊な状態を除き、IMV 開始初期に適切な呼吸器設定を行うためには、まず RR と Ti（新生児の場合、RR は通常 40 以上、Ti は 0.30〜0.50、I/E 比は 2 分の 1 以下で）を定め、その後に圧条件（PIP、PEEP）を設定します。PEEP は通常 4〜6cmH$_2$O の間で開始し、PIP と PEEP の圧格差が大きくなれば1回換気量が増加し、圧格差が小さくなれば1回換気量が減少するため、1回換気量をみながら PIP を調整します。以上のように適正な換気条件を設定した後、SpO$_2$ などの酸素化の指標を確認し、F$_I$O$_2$ は最後に調整するようにします。

引用・参考文献

1) 榎本真宏. 従圧式人工換気. Neonatal Care. 28（5）, 2015, 436-45.
2) 河井昌彦. "IMV と SIMV はどう違うのですか?". ステップアップ新生児呼吸管理. 長和俊編. 大阪, メディカ出版, 2017, 134-5.
3) 榎本真宏ほか. "IMV：赤ちゃんに使われる基本のモード". ここからはじめる！新生児の呼吸管理ビジュアルガイド. 長和俊編. Neonetal Care 秋季増刊. 大阪, メディカ出版, 2016, 120-7.
4) 榎本真宏ほか. Auto-PEEP. Neonatal Care. 28（12）, 2015, 1160-6.

*　　　　　*　　　　　*

※本稿は NEONATAL CARE2016 年秋季増刊「ここからはじめる！新生児の呼吸管理ビジュアルガイド」の「IMV：赤ちゃんに使われる基本のモード」（p.120-7）〔榎本真宏、田村誠〕を元に作成しています。

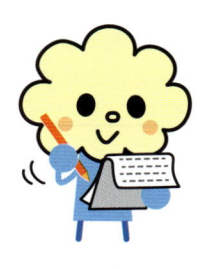

SIMV と A/C

赤ちゃんの自発呼吸を活かすモード①

岐阜県総合医療センター新生児内科部長・新生児医療部長

山本　裕（やまもと・ゆたか）

1 どんなモード？

ぱっと見てわかる **IMV、CIMV、A/C と自発呼吸との関係**

　間欠的強制換気（IMV）は、作動するタイミングは自発呼吸とは関係なく、一定間隔で強制換気が行われます（第3章②-2「IMV」〔p.146〕参照）。同調式間欠的強制換気（synchronized intermittent mandatory ventilation；SIMV）、補助調節換気（assist/control ventilation；A/C）は、どちらも自発呼吸に同調して強制換気を行います。いわば、「吸いたいときに吸える」呼吸モードです。

　SIMV、A/C で設定する項目を 表1 に示します。呼吸回数は、SIMV では設定できますが A/C では設定できません。強制換気が入るタイミングに関しては、SIMV では、後述のトリガー・ウインドウ（trigger window；TW）内でしか自発呼吸をトリガーできません。すなわち不応期が存在します。一方で、A/C では不応期はなく、自由に自発呼吸をトリガーできます。A/C で自発呼吸が乏しくなった場合、十分な分時換気量（minute volume；MV）を維持できなくなることがあります。

表1 PSV を用いた換気モードの設定項目の比較

設定項目	IMV	SIMV	A/C
F_IO_2	○	○	○
PIP	○	○	○
PEEP	○	○	○
吸気時間（Ti）	○	○	○
呼吸回数	○	○	×*
トリガー感度	×	○	○

*呼吸回数はトリガーされる自発呼吸により決定されますが、最低限の呼吸回数を設定することでバックアップ換気を行うことが可能です。

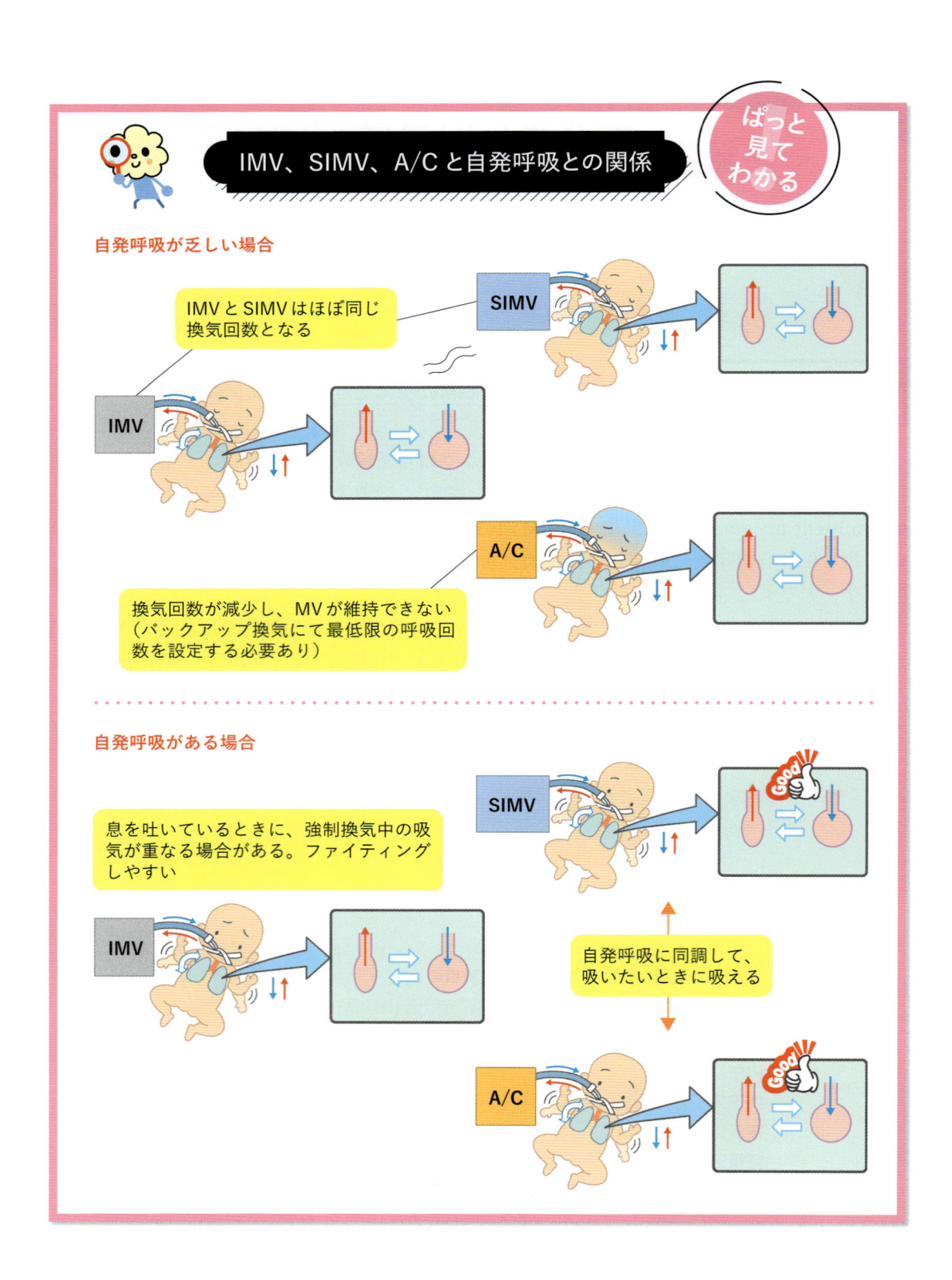

ぱっと
見て
わかる

IMV、SIMV、A/C と自発呼吸との関係

自発呼吸が乏しい場合

IMV と SIMV はほぼ同じ
換気回数となる

SIMV

IMV

換気回数が減少し、MV が維持できない
（バックアップ換気にて最低限の呼吸回
数を設定する必要あり）

A/C

自発呼吸がある場合

息を吐いているときに、強制換気中の吸
気が重なる場合がある。ファイティング
しやすい

SIMV

Good!!

IMV

自発呼吸に同調して、
吸いたいときに吸える

A/C

Good!!

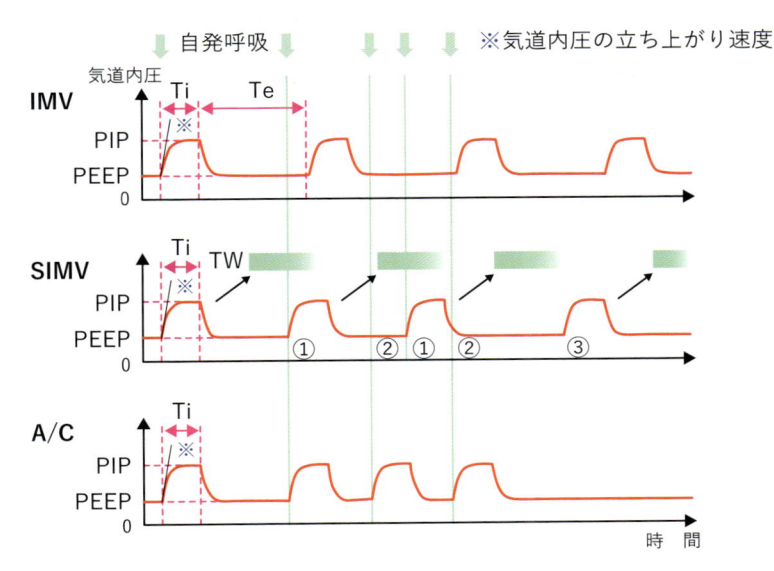

図1 IMV、SIMV および A/C と自発呼吸との関係（文献1を参考に作成）

トリガー・ウインドウ（TW）

　トリガー・ウィンドウ（TW）とは、設定された強制換気の回数によって設定される、自発呼吸を感知する応答期のことです。

　強制換気の後に設定される TW の内に自発呼吸が感知されると、この自発呼吸に同調して強制換気が行われます 図1① [1]。自発呼吸が感知されても、TW の外であれば同調した強制換気は行われません 図1② [1]。TW が終了するまでに自発呼吸が感知されない場合は、TW が終了した時点で強制換気が行われます 図1③ [1]。

2　どんな効果が期待できるか

　人工呼吸器がガスを送っているときに息を吐こうとすると、ガスの行き場がなくなって回路内圧や肺胞内圧が異常に上昇します。これをファイティングといいます 図2。ファイティングがあると有効な換気ができないだけでなく、圧損傷を生じやすくなるため、可能な限り避けなくてはなりません。SIMV、A/C では、自発呼吸と強制換気の吸気の始まりを同調させることによりファイティングを防ぎます。

1）SIMV

　SIMV の場合、自発呼吸が多い場合でも設定された呼吸回数以上の強制換気は行われないため、過換気に陥りにくいという特徴があります。さらに、トリガーされる自発呼吸が設定された呼吸回数未満であったとしても、強制的に呼吸回数を維持しようとします。従

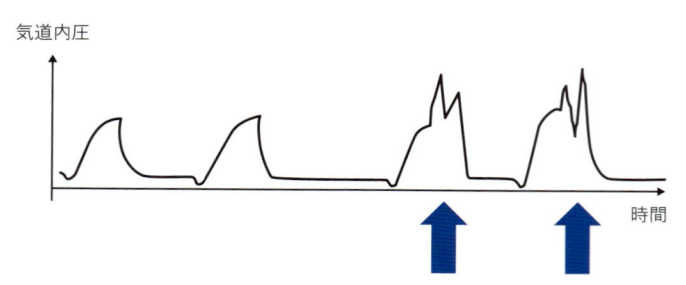

ファイティングを青矢印（➡）で示します。
呼吸器の吸気相に不規則な気道内圧上昇が見られます。

図2 ファイティング時の気道内圧

って、呼吸回数を低く設定すると、MV を維持するためには高い最大吸気圧（peak inspiratory pressure；PIP）が必要となります。

2）A/C

　A/C は全ての自発呼吸に同調して強制換気を行うため、自発呼吸が安定している場合は、PIP を下げながら必要な MV を維持することが可能です。自発呼吸が少ない場合は、最低限の呼吸回数を設定することでバックアップ換気を行うことが可能です。例えば 1 分間に 20 回と設定した場合、トリガーした自発呼吸が 20 回未満となったら、設定された 20 回の強制換気が行われます。SLE6000 では A/C を PTV と表記するなど、機種により呼び方が異なります。

3）SIMV と A/C の使い分け

　自発呼吸があることを確認しながら、SIMV と A/C とを使い分けます。自発呼吸が安定しない生後早期は、呼吸回数を 40 回／分以上とし SIMV で開始します。自発呼吸がある程度安定してきたタイミングで A/C に変更します。SIMV、A/C は両者ともに慢性肺疾患（chronic lung disease；CLD）に対して過剰な圧による圧損傷を防ぐ働きがあります。早産・低出生体重児の呼吸管理において、IMV と比べて SIMV もしくは A/C は有意に人工換気期間を短縮させる効果が期待できますが、気胸や CLD を合併する割合や死亡率に有意な変化はみられませんでした[2]。

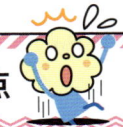

管理する際の注意点

→ 適切なトリガー感度の設定

　SIMV、A/C ともに適切なトリガー感度を設定できるかどうかが、その特徴を十分に発揮できるかどうかの鍵を握ります。トリガーの方法は、圧トリガーとフロートリガーとに二分されます 表2 。一般的にフロートリガーの方が感度としては鋭敏です。圧トリガーは、赤ちゃんの吸気に伴い回路内圧が低下したポイントを自発呼吸と認識します。フロートリガーは、赤ちゃんの吸気により、回路内の定常流が減少したポイントを自発呼吸と認識します。近年多くの機種でフローセンサが使えるようになっており、センサは口元に位置します。人工呼吸器と赤ちゃんの呼吸が同調しているかを観察し、トリガー感度が適切かどうか確認することが大切です。

　トリガー感度が敏感過ぎる場合、呼吸器回路内の水滴や回路自体の振動を自発呼吸と誤認して強制換気を行ってしまいます。特に TW がない A/C の場合は、無制限に換気を繰り返すオートトリガーが発生することがあります 図3 。オートトリガーが発生すると、過換気に陥るため注意が必要です。一方で、トリガー感度が鈍感過ぎる場合、自発呼吸が十分に感知できないため、SIMV では IMV とほぼ同じ状態となってしまいます。A/C ではバックアップ換気の頻度が高くなってしまいます。従って、吸気にうまく同調できず赤ちゃんの吸気努力が増し、おのおのの特徴が生かされません。A/C では、バックアップ換気の設定回数が少ないと MV が保てなくなり、低換気に曝露されてしまいます。ちなみに SERVO-n は 0.05L/ 分と他の機種と比べて少ないフロートリガーから設定を行うことが可能です。

　また、リーク率が高い、もしくは変動が大きいと、正確に自発呼吸をトリガーすることが困難になってしまいます。適切なサイズ径の気管チューブを使用し、チューブを適切な位置に（片肺挿管には注意）置くことで、リーク率を必要最小限にとどめることが重要です。

表2 新生児人工呼吸器のトリガー方式

機　種	圧トリガー	フロートリガー
BabylogVN 600/800	×	○
ハミングビュー	○	○
SERVO-n	○	○
SLE6000	○	○
HAMILTON−T1	×	○

03

SIMVとA／C　赤ちゃんの自発呼吸を活かすモード①

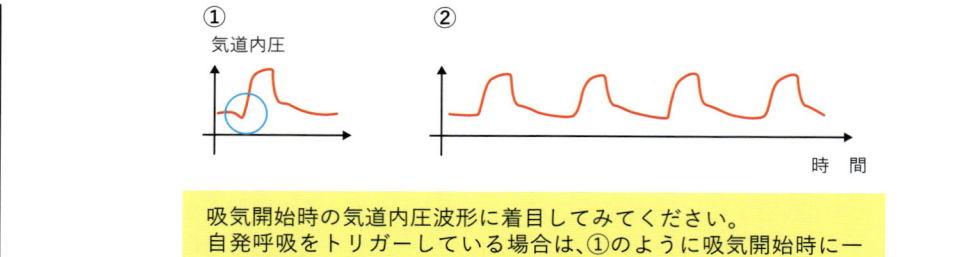

吸気開始時の気道内圧波形に着目してみてください。
自発呼吸をトリガーしている場合は、①のように吸気開始時に一瞬、陰圧になります。
②では、吸気開始時には陰圧にならず、そのまま内圧が上昇する波形が連続しています。これが自発呼吸以外をトリガーしているオートトリガーという現象です。

図3 オートトリガー時の気道内圧の変化

引用・参考文献
1) 河井昌彦. "IMV と SIMV はどう違うのですか?". ステップアップ新生児呼吸管理. 長和俊編. 大阪, メディカ出版, 2017, 134-5.
2) Greenough, A. et al. Synchronized mechanical ventilation for respiratory support in newborn infants. Cochrane Database Syst Rev. 9 (9), 2016, CD000456.

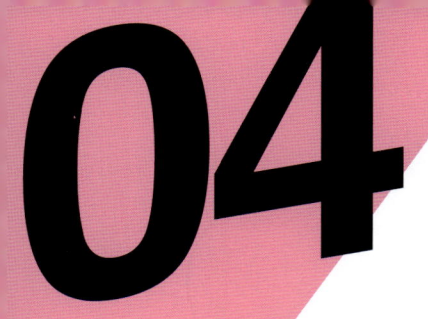

04 PSV

赤ちゃんの自発呼吸を活かすモード②

岐阜県総合医療センター新生児内科部長・新生児医療部長

山本　裕（やまもと・ゆたか）

1 どんなモード？

ぱっと見て わかる PSV と、SIMV および A/C の比較

　同調式間欠的強制換気（synchronized intermittent mandatory ventilation；SIMV）、補助調節換気（assist/control ventilation；A/C）は、自発呼吸に同調して強制換気を行います（第3章②-3「SIMV と A/C」〔p.151〕参照）。いわば「吸いたいときに吸える」呼吸モードです。しかし、どちらも吸気時間（inspiratory time；Ti）が規定されており、肺コンプライアンスに対して Ti が長過ぎると、吸気の後半は肺胞過伸展**図1①②**[1] に陥ってしまいます。圧支持換気（pressure support ventilation；PSV）では、吸気のピークフロー（PF）に対してある一定の割合（ターミネーション感度；TS）まで気道流速が低下した時点で吸気を終了して呼気に移行するフローターミネーションを行います**図1③**[1]。Ti 自体は変動するため、いわば「吸いたいときに吸え、吐きたいときに吐ける」呼吸モードで

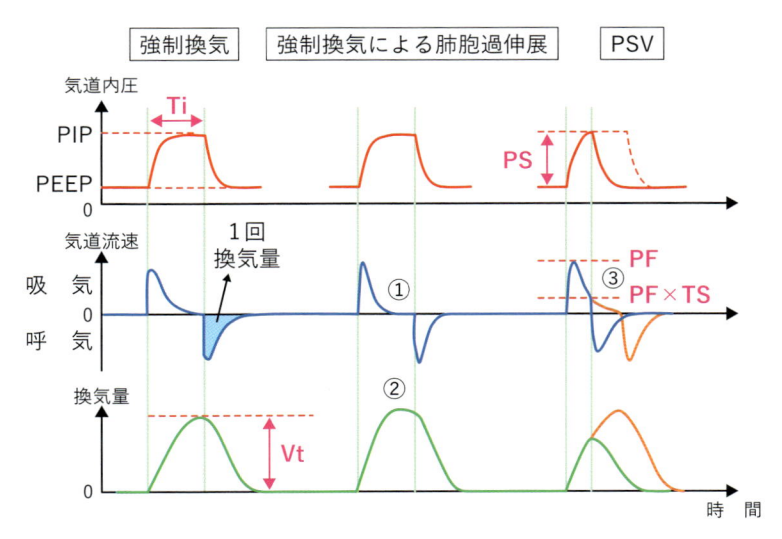

図1 強制換気と PSV との比較（文献 1 より転載して改変）

肺胞過伸展→①では気道流速がゼロ、②では換気量が一定。
③：TS＝30%

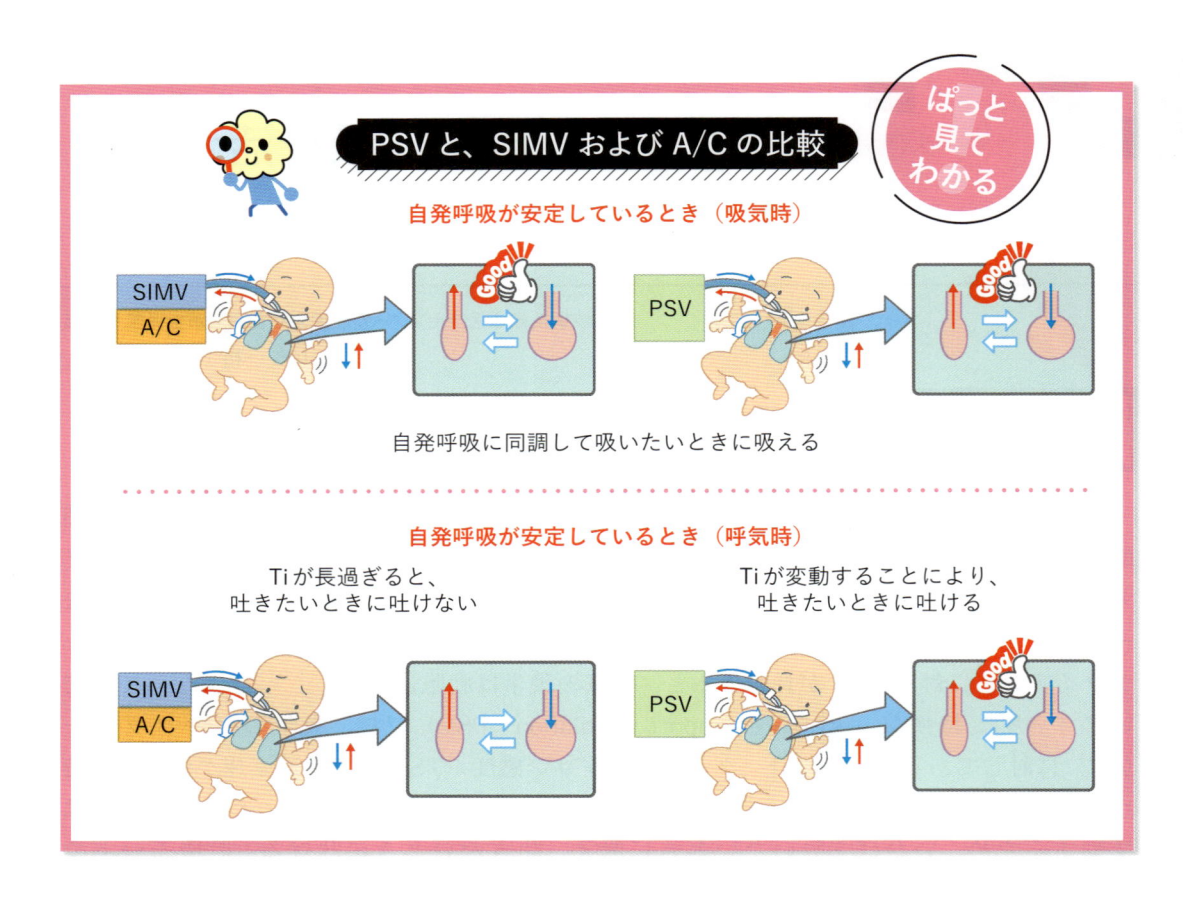

表1 PSV を用いた換気モードの設定項目の比較

設定項目	PSV	SIMV+PSV
F_IO_2	○	○
PIP	×	○
PS（above PEEP）	○	○
PEEP	○	○
吸気時間（Ti）	×*	○
呼吸回数	×**	○
トリガー感度	○	○

* フローターミネーションの設定圧までなかなか下がらず過膨張になることを防止するため、Ti 上限値を設定できます。
** 呼吸回数はトリガーされる自発呼吸により決定されますが、最低限の呼吸回数を設定することでバックアップ換気を行うことが可能です。

す[1]。 PSV で設定する項目を**表1**に示します。PSV では Ti は設定しません。また、最大吸気圧（peak inspiratory pressure；PIP）の代わりに圧支持（PS あるいは above PEEP）

を設定します。例えば PEEP が 5cmH$_2$O で PS が 8cmH$_2$O の場合、PIP は 13cmH$_2$O となります。

　PSV 単独で使用する場合、A/C と同様に自発呼吸が乏しくなると、十分な分時換気量（minute volume：MV）を維持できなくなる場合があり、最低限の呼吸回数を設定することでバックアップ換気を行うことが可能です。例えば 1 分間に 20 回と設定した場合、トリガーした自発呼吸が 20 回未満となったとしても、設定した 20 回の強制換気が行われます。バックアップ換気は PSV とは異なる PIP を設定できたり、最短の無呼吸時間設定値も 1～5 秒と幅があったりするなど、それぞれの機種によってその特性は異なります 表2[2]。自発呼吸が不安定な早産児に対しては、PSV 単独で使用するよりも、ある程度強制呼吸回数を維持しながら強制呼吸回数以上の自発呼吸をサポートすることができる SIMV + PSV で使用することが多いです。自発呼吸が安定してきたら SIMV の呼吸回数を減らし、PSV による換気を増やしながらウィーニングを行うことも可能です。機種によっては SIMV + PSV を SIMV + PS と表記しています。また、HAMILTON-T1 では PSIMV + PSync ON（SIMV と PS の PIP は同じ）と呼びます。

フローターミネーション

　ターミネーションを行うために、吸気フローの低下を感知するターミネーション感度には固定式と可変式があります。リークが多いとターミネーション感度までフローがなかなか下がらず、結果的に Ti の上限値に達してしまい、PSV のメリットが生かされないことがあります。また、ターミネーション感度の設定値が低過ぎる場合も同様です。

　BabylogVN 600/800（以下：VN）や SLE6000 では、リークに応じてターミネーションのタイミングを調整する機能を有しており、カフなしの気管チューブのため、ある程度のリークを許容しながら人工呼吸管理を行わざるを得ない新生児にとって有用な機能です。特に VN の自動リーク補正機能は秀逸で、リークによって上昇したフローの基線を自動で再設定することにより、ターミネーション感度の設定は 15 ％固定で適切な吸気のターミネーションが行われます 図2[3]。また、自動リーク補正で補正しきれない大きいリークが発

表2 新生児人工呼吸器バックアップ換気の比較

機　種	無呼吸検知とトリガー感度	バックアップ時のPIP 別設定	最短無呼吸時間設定値
BabylogVN 600/800	共通	×	5 秒
ハミングビュー	共通	×	3 秒
SERVO-n	共通	○	1 秒
SLE6000	共通	×	5 秒
HAMILTON-T1	共通	○	5 秒

（文献 2 より作成）

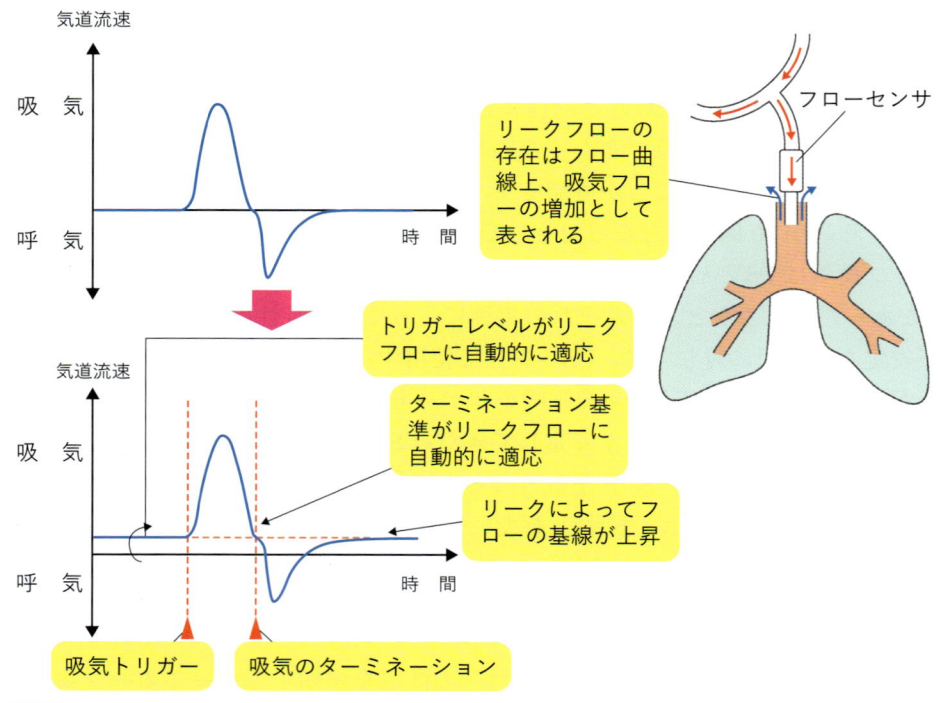

図2 **BabylogVN500 の自動リーク補正機能**（文献 3 を転載して改変）

生した場合、自動的に呼気に移ることができるように最大吸気時間の設定を行うことが可能です。SLE6000 では、自発呼吸を検知しない場合には吸気がターミネーションされず、設定された Ti で強制換気が入ります。機能的残気量が低下して無呼吸に陥った際、肺リクルートメント効果として有利に働く可能性があります[4]。

　HAMILTON-T1 では、リーク量に応じてフローターミネーションを調整するだけでなくフロートリガーの感度の調整を行います。SERVO-n、HAMILTON-T1 もリーク補正機能を有しています。

2 どんな効果が期待できるか

　肺胞過伸展を防止し、SIMV、A/C と比較して呼気への同調性が増しているため、さらにファイティングや容量損傷を軽減することが期待されます。しかしながら、呼吸努力が乏しい超低出生体重児の場合や、気道狭窄などを合併しているときは、自発呼吸で十分な Ti を確保できないため、PSV の適応とはなりにくいです。PSV の効果を十分に発揮するためには、安定した自発呼吸があること、気管チューブ径が 2.5 mm 以上でリークが少ないことが求められます。

管理する際の注意点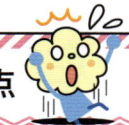

➡ トリガー感度や PS の適切な設定

　SIMV、A/C と異なり、PSV では Ti が可変であるため 1 回換気量も変動しやすいです。1 回換気量が十分維持できない場合は自発呼吸を増やすことで MV を維持しようとしますが、それには限界があります。トリガー感度を調整し、適切な呼吸回数で換気を維持できるかどうかが PSV をうまく使いこなすためのキーポイントとなります（「管理する際の注意点：適切なトリガー感度の設定」〔p.155〕参照）。

　また、肺のコンプライアンスに応じて適切な PS を設定することも同じく重要です。SIMV + PS の際、多くの呼吸器で SIMV の PIP と PSV の PS は別設定が可能です。肺炎、重度の慢性肺疾患（chronic lung disease；CLD）を合併していなければ、早産児の PS は 10 cmH$_2$O（above PEEP）以内で設定します。

　PSV は、A/C と同じくトリガーの不応期がないため、呼吸器回路内の水滴や回路自体の振動を自発呼吸と誤認して強制換気を行ってしまうオートトリガーに陥ることがあります。PSV では Ti が極端に短くなってしまうと、設定された PS まで吸気圧が到達できず、有効な換気を得られなくなり低酸素状態に陥ることもあります。

引用・参考文献

1) 長和俊. "A/C と PSV はどう違うのですか？". Q & A で違いが分かる・説明できる：ステップアップ新生児呼吸管理. 大阪, メディカ出版, 2017, 144-5.
2) 池田智文. "新生児用人工呼吸器徹底比較". 前掲書 1. 付表 1.
3) 網塚貴介. Babylog® VN500（基礎編）. Neonatal Care. 26（2）, 2013, 169-76.
4) 網塚貴介. クセとコツをらくらくマスター　人工呼吸器フル活用マニュアル 第 7 回：SLE 5000（応用編）. Neonatal Care. 24（11）, 2011, 1113-20.

04
PSV 赤ちゃんの自発呼吸を活かすモード②

05 VTV

肺の状態が不安定でも換気量を維持できるモード

聖隷浜松病院総合周産期母子医療センター新生児科主任医長　**小泉正人**（こいずみ・まさと）
同副センター長、同部長　**杉浦　弘**（すぎうら・ひろし）

1 どんなモード？

　量規定換気（volume targeted ventilation；VTV）とは、目標とする換気量を維持するように、人工呼吸器が呼吸器条件を自動調整する呼吸器モードの総称です。

　前項で解説のあったいずれの従圧式モード（IMV〔間欠的強制換気〕、SIMV〔同調式間欠的強制換気〕、A/C〔補助調節換気〕、PSV〔圧支持換気〕）においても、最大吸気圧（peak inspiratory pressure；PIP）、呼気終末陽圧（positive end-expiratory pressure；PEEP）、呼吸回数（backup）は設定した条件で固定されるため、得られる換気量は赤ちゃんの肺の状態や自発呼吸の程度によって変動することになります。この点に対応することを目的としたモードがVTVです。

　例えば同じPIPでも、軟らかい（コンプライアンスが高い）肺であれば大きな1回換気量（tidal volume；Vt）が得られ、硬い（コンプライアンスが低い）肺であれば小さなVtしか得られません。痰が貯留して十分な圧力が肺に伝わらないとVtが低下し、呼吸状態の悪化につながります。また、自発呼吸が十分な回数ある場合は呼吸回数が少なくて済みますが、自発呼吸が少ない場合には強制換気で分時換気量（minute volume；MV）を維持する必要があります[1]。

　VTVではこのような赤ちゃん側の状態に応じて人工呼吸器が自動でPIPや呼吸回数を調整し、設定した換気量を維持するよう働いてくれます。

　VTVの代表的なものとして換気量保証（volume guarantee；VG）と分時換気量保証（mandatory minute ventilation；MMV）があります。VGやMMVに相当する用語は、人工呼吸器の機種により違いがあります。また、VTVはVGと同義に使われることもあります。

1）換気量保証（VG）　ぱっと見てわかる　VGってどんなモード？[2]

　VG単独のモードは存在せず、SIMVやA/Cなどの従圧式換気モードに追加機能として付与して使用します。また、VGはHFO（高頻度振動換気）にも付与することができます。

　VGでは、呼吸器が呼気の換気量をモニタリングし、目標とするVt（設定Vt）となるよう呼吸器が自動的にPIPを調節します。実際の換気量（実測Vt）が設定Vtより小さかっ

た場合には、次の呼吸では PIP を前回より高くして換気します。逆に、実測 Vt が設定 Vt よりも大きかった場合には、次の呼吸では PIP を前回より低くして換気します。また、VG の設定項目には、PIP が過剰にかかるのを防ぐために換気圧上限が含まれており、設定された最大吸気圧の範囲内で PIP が自動調整されます。最大吸気圧でも設定 Vt に到達しないことが一定時間続くと低換気アラームが作動します。

　目標 Vt の初期設定は 4〜5mL/kg とされていますが、VG を付与する前の実測 Vt の推移も参考にします。また、呼吸器回路の死腔が影響しやすい超低出生体重児や、肺胞の生理学的死腔が多い胎便吸引症候群（meconium aspiration syndrome；MAS）や慢性肺疾患（chronic lung disease；CLD）の症例などでは、少し多めの 5〜6mL/kg に設定するとされています。加えて、換気圧上限の初期設定は、VG を付与する前に使用していた PIP より 3〜5cmH$_2$O 程度高く設定し、高めの吸気圧が必要な際にも対応できるようにしておきます[3]。

　Vt を変動させる重要な要因として、自発呼吸の存在があります。自発呼吸をトリガーし

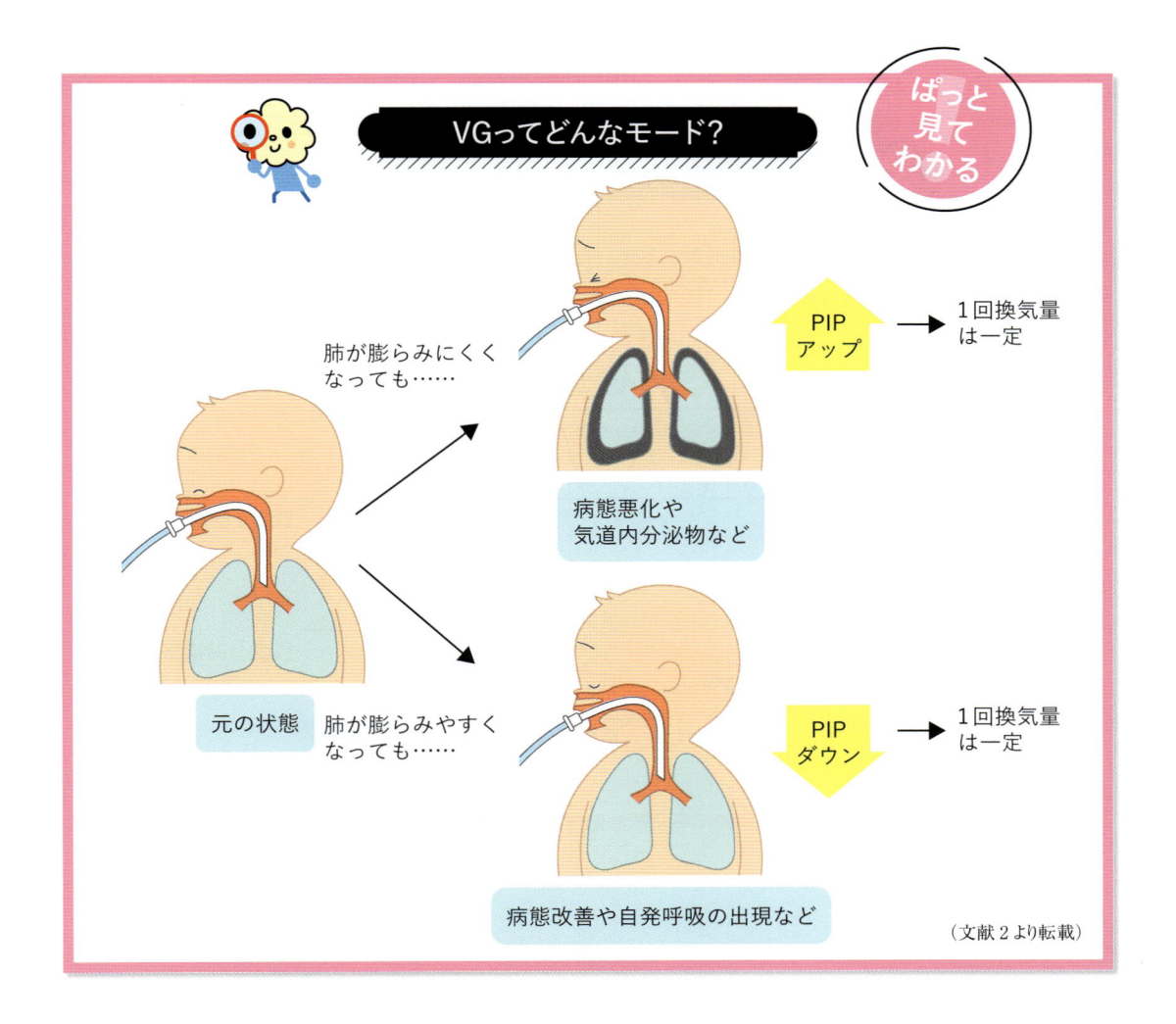

VGってどんなモード？

ぱっと見てわかる

肺が膨らみにくくなっても……

病態悪化や気道内分泌物など

PIP アップ → 1回換気量は一定

元の状態　肺が膨らみやすくなっても……

PIP ダウン → 1回換気量は一定

病態改善や自発呼吸の出現など

（文献 2 より転載）

05　VTV　肺の状態が不安定でも換気量を維持できるモード

て換気を行う場合（同調換気）では、トリガーしないで換気を行う場合（強制換気）に比べて同じ Vt を得るための PIP は低くて済みます。そのため VG では、同調換気と強制換気をそれぞれ区別して PIP が調整されており、これによって Vt の変動がより少なくなるようにしています。

　HFO に VG を付与した場合も従圧式モードと同様、目標 Vt と圧上限を設定して使用します。

2）分時換気量保証（MMV）　ぱっと見てわかる VG と MMV[2]

　目標とする1分間の換気量（分時換気量；MV）を維持するように PIP と呼吸回数を自動調整するモードが MMV です。MMV は SIMV ＋ VG を基本とし、目標 MV は設定 Vt と設定呼吸回数の項目により規定されます。設定 Vt に関しては VG と同様ですが、設定呼吸回数というのは強制換気回数の上限を意味します。具体的には、自発呼吸が全くない場合には設定呼吸回数での強制換気となりますが、自発呼吸が出現すると目標 MV が維持されるように強制換気回数を自動的に減らします。自発呼吸が乏しく、自発呼吸だけでは目

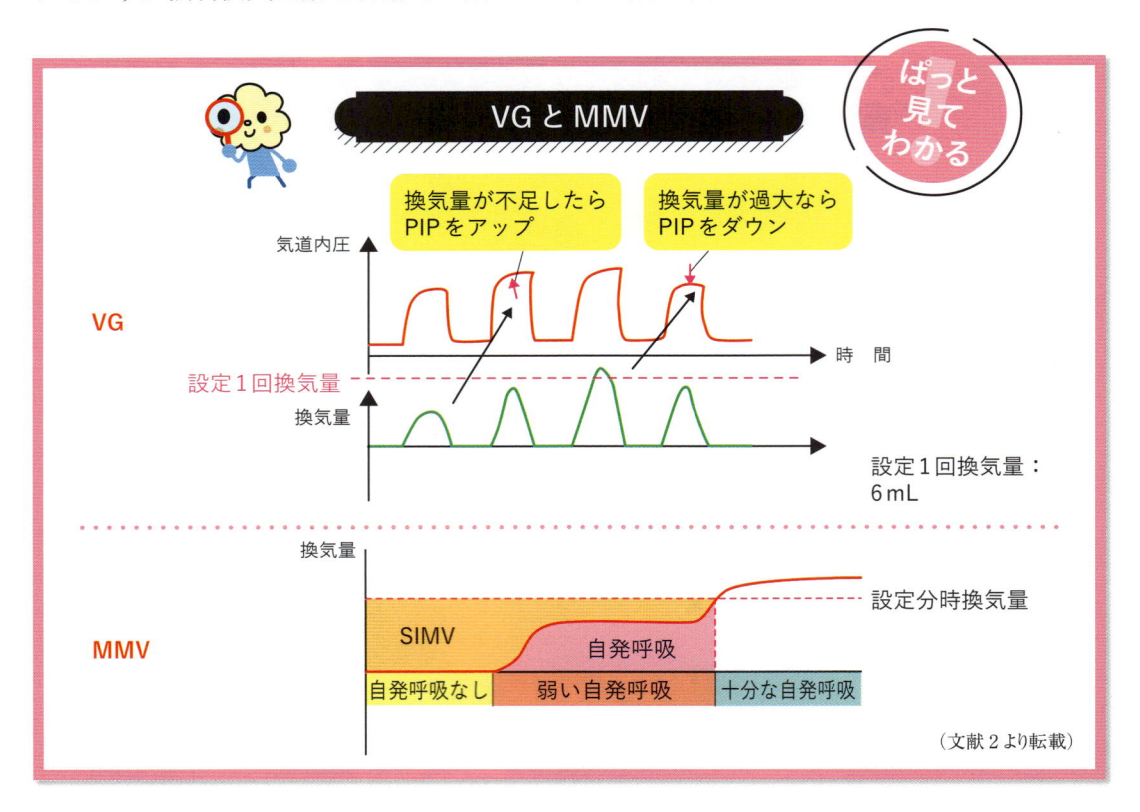

（文献2より転載）

標 MV を下回る場合には、目標 MV が維持されるように強制換気回数を増やします。逆に、自発呼吸が十分で目標 MV 以上に実際の MV が保たれるときには強制換気は行われません。

MMV は無呼吸発作など自発呼吸が不安定な赤ちゃんにおいて良い適応とされています。無呼吸となった場合は、目標 MV が保たれるため、低換気を避けることができます。規則的に十分な自発呼吸が出現してきた場合には、強制換気の回数は自動的に減少していき、抜管に向けてのウィーニングが自動的に行われることが期待されます[2]。

2 どんな効果が期待できるか

1）過換気や低換気の回避、肺障害を抑える

なぜ VTV のような呼吸器モードが活躍するかというと、人工呼吸管理をする上で大切なことは、第一に適正な酸素化・換気・呼吸様式を保つことであり、VTV によって一定の換気量を維持することで過換気や低換気を回避することが期待できるからです。

加えて、人工呼吸管理を行うことで生じる肺傷害（呼吸器関連肺傷害〔ventilator-induced lung injury；VILI〕）を可能な限り抑えることも重要なポイントです。VILI を起こす要因はさまざまありますが、高い気道内圧が肺に良くないとする「圧損傷（barotrauma）」と、肺を過剰に膨らませることが良くないとする「容量損傷（volutrauma）」という概念が重要なものとして挙げられます。volutrauma は、barotrauma 以上に VILI のリスクとなるといわれており、VTV は換気量を一定に保つことで VILI を減少させる効果があるとされています[4, 5]。

2）肺保護に寄与

実際には MMV を有用とするデータはまだ少なく、新生児の VTV に関する主なエビデンスは VG が中心となるため、ここからは VG を前提に話を進めていきます。

VG の特徴が生きる症例としては、CLD のリスクのある早産児が代表的です。早産児は機能的残気量が少なく、気管挿管下の人工呼吸管理中では痰の貯留や体動によって肺コンプライアンスの低下や気道抵抗の上昇が起こります。それによって、換気量の低下や肺虚脱が生じ、容易に徐脈や SpO$_2$ 低下を来します。そのような場合、換気量が保証される VG が有用となります。CLD の発症／進行には肺損傷に関わるさまざまな要因が影響しますが、前述した VILI を抑える機序が肺保護に寄与すると考えられています。

3）PIP の調整

ほかにも、呼吸窮迫症候群（respiratory distress syndrome；RDS）症例の人工肺サーファクタント気管内投与後なども、VG の良い適応と考えられます。典型的な RDS では人工肺サーファクタント投与後、肺の状態が改善するのに合わせて必要な PIP が低下していくわけですが、VG ではこの PIP の調整を呼吸器が自動的に行ってくれることが期待されます（オートウィーニング）。

4）従来の従圧式換気モードとの比較

　最新のコクランレビューでは、新生児に対する VG を含めた VTV の効果として、従来の従圧式換気モードと比較して CLD や気胸、脳室周囲白質軟化症（periventricular leukomalacia；PVL）、頭蓋内出血（intraventricular hemorrhage；IVH）の減少や人工呼吸期間の短縮が報告されています[6]。

　また、2023 年に出された国内のガイドラインにおいても、VTV の実施可能な施設においては、従来の従圧式換気モードよりも VTV を用いることを弱い推奨度で提案しています[7]。

　なお、HFO に VG を付与した場合に関しては、従圧式モードと同様、換気量を一定に保つことで VILI を抑える可能性や、体動や吸引に伴う肺虚脱からの回復に有用であると考えられるものの、エビデンスはまだ少なく、その効果は現時点では不明です。

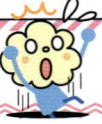

管理する際の注意点

❶フローセンサの確認

　呼気の換気量を正確にモニタすること、自発呼吸をしっかり検知してトリガーすることが VG の要となっています。この機能を一手に担うのがフローセンサです。すなわち、フローセンサが正確に機能していないと、VG は成り立ちません。

　フローセンサは呼吸器回路内の最も気管チューブに近い位置に設置されます。この位置は、フローセンサの天敵である回路内の結露や、人工呼吸管理中の赤ちゃんの気管分泌物に曝露されることが多い場所です。呼吸器回路の目視や、グラフィックモニタの波形やトレンドを見ることで、フローセンサが正しく作動していることを定期的に確認し、回路内に貯留している水滴があれば小まめに取り除きましょう。ほかにも、気管分泌物にフローセンサが汚染されるとうまく働かなくなることもあるため、必要に応じてキャリブレーションや交換することで対応する場合もあります。

❷気管チューブのリーク

　VG を使用する上で、気管チューブのリーク管理も重要です。最新の人工呼吸器は、リークを補正する機能を備えており、少量のリークでは問題なく管理することができますが、基本的にはリーク率が高くなるほど換気量の測定が不正確となるため、リークが多いことは VG が適さない状況と考える必要があります。

　リーク過多で VG が適さないと判断した場合は、必要に応じて気管チューブのサイズアップ、VG の中止、ほかの呼吸器モードへの変更を検討します。

❸持続気道陽圧（CPAP）の状態になるのを防ぐ

　VG 管理でしばしば遭遇するのが、自発呼吸のみで設定 Vt に達した場合に人工呼吸器での加圧が不要となるため、PIP がほとんど入らずに持続気道陽圧（continuous positive airway pressure；CPAP）の状態となってしまうことです。そのような場合は努力呼吸を伴っていることも多く、強い努力呼吸は呼吸仕事量の増大によるエネルギー消耗や肺損傷につながります。設定 Vt を大きくしたり、VG の中止やほかの呼吸器モードへ変更したりするといった対応が必要なことがある一方で、抜管した方が呼吸状態が安定する場合もあります。

❹呼吸状態の把握

　VG を使用する際は換気量が一定になるため、呼吸状態が悪化しても $EtCO_2$/$TcCO_2$ や SpO_2 では変化が把握しにくくなり、気付けば換気圧上限まで PIP がかかっていて低換気アラームが鳴って赤ちゃんに努力呼吸が認められるということもあります。そのため、PIP の実測値の推移が呼吸状態を把握するのに重要な指標となり、グラフィックモニタでそれを読み取ることが重要です。

　また、PIP のトレンドは、気管吸引や体位変換などのケアの適切なタイミングを判断する有用な情報源にもなります。

　VG は便利な機能ですが、ともすると機械任せになって赤ちゃんの観察が疎かになってしまうという落とし穴もあります。聴診や呼吸様式などの理学的所見があって初めて VG も活きるのだと思います。

引用・参考文献
1) 長和俊. 慢性肺疾患（CLD） Volume-Targeted Ventilation（VTV）を使いこなすコツ. Neonatal Care. 31（1）, 2018, 26-9.
2) 宮原純. "VTV：肺の状態が不安定でも換気量を維持できるモード". ここからはじめる！新生児の呼吸管理ビジュアルガイド. Neonatal Care 秋季増刊. 長和俊編. 大阪, メディカ出版, 2016, 139-43.
3) 遠藤真美子. VG：volume guarantee, MMV：mandatory minute volume ventilation. 周産期医学. 49（4）, 2019, 463-6.
4) Keszler, M. State of the art in conventional mechanical ventilation. J Perinatol. 29（4）, 2009, 262-75.
5) Chao, DC. et al. Barotrauma vs volutrauma. Chest. 109（4）, 1996, 1127-8.
6) Klingenberg, C. et al. Volume-targeted versus pressure-limited ventilation in neonates. Cochrane Database Syst Rev. 10（10）, 2017, CD003666.
7) 日本新生児成育医学会 医療の標準化委員会 科学的根拠に基づく新生児医療グループ. JEBNeo 早産児の慢性肺疾患の予防・治療のための診療ガイドライン. 2023. https://jsnhd.or.jp/doctor/pdf/Clinical_Practice_Guidelines_for_Prevention_JEBNeo_0.5.pdf ［2024. 5. 20］

06 HFOV

どうして換気できるの？

東京女子医科大学八千代医療センター新生児科助教

佐藤雅彦（さとう・まさひこ）

1 HFV の分類[1]

　生理的呼吸数よりも多い呼吸回数において、解剖学的死腔量よりも少ない1回換気量で行う換気療法を高頻度換気（high frequency ventilation；HFV）と呼びます。呼吸回数、呼気が人工呼吸器により作られた陰圧で行われている（active）かどうかによってHFVはさらに表1のように分類されますが、日本で新生児に使用可能なHFVは、高頻度振動換気（high frequency oscillatory ventilation；HFOV）〔HFO［high frequency oscillation］と呼ばれることもあります〕のみです。

2 HFOV のガス交換原理と特徴[2, 3]

　高頻度に吸気・呼気が繰り返されることで、**ぱっと見てわかる** **HFOVにおけるガス交換原理**に示すような種々の要因が増強され、小さい1回換気量でのガス交換を可能としています。

　図1のように従来型人工換気（conventional mechanical ventilation；CMV）とは異なり、設定された振幅圧は呼吸器回路から肺胞に至るまでに十分減衰し、過膨張による肺損傷（high volume injury）を防ぐだけでなく、振幅圧と独立して設定可能な平均気道内圧（mean airway pressure；MAP）を適正に保つことで、虚脱／再開放による肺損傷（low volume injury）も防ぐことができます。

表1 HFV の分類

	呼吸回数	呼　気	I：E 比
HFPPV	1〜2.5Hz（60〜150 回／分）	passive	1：3〜
HFJV	2.5〜10Hz（150〜600 回／分）	passive	1：4〜1：8
HFFI	8〜12Hz（480〜720 回／分）	passive	1：3〜1：6
HFOV	8〜25Hz（480〜1,500 回／分）	active	1：1〜1：3

HFPPV（high frequency positive pressure ventilation）：高頻度換気
HFJV（high frequency jet ventilation）：高頻度ジェット換気
HFFI（high frequency flow interruptor）：高頻度流量遮断

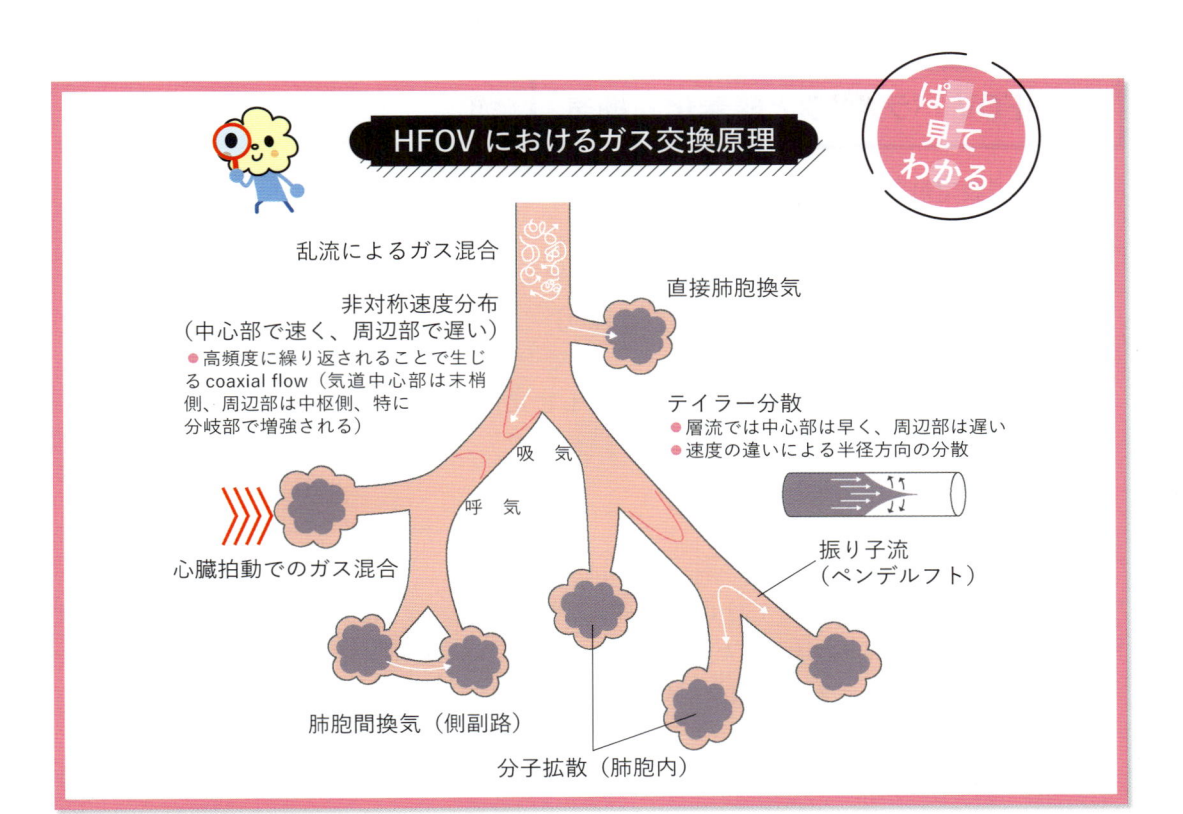

06
HFOV どうして換気できるの？

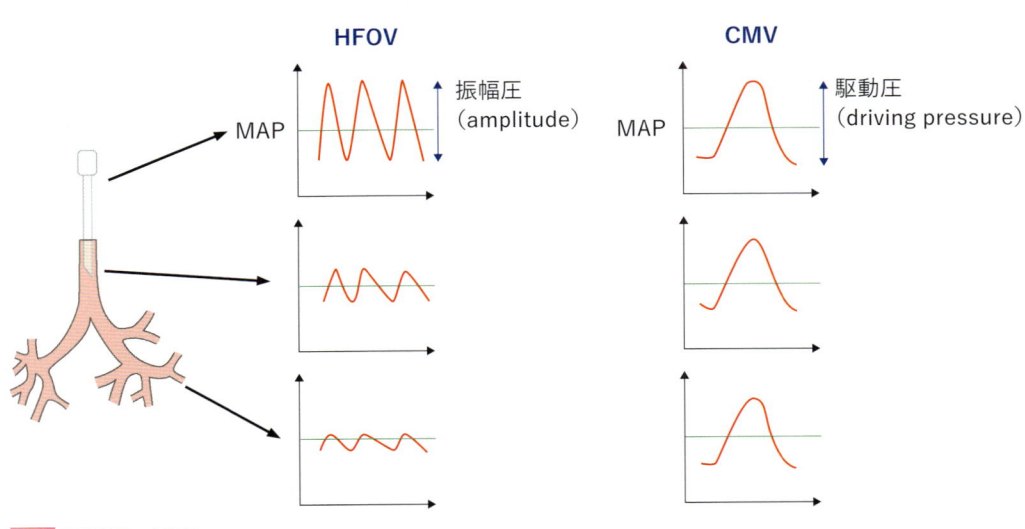

図1 振幅圧の減衰

3　HFOV パラメータと酸素化、換気

HFOV で設定可能なパラメータには以下があります図2。

・平均気道内圧（mean airway pressure；MAP）〔cmH₂O〕
・振幅圧（amplitude/ Δ pressure ）〔cmH₂O〕
・振動数（frequency）〔Hz〕 [1]
・吸気呼気時間比（inspiratory-expiratory；I/E 比）〔%/ ― ：―〕 [2]
・1 回換気量（VThf/stroke volume；SV）〔mL〕 [3]
・吸入酸素濃度（%）

[1] 1 秒間の波の数
[2] 機種によって設定可能。I：E = 1：1 は I/（I+E）比 50%、I：E=1：2 は I/E 比 33% に相当します。
[3] VThf は口元フローセンサで計測した 1 回換気量であるが、stroke volume（SV）は呼吸器で計測した換気量となるため、SV は通常 VThf よりも大きくなることに注意しましょう。

各パラメータを表2 のように変更することで酸素化、換気を調整する。HFOV では CMV と異なり、振動数を下げることで換気量が増えることに注意します。HFOV において振幅圧、振動数と換気量の関係を図3 に示します。

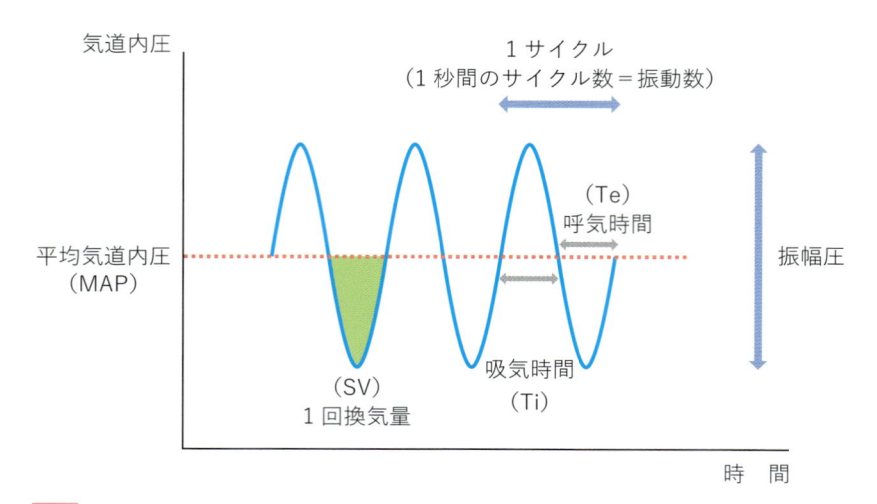

図2 HFOV におけるパラメータ

表2 各パラメータと酸素化、換気の関係

	酸素化を改善（PaO_2[*4]↑）	換気を改善（PCO_2↓）
MAP（cmH_2O）	上げる	−
振幅圧（cmH_2O）	−	上げる
SV、VThf（mL）	−	上げる
振動数（Hz）	−	下げる[*5]

[*4] PaO_2：動脈血酸素分圧（partial pressure of arterial oxygen）
[*5] 通常は少し下げると換気が改善されますが、あまり下げ過ぎると逆効果になるため注意が必要です。

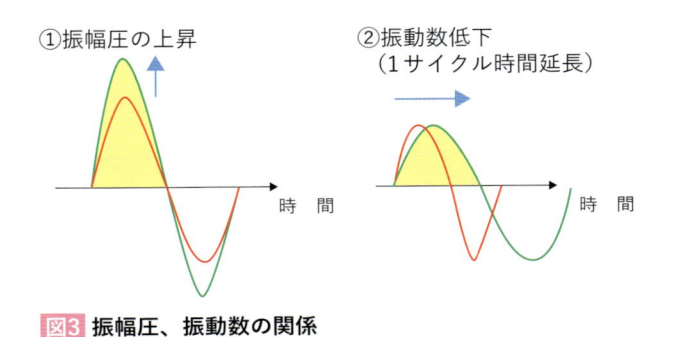

①振幅圧の上昇

②振動数低下
（1サイクル時間延長）

時　間

時　間

図3 振幅圧、振動数の関係

4 HFOV の設定方法 [2、3]

1）MAP の設定

初期モードとして使用する場合（initial therapy）には MAP 8cmH₂O、CMV から変更する場合（rescue therapy）には CMV より 2〜3cmH₂O ほど高い MAP で開始し、酸素化を指標として適宜調整します。X 線上横隔膜位置が第 9〜10 肋間となることも参考となります。

2）振幅圧の設定

CMV における駆動圧（driving pressure、すなわち PIP − PEEP〔最大吸気圧 − 呼気終末陽圧〕）の 1.5 倍程度で開始し、目標 1 回換気量となるように調整します。胸の震えが悪いことで換気不足を察知することができます。

3）1 回換気量（VThf）の設定

VThf（1 回換気量）^{2} × f（振動数）は、ガス拡散係数（carbon dioxide diffusion coefficient；DCO_2）と呼ばれ、CMV における分時換気量と同様に HFOV 中の換気を規定します。

「DCO_2=40〜60mL^2/kg^2/ 秒」となるように VThf を設定しますが、やや煩雑であるため、簡易的に VThf を 1.5〜2mL/kg で開始して、PCO_2 を参考に調整することが多いです。

06
H
F
O
V

どうして換気できるの？

4）振動数の設定

10〜15Hz で使用されることが多いです。同じ MAP、振幅圧でも呼吸器ごとの HFOV 機構の違いで、発生する 1 回換気量が異なることから、機種によって得意な振動数が異なります。

5）I/E 比の設定

通常、1：1 で使用します。欧米では HFJV と同様に HFOV でもエアトラッピングが起こることを懸念して、1：2 での使用を勧める場合があります。呼気時間を延ばすと、呼気陰圧の影響から、実際の肺胞内 MAP が設定 MAP よりも低下することがあるため注意が必要です。振動数が高いほど、気管チューブ径が細いほど、この影響は強くなります。

管理する際の注意点

❶ 設定 MAP で肺はしっかり開いているか

HFOV では設定 MAP 上で小さな振動換気が繰り返されますが、図4 のように MAP が肺圧容量曲線上のどの位置にいるかによって、同じ MAP でも肺容量が大きく異なります。

回路を外したときや吸引後には肺が虚脱してしまうことから、一時的に MAP よりも高い圧による深呼吸（sigh）により、呼気曲線上に乗せることが望ましいです。具体的なリクルートメント方法として、後述するような方法も考案されています（超ヲタ・コラム①参照）。

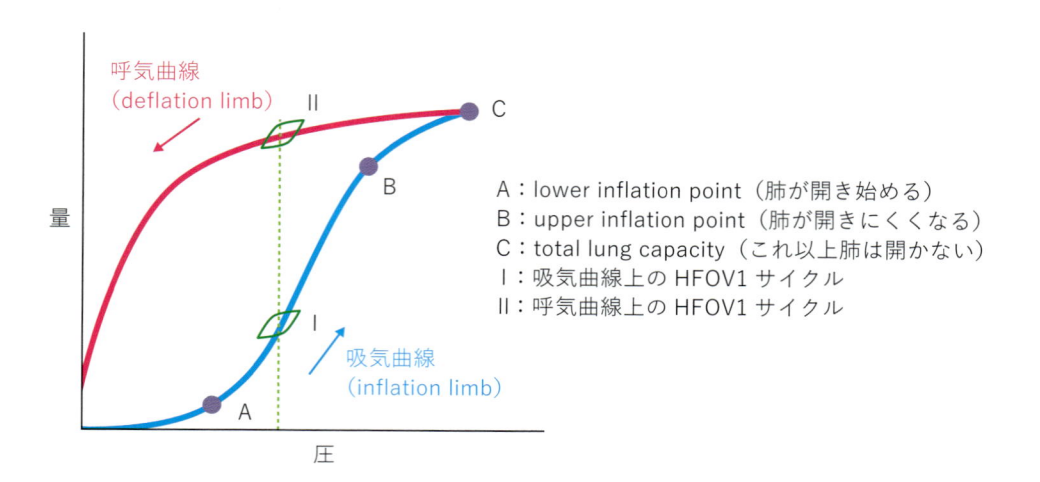

A：lower inflation point（肺が開き始める）
B：upper inflation point（肺が開きにくくなる）
C：total lung capacity（これ以上肺は開かない）
Ⅰ：吸気曲線上の HFOV1 サイクル
Ⅱ：呼気曲線上の HFOV1 サイクル

図4 肺容量曲線と HFOV

❷ 病態別 MAP の初期設定

　肺がさらに開くことができる状態（recruitable lung：新生児呼吸窮迫症候群〔respiratory distress syndrome；RDS〕、新生児肺炎、胎便吸引症候群〔meconium aspiration syndrome；MAS〕）なのか、開くことが困難な状態（non-recruitable lung：長期破水後の肺低形成、先天性横隔膜ヘルニア〔congenital diaphragmatic hernia；CDH〕）なのかが、MAP の初期設定に影響します。前者では高めの MAP によるリクルートメントが奏功することが多いですが、後者では過膨張によるコンプライアンス低下から CO_2 が貯留する場合や胸腔内圧の上昇から循環不全となる場合があるため、高すぎる MAP に注意します。

❸ HFOV での volume target ventilation（VTV）/volume Guarantee（VG）

　HFOV でも VThf を目標に振幅圧を自動調整するモードを搭載している機種があります。同じ Hz での DCO_2 は一定となり、高／低 CO_2 血症を避けることができます。特に、コンプライアンスが上昇していくような急性期の病態では有用と考えられます [4]。

　気道分泌物によるレジスタンス上昇で振幅圧が上昇することから、上限アラームを上手に設定することで適切なタイミングでの吸引につなげることができます。一方で下限アラームは設定できず、低い振幅圧で治療が継続されていても気付きにくいです。低い振幅圧で治療継続することの臨床的な意味は現時点では不明ですが、当院では、振動数を上げることや、HFOV を継続するかなど議論されることが多いです。

| 超ヲタ・コラム ① | **HFOV におけるリクルートメント法とその効果判定 図5** [5] |

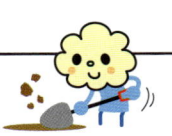

　急性期 RDS 児を対象として、初期の MAP（A 点）から 1〜2 分おきに 1〜2cmH$_2$O ずつ MAP を上げていき、酸素化が改善しなくなる点を opening pressure（B 点）、そこから 1〜2cmH$_2$O ずつ MAP を下げ、酸素化が悪化する点を closing pressure（C 点）とし、最終的に C 点 +2cmH$_2$O（D 点）で管理を行うリクルートメント法が提唱されています [6,7]。人工肺サーファクタント投与前にリクルートメントを行う報告 [6] での opening pressure は 20cmH$_2$O 近くと高く、日本の実情とはかけ離れていますが、人工肺サーファクタント投与後しばらく CMV としてからリクルートメントを行う報告 [7] での opening pressure は 13cmH$_2$O 程度（超低出生体重児のみで 11cmH$_2$O）であり、参考となります。

　また、生後早期の均一な肺病変では MAP によるリクルートメント効果は比較的早く得られますが、時間が経過し不均一になった肺病変の場合には、肺容量が増加し、酸素化が改善するまでに時間がかかることが指摘されており [8]、リクルートメントする時期や病状に応じて効果判定の時間を変える必要があるかもしれません。

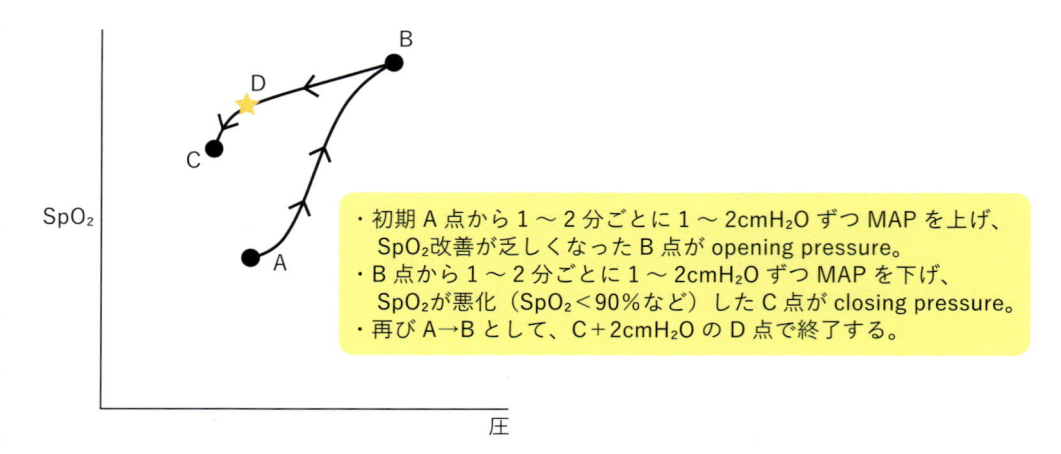

・初期 A 点から 1 〜 2 分ごとに 1 〜 2cmH₂O ずつ MAP を上げ、SpO₂改善が乏しくなった B 点が opening pressure。

・B 点から 1 〜 2 分ごとに 1 〜 2cmH₂O ずつ MAP を下げ、SpO₂が悪化（SpO₂＜90％など）した C 点が closing pressure。

・再び A→B として、C＋2cmH₂O の D 点で終了する。

図5 SpO₂ を指標とした HFOV リクルートメント法（文献 5 より）

SpO₂ 以外のリクルートメント効果の評価法として、強制オシレーション法（forced oscillation technique；FOT）による肺容量評価が試みられています。FOT では、与えられた圧振動に対して肺から戻ってくる圧変化や流量変化の位相差から得られる呼吸リアクタンス（respiratory system reactance；Xrs）を計測します。Xrs はコンプライアンスを反映しており、MAP 上昇でリクルートメントが達成されている間（A 点→ B 点）は低下し、B 点を最低として、デリクルートメントすると上昇していきます。新生児では小児や大人よりも生理的に早い呼吸による緩衝を避け、より振動数の高い 10Hz が用いられます [9]。fabian™HFOi では Xrs を計測できるモードが搭載され、HFOV 中に新たな機器を必要としないことから、今後研究が進んでいくものと思われます [10]。残念ながら日本で使用できる fabian™HFOi には未搭載です。

5　振幅圧減衰に影響する因子

　振幅圧減衰には、表3 [5] のように振動数と肺メカニクスが関与します。HFOV で太く、短いチューブの選択が好まれるのは、気管チューブ部分（レジスタンスの上昇）での振幅圧減衰を最小限として、換気力を高めるためです。

表3 振幅圧減衰に影響する因子

	変　化	振幅圧
振動数	・上げる	・減衰しやすい
	・下げる	・減衰しにくい
肺メカニクス	・コンプライアンス低下（開きにくい肺）	・減衰しにくい
	・コンプライアンス上昇（開いた肺）	・減衰しやすい
	レジスタンス上昇（狭窄病変、分泌物）	・狭い部分より遠位 　→減衰しやすい ・狭い部分より近位 　→増大しやすい

（文献5より）

超ヲタ・コラム② 　**肺メカニクスに応じた振動数の選択**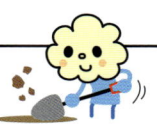

　Venegasら[11]は、肺インピーダンス（肺全体の抵抗、すなわち気流を発生させるために必要な圧）と振動数の関係を、さまざまな肺メカニクス下で数理学的に検討しました **図6**。

　コーナー振動数（corner frequency；Fc）は、最小限の振幅圧でガス交換を可能とする振動数であり、下記の式で求められます（**図6** ●）。

$$Fc=1/（2\pi RC）〔R：レジスタンス、C：コンプライアンス〕$$

　コンプライアンスの低下した肺（RDS）では高めの振動数、レジスタンスの上昇した肺（MAS）では低めの振動数を選択することを意識します。

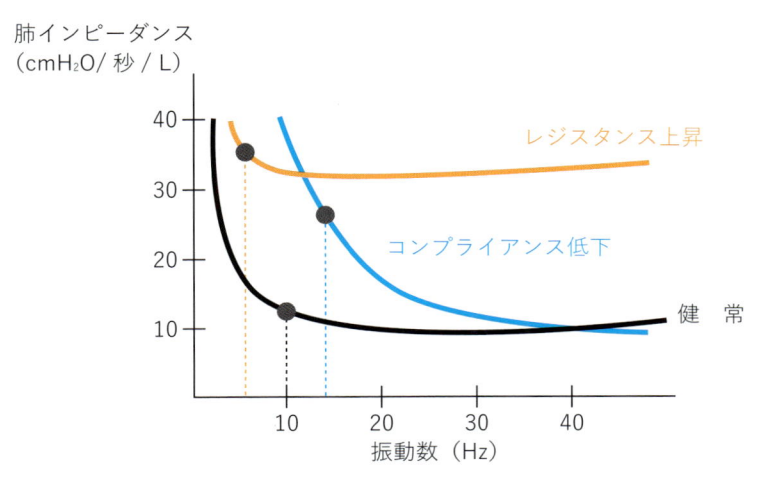

図6 肺インピーダンスと振動数

6 どのような赤ちゃんで、どのように使用するか

　全ての病的新生児が対象となりますが、HFOV の特徴を理解して各病態に合わせて使用します。

1）換気困難例（RDS、新生児肺炎、CDH、肺低形成、胎児水腫、異常な腹圧上昇）

　肺または胸郭コンプライアンスが著明に低下する病態では、CMV で換気を維持するためには高い駆動圧を要し、high volume injury を引き起こす懸念が高いことから、HFOV が良い適応となります。特に肺低形成が背景にある症例では、高すぎる MAP の循環動態への影響（静脈還流低下、血圧低下）に注意を要します。RDS に使用する場合、振幅圧はしっかりと減衰することを念頭に、できるだけ高めの振動数（15Hz 近く）で換気することを心掛けます。

2）肺高血圧（新生児遷延性肺高血圧症〔persistent pulmonary hypertension of the newborn；PPHN〕、CDH、肺低形成）

　一酸化窒素（NO）吸入療法や循環管理（体血圧の維持）、肺血管抵抗の上昇（低酸素と呼吸性／代謝性アシドーシス）を予防することが治療の中心となります。酸素化・換気を十分に担保できる HFOV は良い適応となりますが、高すぎる MAP には注意を要します。

3）気道閉塞（MAS、人工肺サーファクタント投与後）

　MAS では、胎便による気道閉塞で振幅圧が著明に減衰することに注意する必要があり、換気を維持するためには通常低めの振動数が選択されることが多いです。合併する病態（PPHN、気胸、化学性肺炎）にも留意して設定を行いますが、MAP を高めに設定し、必要であれば人工肺サーファクタント投与や洗浄を行い、リクルートメントを図ります。

　人工肺サーファクタント投与直後は、気道抵抗が高くなること、人工肺サーファクタントが口側へ引き出されることから、一旦、CMV で管理してから HFOV へ切り替えることが多いです。

4）慢性肺疾患（chronic lung disease；CLD）

　気腫部分と虚脱肺（多くは中枢側の狭窄や気腫肺による圧迫）が混在するような不均一な病変では、死腔部分も増大しているため、十分な換気量を維持する必要があります。しかし、安易に振幅圧を上げたり、振動数を下げたりすることで、狭窄部より近位の気道や肺胞、また虚脱肺胞が、十分に減衰されていない振幅圧に晒される懸念があります。従って、不均一な肺病変に対して HFOV 管理を行う場合は、適切な MAP で十分なリクルート

メントを行い、治療することが重要です。CLD の進行例（もしくはその途上）では必ずしも HFOV が最適とはいえず、ステロイド治療や NAVA が考慮されることも多いです。

5）air leak syndrome

減衰された小さな肺胞内圧変動で換気可能である HFOV は有用な選択肢となります。この場合、低めの MAP が選択されることが多いです。

超ヲタ・コラム③ 間質性肺気腫を I/E 比＝１：２で治療可能？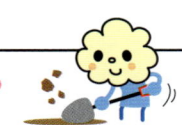

重症の間質性肺気腫（pulmonary interstitial emphysema；PIE）では、エアトラッピングを最小限に抑えつつ換気量を維持するために、低い振動数（10Hz 以下）や I/E 比１：２での管理が奏功することがあり、I/E 比１：２、Hz 5〜6 とした治療報告があります [12]。実際には、I/E 比１：２としたことで、肺内 MAP が低下したことが効果的であった可能性も否定できません。MAP が下がった中での低振動数域での換気は、虚脱した肺胞が十分に減衰しない振幅圧に晒されることで low volume injury につながる可能性があることにも注意する必要があります。

---

7 日本で使用可能な HFOV 機種

表4 [5] に現在日本で使用できる HFOV 機種をまとめています。

HFOV の駆動方式は各機種で異なっています。特に同じ振動数、振幅圧を使っても発生させることのできる換気量は異なり [13]（"パワーが違う"と称されます）、体重が大きな赤ちゃんやコンプライアンス低下／レジスタンス上昇が著しい場合に、大きな差となります。ハミングシリーズは 15Hz、Babylog シリーズは 10〜12Hz、SLE シリーズは 10〜12Hz、fabian™ HFO シリーズは 1kg 未満で 15Hz、それ以上は 10〜12Hz、SERVO シリーズでは 10〜12Hz が推奨されています。当院の場合、比較的大きな赤ちゃん（1,500g 以上）で重症呼吸不全が予想される場合は、早期にピストン式 HFOV のハミングシリーズを選択しています。Babylog シリーズは高振動数で気管チューブ径の影響を受けやすいことに注意を要します [14]。

very high frequency のススメ

均一なコンプライアンス低下病変である RDS に対しては、コーナー振動数の観点からも高めの振動数の使用が望ましいです。近年 15Hz を超える very high frequency を用いて、少ない１回換気量であっても DCO$_2$ を維持することで換気が可能であることが報告されており [15]、動物実験同様に [16]、実際の肺損傷予防につながることが期待されています。RDS に対する低振動数域での管理は、本来の HFOV の利点を損なう可能性のあることを改めて意識したいです。

右端縦書き：**06** HFOV どうして換気できるの？

表4 日本で使用できるHFOV機種

機種名	駆動方式	流量 (L/分)	振動数 (Hz)	MAP (cmH₂O)	Amp (cmH₂O)	SV (mL)	I/E設定	CMVとの併用	volume target ventilation	VThf計測	振幅圧波形
カリオペα	ピストン式	10	15	3〜30	—	0〜80	—	—	—	—	正弦波（対称）
ハミングX	ピストン式	10〜40	5〜20	3〜40	—	0〜160	—	—	—	口元 hot-wire	正弦波（対称）
ハミングビュー	ピストン式	10〜30	5〜17	3〜40	0〜200	0〜160	—	—	—	口元 hot-wire	正弦波（対称）
SLE2000HFO	ジェット式（スピニングジェット）	5	3〜20	0〜35	0〜80	—	—	吸気相のみ／呼気相のみ	—	—	正弦波（非対称）
SLE5000	ジェット式（2方向ジェット）	8	3〜20	0〜45	4〜180	—	1:1〜1:3	吸気相のみ／吸気呼気相ともに	—	口元 hot-wire	矩形波
SLE6000	ジェット式（2方向ジェット）	8	3〜20	0〜45	4〜180	—	1:1〜1:3	吸気相のみ／吸気呼気相ともに	volume target ventilation	口元 hot-wire	矩形波
Babylog8000 plus	・ダイアフラム弁・ジェットベンチュリー	20〜30	0〜20	0〜25	0〜100	—	—	呼気相のみ	—	口元 hot-wire	正弦波（非対称）
BabylogVN 500, 600, 800	・ダイアフラム弁・ジェットベンチュリー	20〜120	5〜20	5〜50	5〜90	—	1:1〜1:3	呼気相のみ	volume guarantee	口元 hot-wire	正弦波（非対称）
fabian™HFOi	ラウドスピーカー式	2〜20	5〜20	5〜40	4〜80	—	1:1〜1:3	吸気呼気相ともに	volume guarantee	口元 hot-wire	正弦波（非対称）
SERVO-n	パルスジェット式（慣性による陰圧）	最大180L/分（Ver3.0）	5〜20	5〜40	0〜100	—	1:1〜1:2	—	V TGT	口元 hot-wire	正弦波（非対称）

（文献5より）

＊「カリオペα」と「ハミングX」は、2017年をもって製造終了しています。

超ヲタ・コラム ④ 換気困難例の最終兵器？ HFOV と IMV の同時使用 [17]

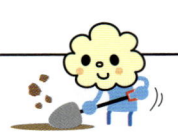

　HFOV で換気困難な症例であっても、IMV を併用することで換気可能となった経験のある方がいるかもしれません。このように IMV に HFOV を重畳（superimpose）させる特殊な使用方法は、combined oscillatory and mandatory ventilation（COMV）、high frequency oscillation-intermittent ventilation（HFO-IMV）、combined high frequency ventilation（CHV）などと呼称されます。 **表4** [5] のように重畳することのできる HFOV が呼気相のみの機種と、吸気相・呼気相の両方の機種に分けられますが、後者の方がより換気効果が高いと考えられます。

　IMV を PIP 10〜15cmH$_2$O、PEEP 4〜6cmH$_2$O、Ti 0.4〜0.5 秒、rate 30〜60times、胸の震えを参考として HFOV を 10Hz、振幅圧 10cmH$_2$O などで開始し適宜、調整します。ECMO 導入が困難な換気不能例においては、気胸や循環不全のリスクを鑑みても試してみる価値があるかもしれません。

引用・参考文献

1) Keszler, M. High-frequency ventilation : evidence-based practice and specific clinical indications. NeoReviews. 7 (5), 2006, e234-49.
2) Pillow, J. High-Frequency Oscillatory Ventilation : Theory and Practical Applications. Lübeck, Drägerwerk AG & Co. KGaA. 2016, 76p. https://www.draeger.com/Content/Documents/Content/hfov-bk-9102693-en.pdf [2024. 7. 2]
3) Ackermann, BW. et al. High-frequency ventilation in preterm infants and neonates. Pediatr Res. 93 (7), 2023, 1810-8.
4) Tana, M. et al. Effects of high-frequency oscillatory ventilation with volume guarantee during surfactant treatment in extremely low gestational age newborns with respiratory distress syndrome : an observational study. Front Pediatr. 9, 2022, 804807.
5) 佐藤雅彦. 赤ちゃんの人工呼吸器の換気モード：HFOV. with NEO. 36 (1), 2023, 80-9.
6) De Jaegere, A. et al. Lung recruitment using oxygenation during open lung high-frequency ventilation in preterm infants. Am J Respir Crit Care Med. 174 (6), 2006, 639-45.
7) González-Pacheco, N. et al. Using very high frequencies with very low lung volumes during high-frequency oscillatory ventilation to protect the immature lung. A pilot study. J Perinatol. 36 (4), 2016, 306-10.
8) Tingay, DG. et al. Time to lung volume stability after pressure change during high-frequency oscillatory ventilation. Crit Care Explor. 3 (6), 2021, e0432.
9) Veneroni, C. et al. Oscillatory respiratory mechanics on the first day of life improves predeiction of respiratory outcomes in extremely preterm newborns. Pediatr Res. 85 (3), 2019, 312-7.
10) Veneroni, C. et al. Oscillometry for personalizing continuous distending pressure maneuvers : an observational study in extremely preterm infants. Respir Res. 25 (1), 2024, 4.
11) Venegas, JG. et al. Understanding the pressure cost of ventilation : why does high-frequency ventilation work? Crit Care Med. 22 (9 Supple), 1994, S49-57.
12) Squires, KA. et al. High-frequency oscillatory ventilation with low oscillatory frequency in pulmonary interstitial emphysema. Neonatology. 104 (4), 2013, 243-9.
13) Grazioli, S. et al. New generation neonatal high frequency ventilators : effect of oscillatory frequency and working principles on performance. Respir Care. 60 (3), 2015, 363-70.
14) Okazaki, K. et al. Comparison of high-frequency oscillatory ventilators. Respir Care. 69 (3), 2024, 298-305.
15) Solís-García, G. et al. Target volume-guarantee in high-frequency oscillatory ventilation for preterm respiratory distress syndrome : low volumes and high frequencies lead to adequate ventilation. Pediatr Pulmonol. 56 (8), 2021, 2597-603.
16) González-Pacheco, N. et al. Use of very low tidal volumes during high-frequency ventilation reduces ventilator lung injury. J Perinatol. 39 (5), 2019, 730-6.
17) Soe, A. Combined oscillatory and mandatory ventilation in newborn infants. Infant. 5 (3), 2009, 98-103.

06

H F O V どうして換気できるの？

n-CPAP

早期抜管の力強い味方

国立循環器病研究センター小児循環器内科部新生児科医長　白石　淳（しらいし・じゅん）

経鼻式持続気道陽圧
（nasal continuous positive airway pressure；n-CPAP）とは

　n-CPAP とは、鼻にデバイスを装着することで、呼気終末に陽圧（positive end expiratory pressure；PEEP）をかけ肺胞の虚脱を防ぎ、吸気時に全ての肺胞が広がるよ

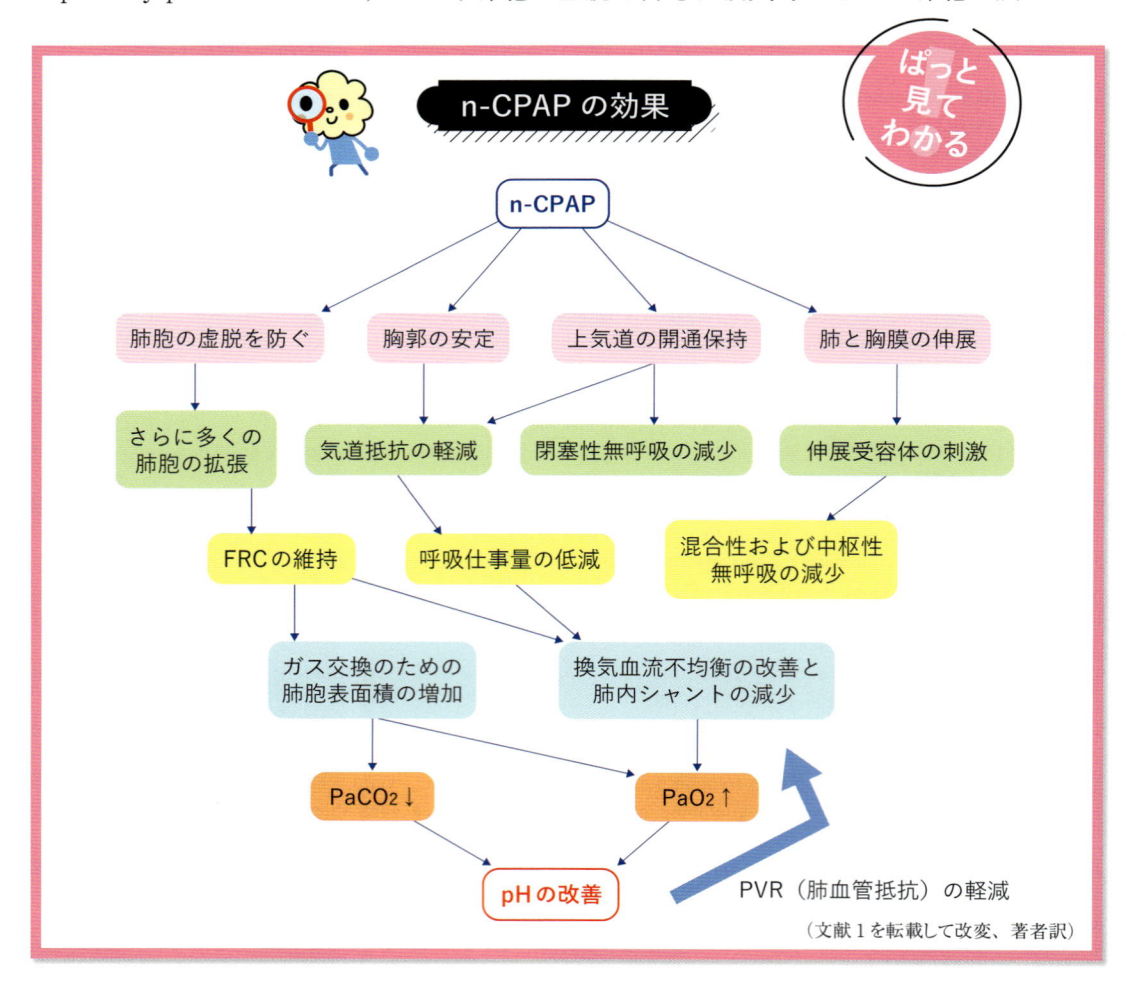

n-CPAP の効果

ぱっと見てわかる

（文献 1 を転載して改変、著者訳）

うにする非侵襲的な補助換気法です。虚脱した末梢気道が拡張すると、機能的残気量（functional residual capacity；FRC）が増大し、ガス交換のための肺胞表面積が増加し、肺内シャントが減少するため、酸素化、換気効率ともに改善します。また胸郭を広げ、横隔膜がより有効な動きとなることにより、呼吸仕事量も減少します[1, 2]（ ぱっと見て わかる **n-CPAP の効果**）[1]。

同様に、経鼻的に気道へ加温・加湿されたガスを持続的に高流量で送気する非侵襲的な補助換気法として、高流量経鼻カニューラ（high flow nasal cannula；HFNC）があり、それぞれの特徴に応じて使い分けます（HFNC については、第3章② -9「HFNC」〔p.196〕参照）。

1）n-CPAP の適応

n-CPAP の適応となるのは、PEEP を要する症例です。下記に示す呼吸補助を要するさまざまな場面で効果を発揮しますが、場合によっては、HFNC による補助の方がより適切な場合もあります。赤ちゃんに PEEP が必要かどうかを見極める必要があります。

▶呼吸窮迫症候群（respiratory distress syndrome；RDS）

n-CPAP の最も一般的な適応疾患は、軽度から中等度の RDS です。PEEP により安定性限界を保ち、肺胞の虚脱を防止することによって効果を発揮します。より多くの肺胞の拡張・安定は、FRC を高め、酸素化の改善をもたらします。適切に装着・管理できると、気管挿管および侵襲的人工換気療法を回避できる可能性があります。

また、人工肺サーファクタント投与後の管理としても適用されます。

人工肺サーファクタント投与後の n-CPAP での管理

RDS 児に対する低侵襲的治療法として、低侵襲サーファクタント投与（less invasive surfactant administration；LISA）と挿管 - 人工肺サーファクタント - 抜管法（INtubate-SURfactant-Extubate；INSURE）があります。

LISA では、喉頭を展開・保持した状態で細いカテーテルを使用し、適量の人工肺サーファクタントを気道内に注入することにより、声門の機能を維持し、自発呼吸を継続しながら陽圧換気を回避します[3]。

INSURE は、挿管（INtubation）、人工肺サーファクタント（SURfactant）投与、抜管（Extubation）を短時間で行った後に、n-CPAP に移行することで鎮静を減らし陽圧換気時間を短縮する効果があります。

▶早産児の無呼吸発作の予防効果

n-CPAP による気道開通保持効果によって閉塞性無呼吸を、肺伸展受容器の刺激によって混合性および中枢性無呼吸を予防し、また FRC の増加により仕事量が減少するため早産児の無呼吸発作を予防します。もちろん無呼吸時の管理には不適です。

▶早産児の抜管後

n-CPAP は、極低出生体重児において短期人工換気後の抜管時の無呼吸、呼吸性アシドーシス、酸素要求度を軽減させます。また、多くの研究によって、n-CPAP は人工換気の必要性を減らし、慢性肺疾患（chronic lung disease；CLD）の発生率を低下させるのに効果的であることが証明されています[4, 5]。ただし、必ずしも PEEP を要する状態でなければ、HFNC による補助の方がより適切かもしれません[6]。

また、抜管後の呼吸補助では換気不十分な場合には再挿管となりますが、場合によっては装着や固定を再調整することで、再挿管を回避できるかもしれません。

▶新生児一過性多呼吸（transient tachypnea of the newporn；TTN）・肺水吸収遅延

過剰な肺水に関連したこれらの条件下では、n-CPAP は肺の拡張を維持することにより、肺水吸収および排出効果を促進します。同様に、HFNC による補助の方がより有効な場合もあります。

▶肺　炎

n–CPAP は、肺炎により軽度〜中等症の呼吸障害を伴った比較的状態が安定した赤ちゃんで施行することができます。炎症に伴う液状物質や分泌物による肺胞虚脱を防ぐことで、肺の拡張を維持します。同様に、HFNC による補助の方がより有効な場合もあります。

▶胎便吸引症候群（meconium aspiration syndrome；MAS）

すでに肺野が過膨張状態での n-CPAP の使用は、さらに症状を悪化させる可能性があります。また、正期産児の多くは n-CPAP 装置の装着をおとなしく容認してくれません。MAS によって虚脱と無気肺が混在（胸部 X 線による証明が好ましい）している赤ちゃんにおいて有効です。同様に、HFNC による補助の方がより有効な場合もあります。

▶出血性肺浮腫

PEEP を維持することによって血漿様分泌物の漏出を抑え、分泌物による界面活性効果減弱に伴う肺胞虚脱を防止します。

▶気管・気管支狭窄および軟化症

気管・気管支狭窄および軟化は、赤ちゃんの成長とともに改善することが期待できるため、n–CPAP による気道陽圧を使用し、気管・気管支の狭窄や軟化を改善させた状態を維持し、成長がより良い状態で進むようサポートします[7]。

狭窄・軟化が軽度であれば、HFNC による補助の方がより有効な場合もあります。

2）合併症・注意点

▶エアリーク

エアリークは、おそらく n-CPAP において臨床的に最も重要な合併症です。これは、不適切に高い CPAP 圧によって引き起こされる肺の過膨張により発症します。肺コンプライアンスが向上し始め、酸素化も改善するころに発症する傾向があり、注意が必要です。

HFNC と比較して、頻度が高いです[8]。

▶心不全

静脈還流の減少により心拍出量の低下を来します。最適な CPAP 圧に設定し、適切な血管内容積を維持することにより心拍出量の低下を最小限に抑えることができます。

▶肺血流抵抗（インピーダンス）の上昇

不適切に高い CPAP 圧で、肺血管抵抗の上昇を伴う肺血流の抵抗上昇がみられます。

▶胃膨満

経口胃チューブを挿入留置することによって軽減されます。

▶鼻の刺激、鼻中隔粘膜の損傷および壊死、固定装置による皮膚の損傷、顔面の変形

プロングやマスクと鼻腔サイズとのバランス、鼻中隔幅、ガス流入角度などに注意を払い、損傷のない＝快適なデバイス装着を心掛ける必要があります[9]。

3）n-CPAP システムの構成

▶ガス供給源（加温加湿器およびブレンダー）

▶圧力ジェネレーター ぱっと見てわかる n-CPAP のデバイス[1]

①連続フローデバイス

・CPAP 専用機器

・バブル CPAP：気泡による圧力振動と CPAP を組み合わせた方法で、最適湿度と自然な圧振動の効果の組み合わせにより、自発呼吸のある赤ちゃんに呼吸補助をする上で効果的で安全かつ有効です。

・人工呼吸器（圧設定）

②可変流量デバイス

・Infant Flow® SiPAP™

・人工呼吸器（流量設定）〔例：medin CNO®〕

NIPPV（non-invasive positive pressure ventilation）および n-CPAP への変更が可能なフローデバイスが使いやすいです。

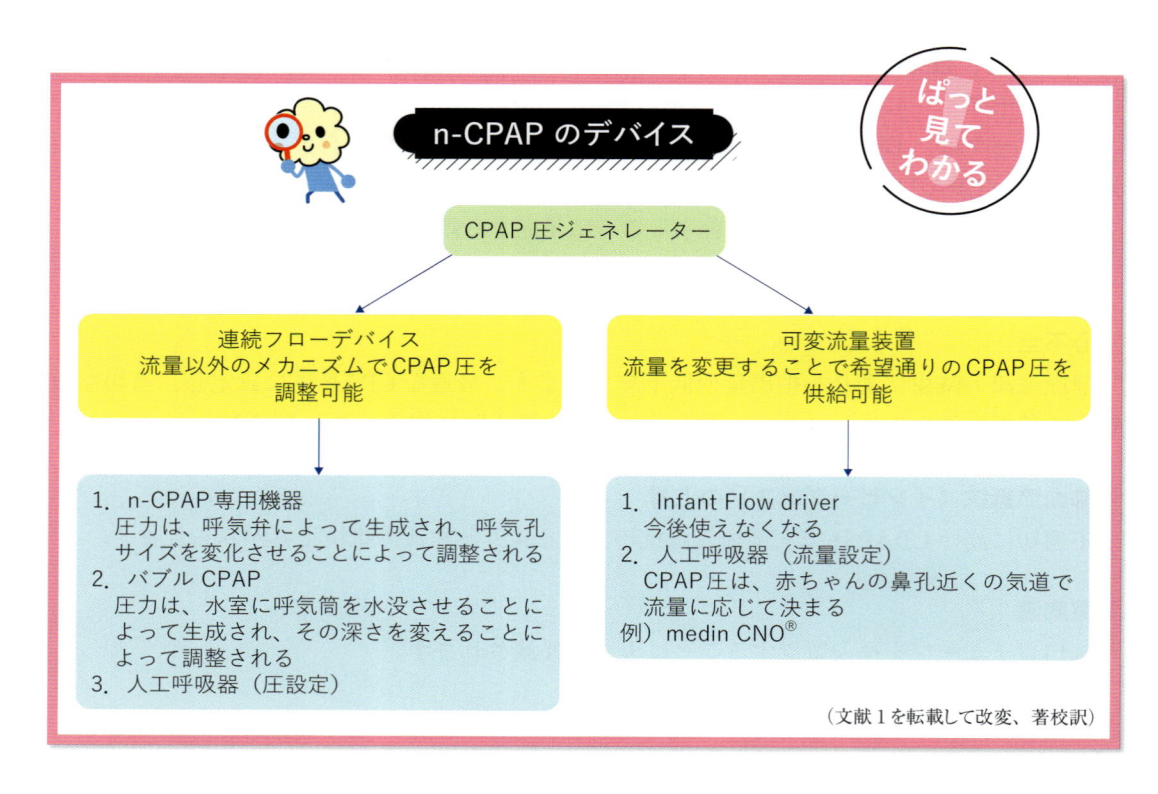

ぱっと
見て
わかる

n-CPAP のデバイス

CPAP 圧ジェネレーター

連続フローデバイス
流量以外のメカニズムでCPAP圧を
調整可能

可変流量装置
流量を変更することで希望通りのCPAP圧を
供給可能

1. n-CPAP専用機器
   圧力は、呼気弁によって生成され、呼気孔
   サイズを変化させることによって調整される
2. バブル CPAP
   圧力は、水室に呼気筒を水没させることに
   よって生成され、その深さを変えることに
   よって調整される
3. 人工呼吸器（圧設定）

1. Infant Flow driver
   今後使えなくなる
2. 人工呼吸器（流量設定）
   CPAP圧は、赤ちゃんの鼻孔近くの気道で
   流量に応じて決まる
例）medin CNO®

（文献 1 を転載して改変、著校訳）

例）IMV（間欠的強制換気）からの CPAP mode（各種人工呼吸器）、NAVA → NIV-NAVA からの CPAP mode（SERVO）、SNIPPV からの CPAP mode（medin CNO®）。

▶ n-CPAP 用インターフェース

人工呼吸器の CPAP モードに接続するインターフェースは、メディジェット 1000／ミニフロー4000（イワキ株式会社）、NeoQ（イワキ株式会社）、FlexiTrunk™ インターフェース（Fisher & Paykel HEALTHCARE 株式会社）、Babylog CPAP キット（ドレーゲルジャパン株式会社）、乳児用バブル CPAP 鼻腔カニューレ（GaleMed 社）、Infant Flow® SiPAP™ および LP ジェネレーターシステム（2020 年に国内販売が終了）、川口式ネーザル CPAP カヌラなどがあります 図1。

▶ 先端デバイス

赤ちゃんの鼻に用いられる先端デバイスは下記が挙げられます。
・鼻プロング（single/double or binasal）
・鼻マスク
・（長い）鼻咽頭プロング
・鼻カニューラ

メディジェット 1000/ ミニフロー 4000（イワキ株式会社）

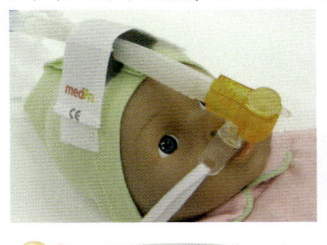

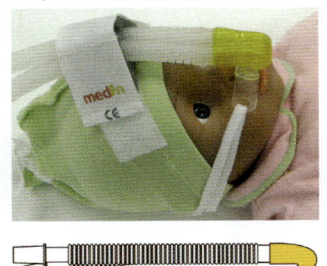

新生児・乳幼児ネーザルマスク
NeoQ（イワキ株式会社）

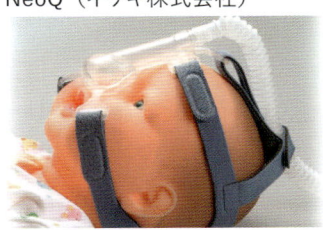

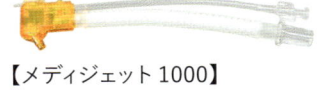

【メディジェット 1000】
n-CPAP 専用ドライバーCNO
に接続可能

【ミニフロー 4000】
汎用人工呼吸器に接続可能

FlexiTrunk™ インターフェース（Fisher & Paykel HEALTHCARE 株式会社）

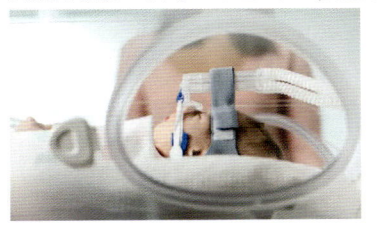

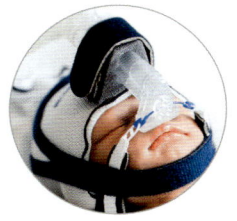

BabylogCPAP キット
（ドレーゲルジャパン株式会社）

乳児用バブル CPAP 鼻腔カニューレ（GaleMed 社）

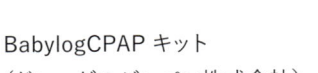

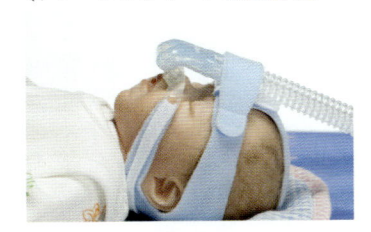

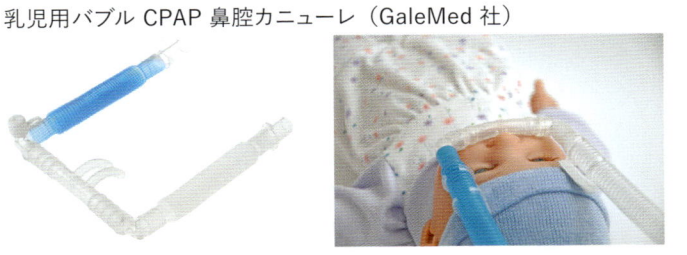

図1 **各種 n-CPAP 用インターフェース**（各社ホームページより）

4）n-CPAP の装着の工夫[9]

　赤ちゃんの皮膚に損傷の原因を作らない固定方法こそが最重要課題であり、n-CPAP 管理の成否を決めるといっても過言ではありません。また、赤ちゃんに合った適正な経鼻デバイスサイズの選択が大切であり、鼻からリークしないよう、もしくはリークが少なくなるよう鼻孔内径とほぼ同じ外径のプロングを選択します。ボンネット（帽子）のサイズは頭を圧迫しない程度で、かつずれにくいフィット感があるものを選択します。

　鼻の形は赤ちゃんによってそれぞれなので、開始時に丁寧に選択・調整する必要があります。鼻とプロングの土台とが平行になるようにプロングの角度を調整し、額部に鼻とプロングの土台とが接触しない十分な高さを作り、一点に圧迫が集中しないようにします **図2、3**[9]。

07

n-CPAP

早期抜管の力強い味方

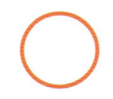

鼻とプロングの土台が
平行でない

鼻とプロングの土台が
平行になっている

この部分の
高さ調整が必要

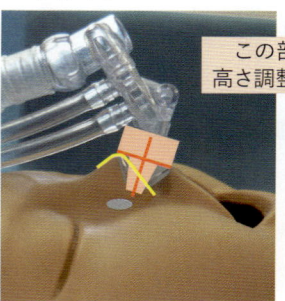
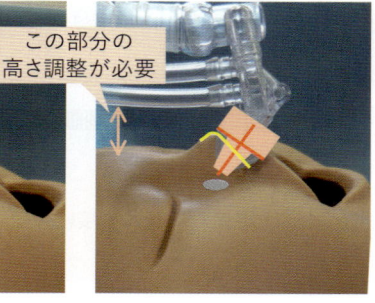

図2 **プロング挿入角度の重要性**（文献9より転載）

実際装着する場合には、どの製品であっても、角度を
無視して装着すると、鼻腔内の壁にプロングの先が当
たり圧迫や閉塞を引き起こします。逆にプロングが屈曲
すると閉塞する可能性があります。

この距離が長くなると不安定になる

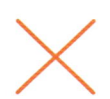
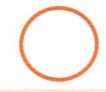

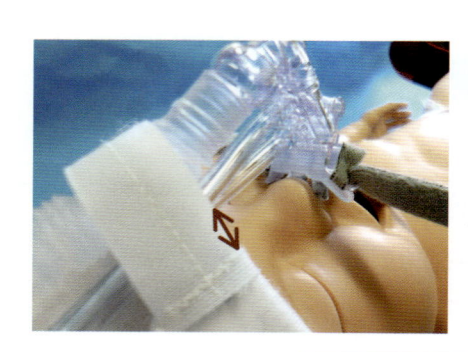
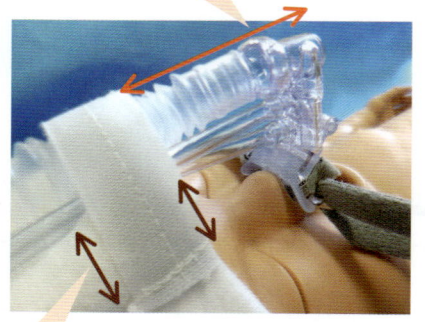

プロングでは十分な高さを作る

図3 **額の固定が固定の良し悪しに関わる**（文献9より転載）

悪い例（左）：固定ひもが外れているとプロング位置が回転してしまいます。固定ひ
もだけで修正すると、圧迫の原因となります。
良い例（右）：固定ひもがなくともプロング部の回転が起こらないよう、回路のひね
りを解除します。プロングは赤ちゃんの額に接触しないように額での固定の高さを
十分に作り、ボンネットの固定バンドでしっかり留めます。

　ボンネットは両耳を覆うように後頭部から眉上の額までしっかりとかぶせます。また、回路がねじれている場合は、ねじれを解除して固定します。固定ひもを留めなくても、手を離した時にプロング部が回転しないよう、ボンネットの回路固定バンドで回路をしっかりと固定します 図3 [9]。この額の部分で回路を固定し、ひもは頬部に食い込むことのないよう、添える程度で緩く固定します 図4 [9]。

　赤ちゃんの皮膚の損傷を予防する固定を実践できれば、装着による痛みや不快感に伴う体動や不穏の発生を抑え、赤ちゃんの安静が保たれます。

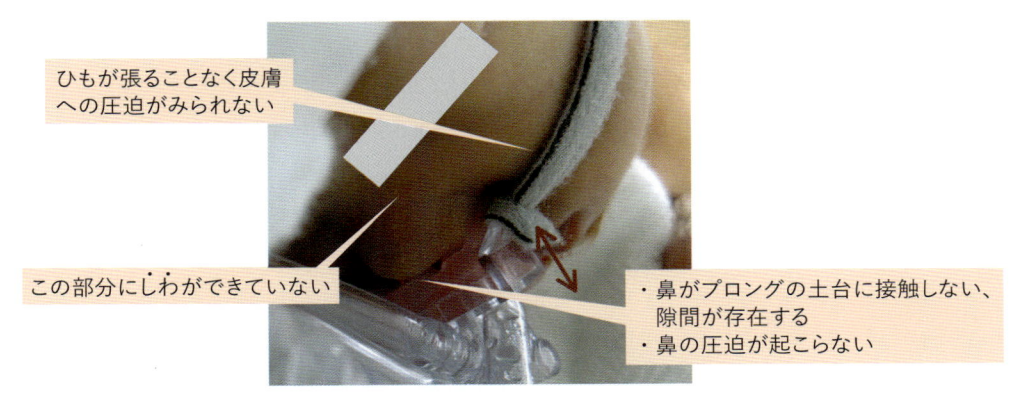

ひもが張ることなく皮膚への圧迫がみられない

この部分にしわができていない

・鼻がプロングの土台に接触しない、隙間が存在する
・鼻の圧迫が起こらない

図4 **赤ちゃんの皮膚の損傷を予防するために目指す固定法**（文献9より転載）

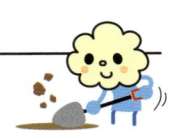

本当に PEEP が必要なのか？　必要な赤ちゃんに確実に PEEP を確保できている（装着ができている）のか？

　抜管後の努力呼吸に対する呼吸補助といえば n-CPAP しかなかった時代には、PEEP こそが必要であると習い、PEEP がしっかりとかかるよう医師も看護師も"躍起に"なっていました。

　ずれると PEEP がかからないという不安から、きつく固定をする→鼻中隔粘膜の損傷および壊死や固定装置による皮膚の損傷→保護材の使用→装着が不確実→さらにきつく固定する、といった悪循環に陥り、長期装着した赤ちゃんでは顔面の変形までみられることもありました。

　HFNC 療法の普及により、n-CPAP の施行割合は減少しました [6]。HFNC の装着のしやすさと鼻腔周囲の圧迫が少ないことによる不快感や皮膚損傷のリスクが軽減されるなどのメリットのみならず、PEEP の必要度が個々それぞれであることに気付かされました。

　また、NIPPV や NIV-NAVA など、非侵襲的呼吸補助療法の普及に伴い、あらためて経鼻デバイスの固定法が重要視されるようになり、低侵襲な装着・固定 [9] ができるようになりました。

　本当に PEEP が必要なケースかどうかを見極め、より最適な呼吸補助方法を選択し、それぞれのデバイスを上手に装着し使いこなしていくことが求められています。

07
n-CPAP　早期抜管の力強い味方

引用・参考文献

1) Sankar, MJ. Protocol for administering continuous positive airway pressure in neonates. Indian J Pediatr. 75（5）, 2008, 471-8.
2) Diblasi, RM. Nasal continuous positive airway pressure (CPAP) for the respiratory care of the newborn infant. Respir Care. 54（9）, 2009, 1209-35.
3) Herting, E. et al. Less invasive surfactant administration（LISA）: chances and limitations. Arch Dis Child Fetal Neonatal Ed. 104（6）, 2019, F655-9.
4) Gittermann, MK. et al. Early nasal continuous positive airway pressure treatment reduces need for intubation in very low birth infants. Eur J Pediatr. 156（5）, 1997, 384-8.
5) Poets, CF. et al. Changes in intubation rates and outcome of very low birth weight infants : a population -based study. Pediatrics. 98（1）, 1996, 24-7.
6) Cresi, F. et al. Effect of Nasal Continuous Positive Airway Pressure vs Heated Humidified High-Flow Nasal Cannula on Feeding Intolerance in Preterm Infants With Respiratory Distress Syndrome : The ENTARES Randomized Clinical Trial. JAMA Netw Open. 6（7）, 2023, e2323052.
7) 山田洋輔. 新生児気道病変の診断と最新の管理. 小児内科. 55（11）, 2023, 1791-5.
8) 小寺孝幸. n-CPAP, HFNC. with NEO. 36（1）, 2023, 98-108.
9) 須賀里香. 従来機器の経鼻デバイス固定法を振り返ろう！：何が鼻に損傷を与えるエネルギーを生み出しているか？. Neonatal Care. 28（6）, 2015, 556-70.

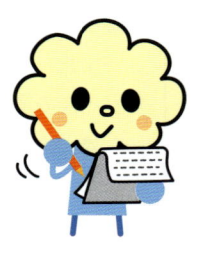

08 DPAP と BiPhasic モード

コアンダ効果で赤ちゃんの呼吸を助ける

大阪大学大学院医学系研究科小児科学特任助教　**川谷圭司**（かわたに・けいじ）
大阪大学医学部附属病院総合周産期母子医療センター講師　**荒堀仁美**（あらほり・ひとみ）

---

1 どんなモード?

1) DPAP

　呼気吸気変換方式持続陽圧（directional positive airway pressure；DPAP）とは、角度のついた専用のジェネレーターと、鼻プロングまたはマスクを用いて行う持続気道陽圧（continuous positive airway pressure；CPAP）であり、40 年以上もの歴史を持つ非侵襲的呼吸管理の一つです。CPAP は欧米で、「continuous-flow（持続気流）CPAP」と「variable-flow（変動気流）CPAP」とに分類されており、バブル CPAP、CPAP 専用機器や人工呼吸器を利用した CPAP が continuous-flow CPAP、fabian™NIV などを使用した DPAP が variable-flow CPAP です。DPAP（variable-flow CPAP）は、ぱっと見てわかる **DPAP と コアンダ効果** に示す通り、吸気時には赤ちゃん側に向かってジェット流が流れ、呼気時にはコアンダ効果によって流れる方向が変化し、呼気を妨げることなく呼吸補助が可能となります。

2) BiPhasic モード

　BiPhasic モードは、DPAP に加え、間欠的な圧をかけることで二相性（BiPhasic）の CPAP 管理が可能な機種です。この機能により、ベースの圧（CPAP low）に、追加の圧（CPAP high）を設定し（ぱっと見てわかる **BiPhasic モード**）、さらに CPAP high 圧持続時間（time-high）と回数（rate）を設定することができます。また、フロートリガーなどを使用すると、呼吸回数モニタと無呼吸アラーム機能を追加でき、同調式圧力補助も可能となります。BiPhasic モードと機能の関係を 表1 にまとめました。また、デュアルジェットジェネレーターにより呼吸仕事量を減少させ、二相性 CPAP 圧への反応性が良くなったシステムとして、Infant Flow® LP（low pressure）システムが知られています[1]。さらに、プロングやマスクのサイズも多様です。

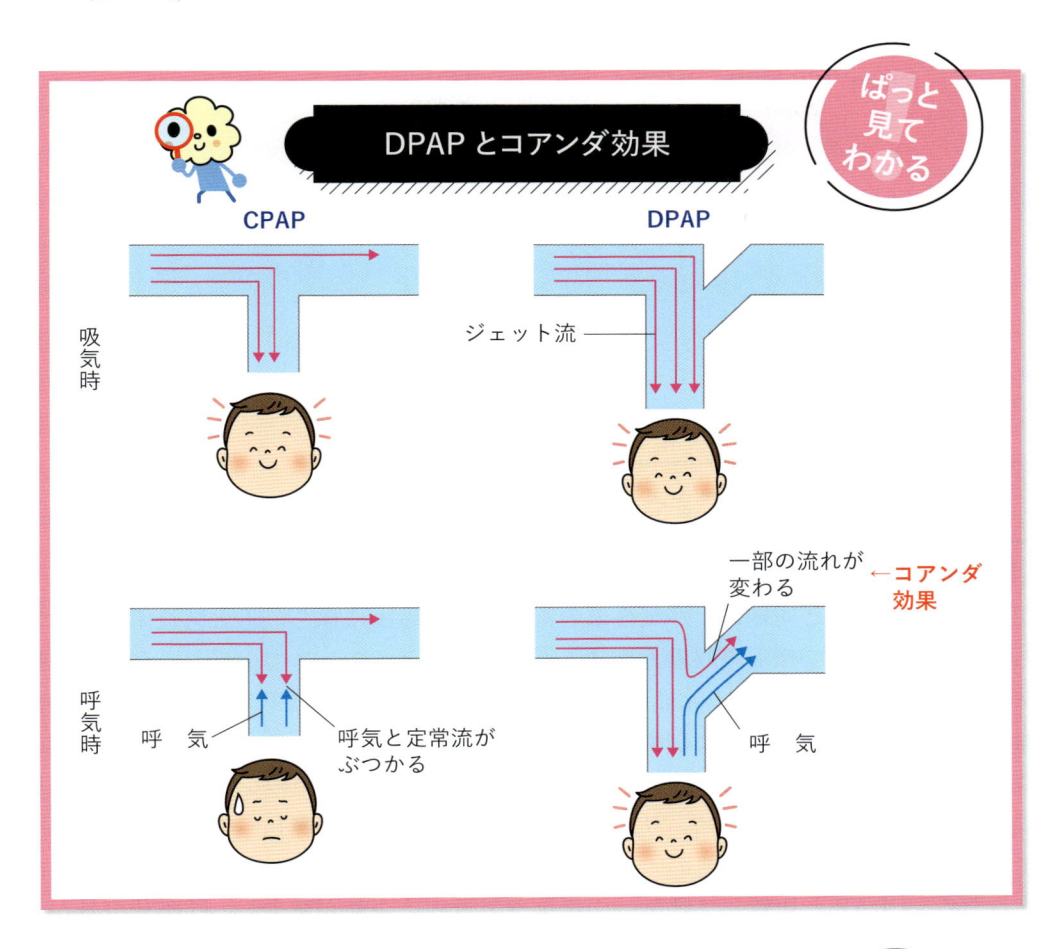

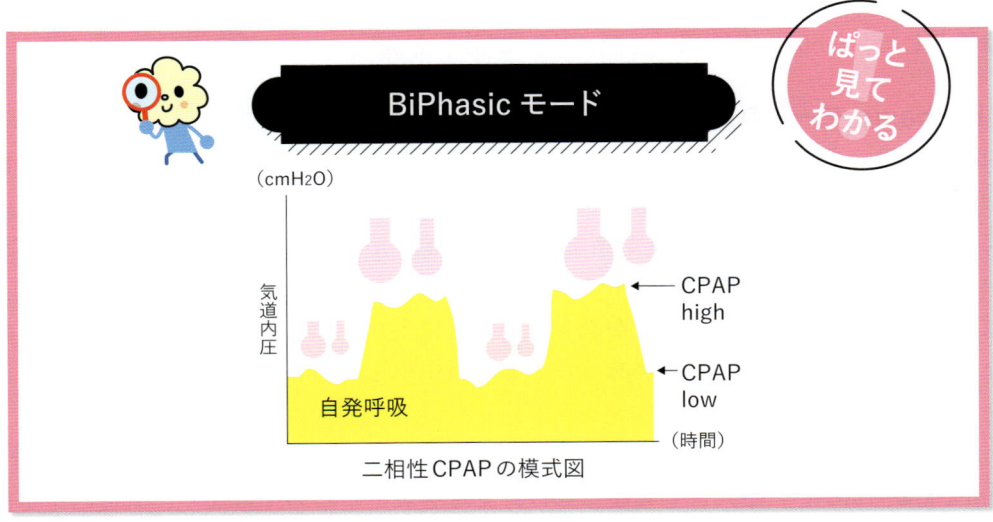

二相性CPAPの模式図

08 DPAPとBiPhasicモード　コアンダ効果で赤ちゃんの呼吸を助ける

表1 fabian™NIV と機能

モード	n-CPAP	n-CPAP + Apnea	BiPhasic	BiPhasic + Apnea	BiPhasic tr
フローセンサ	不要	必要	不要	必要	必要
呼吸回数モニタ	–	○	–	○	○
無呼吸アラーム	–	○	–	○	○
間欠的圧力補助	–	–	○	○	–
同調式圧力補助	–	–	–	–	○

2 どんな効果が期待できるか

1) DPAP の効果

　DPAP は、CPAP と同様に、呼気終末の気道内圧を陽圧に保ち、①上気道閉塞解除および上気道抵抗減少、②横隔膜収縮力増加、③肺コンプライアンスの上昇および下気道抵抗減少、④機能的残気量（functional residual capacity；FRC）が低下した肺での 1 回換気量増加、⑤換気血流比の改善および酸素需要減少、⑥肺胞表面サーファクタントの維持および肺胞浮腫の抑止といった効果があります[2]。角度のついた専用のジェネレーターを用いることでジェット流となるため、リークの影響がより少なく、鼻孔への圧迫が軽度になります。呼気時には、ジェット流の一部の流れが変わり、赤ちゃんの呼吸を補助する方向に流れるため、CPAP と比較して呼気時の抵抗や気道内圧変動が減少し、呼吸仕事量が減少するといわれています[3]。CPAP と DPAP の比較を 表2 [4] に示します。DPAP 管理が可能な機種として、fabian™NIV や medinCNO® があります 図。

2) BiPhasic モードの効果

　BiPhasic モードは、二相性に CPAP が変化することで、より多くの虚脱した肺胞を開通させて（肺リクルートメント効果）、肺胞を開存して FRC を増加させ、換気血流比を改善します。CPAP high では肺容量が増加し、その増加分が自発呼吸以外の吸気量となり、CPAP low では肺容量減少分が自発呼吸以外の呼気量となり、換気効率が上がります。無呼吸発作の症例では、呼吸仕事量が減少し、疲労により生じる無呼吸発作を軽減するだけでなく、上気道に間欠的圧変化があることで呼吸中枢を刺激し、無呼吸発作の頻度を減少させます[5]。

　Infant Flow® SiPAP™ の代替新機種である fabian™NIV についても触れておきます。Infant Flow® SiPAP™ と大きく異なる点は、流量を設定するのではなく、気道内圧を設定することが可能となりました。NIV リーク補正が可能となり、流量が自動調整されることにより、気道内圧を設定通りに保つことが可能です。また、predictive intelligent control

表2 CPAP、DPAP、BiPhasic の比較

	CPAP	DPAP	BiPhasic
プロング	簡 易	専 用	
鼻マスク	不 可	可	
リーク			
FRC 増加			
気道開通維持			
呼吸仕事量			
鼻孔への圧迫			

（文献 4 より転載して改変）

ⓐ fabian™NIV 正面
（画像提供：エア・ウォーター・メディカル株式会社）

ⓑ medinCNO®
（イワキ株式会社）

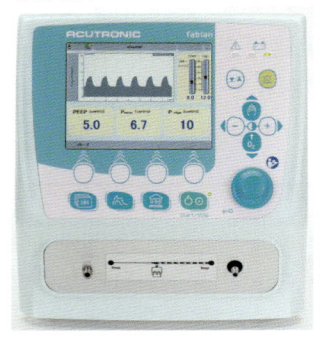
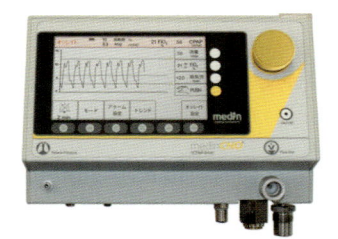

図 DPAP 管理が可能な代表的な機器

of oxygenation（PRICO）を用いることで、赤ちゃんの経皮動脈血酸素飽和度（SpO_2）を設定範囲内に維持するように吸入酸素濃度（F_IO_2）が自動調整され、結果として SpO_2 の変動減少が期待されており、今後各施設からの報告が待たれています。

3）DPAP/BiPhasic モードの適応

　DPAP/BiPhasic モードの使用は、大きく分けて出生後早期の初期治療と、抜管後治療とに分けられます。出生後早期の初期治療では、多呼吸、呻吟、陥没呼吸、鼻翼呼吸、チア

08
DPAPとBiPhasicモード　コアンダ効果で赤ちゃんの呼吸を助ける

ノーゼなどの呼吸器症状があり、酸素投与で改善傾向がない場合や、マスクによる CPAP が継続して必要な場合に DPAP/BiPhasic モードを使用します。新生児呼吸窮迫症候群（respiratory distress syndrome；RDS）、新生児一過性多呼吸（transient tachypnea of the newborn；TTN）、胎便吸引症候群（meconium aspiration syndrome；MAS）、肺炎、肺水腫、無呼吸発作、喉頭・気管軟化症など、さまざまな呼吸器疾患が適応となります。在胎 30 週未満の早産児の呼吸障害に対して、出生時より CPAP を使用すると、気管挿管による人工呼吸管理を必要とする症例や、慢性肺疾患（chronic lung disease；CLD）を合併する、または死亡する症例が減少したという報告があります[6]。RDS の児に気管挿管して人工肺サーファクタントを投与し、すぐに抜管して CPAP 管理を行う、INSURE（INtubation-SURfactant-Extubation）療法と組み合わせて CPAP を行うことにより、酸素化の改善、CLD または死亡症例の減少、気胸など合併症の減少が報告されています[7]。呼吸障害が中等度以上であったり、無呼吸発作がみられたりするときには、DPAP/BiPhasic モードが有用であると考えられます。抜管後治療の場合は、気管挿管による機械的人工換気療法からの離脱後に DPAP/BiPhasic モードを使用する方法で、無気肺や無呼吸を予防し早期抜管が可能となります。同調式 BiPhasic モードは DPAP と比較して呼吸管理期間が短縮されるという報告があります[8]。また、抜管後の呼吸管理として、高流量経鼻カニューラ（high flow nasal cannula；HFNC）を選択する機会が増えてきました。国内でのランダム化比較試験において、在胎 34 週未満の赤ちゃんの抜管後の呼吸器管理として DPAP と HFNC とを比較した研究があり、DPAP 群の方が抜管後 7 日以内の再挿管率が低かったという報告があります[9]。HFNC では鼻プロング／マスクの密着がなく皮膚損傷が少ない反面、PEEP は DPAP に比べると低いため、気道陽圧を保ちたい超早産児の抜管後などの呼吸管理においての使用は慎重に検討する必要があります。

管理する際の注意点

❶ DPAP/BiPhasic モードの使用が難しい例

DPAP/BiPhasic モードは、CPAP と同様に経鼻的に気道を陽圧にして呼吸を補助する機器なので、後鼻孔閉鎖や唇顎口蓋裂など上気道異常がある症例では使用できません。いずれも、HFNC や気管挿管での人工呼吸に比較すると、空気嚥下量が増加し、腹部膨満につながりますので、適切な栄養管理や腹部処置が必要となり、消化管狭窄／閉鎖、横隔膜ヘルニアなど、消化管拡張を避けたい病態には使用が困難です。また、循環動態が不安定な赤ちゃんや、頭蓋内出血のリスクが高い赤ちゃんに対しての使用には注意が必要で、重症な赤ちゃんは気管挿管による人工呼吸管理を行うべきでしょう。

❷適切なサイズのプロング／マスク

　DPAP/BiPhasic モードは、従来型の CPAP よりリークが減少し、鼻孔、鼻中隔への負担が比較的少なくなりますが、長時間装着する場合には鼻中隔損傷、鼻変形など、装着部位の損傷に注意が必要です。適切なサイズのプロングを選択し、強い負荷がかからないよう固定しますが、損傷が起こった場合はマスクに変更、あるいはプロングとマスクを交互に使用することもできます。適切なプロングを選択しても、体動や啼泣などですぐにずれて装着困難となってしまう場合で、呼吸障害が比較的軽度な赤ちゃんでは、圧サポート力が低下することを考慮した上で、HFNC の使用を検討してもよいでしょう。

❸使用してはいけない例

　Biphasic モードは「経鼻的間欠的陽圧換気」ではなく、「二相性換気（BIPAP）」であり、いわゆる人工呼吸（陽圧換気）ができませんので、自発呼吸がない、あるいは十分ではない赤ちゃんに使用してはいけません。また、圧を従来の人工呼吸の吸気圧と同様に設定すると、気胸などのリスクが増加するとの報告もあります[6]。

引用・参考文献

1) Flink, RC. et al. In vitro study on work of breathing during non-invasive ventilation using a new variable flow generator. Arch Dis Child Fetal Neonatal Ed. 100（4）, 2015, F327-31.

2) Gupta, S. et al. Continuous positive airway pressure : Physiology and comparison of devices. Semin Fetal Neonatal Med. 21（3）, 2016, 204-11.

3) Moa, G. et al. A new device for administration of nasal continuous positive airway pressure in the newborn : an experimental study. Crit Care Med. 16（12）, 1988, 1238-42.

4) 鈴木悟. ナースのための新生児呼吸管理：DPAP の基礎知識. Neonatal Care. 17（12）, 2004, 1218-23.

5) 中村友彦. 新しいインファントフローシステム：二相性 CPAP（SiPAP）. Neonatal Care. 23（5）, 2010, 457-60.

6) Schmölzer, GM. et al. Non-invasive versus invasive respiratory support in preterm infants at birth : systematic review and meta-analysis. BMJ. 347, 2013, f5980.

7) Leone, F. et al. Efficacy of INSURE during nasal CPAP in preterm infants with respiratory distress syndrome. Minerva Pediatr. 65（2）, 2013, 187-92.

8) Lista, G. et al. Nasal continuous positive airway pressure（CPAP）versus bi-level nasal CPAP in preterm babies with respiratory distress syndrome : a randomised control trial. Arch Dis Child Fetal Neonatal Ed. 95（2）, 2010, F85-9.

9) Uchiyama, A. et al. Randomized Controlled Trial of High-Flow Nasal Cannula in Preterm Infants After Extubation. Pediatrics. 146（6）, 2020, e20201101.

08

DPAPとBiPhasicモード　コアンダ効果で赤ちゃんの呼吸を助ける

HFNC

赤ちゃんが嫌がらない呼吸管理

東京女子医科大学附属足立医療センター新生児科准教授

山田洋輔（やまだ・ようすけ）

1 HFNCとは

ぱっと見て
わかる HFNCのイメージ

　HFNCはhigh flow nasal cannula（高流量経鼻カニューラ）の略で、そのままローマ字読みでHFNC、ネーザルハイフロー、ハイフロー、ハイフローセラピーなどと呼ばれます。高流量の酸素（空気も可）を加温加湿器で加温・加湿し、専用の鼻カニューラ（プロングと呼ばれることが多い）から赤ちゃんに投与する呼吸管理法です。

　HFNCでは、しっかり加温・加湿された高流量の酸素が赤ちゃんに届きます。適切な加湿により気道粘膜の乾燥を防ぎ、感染予防に重要な絨毛の働きを助けることや、気道抵抗

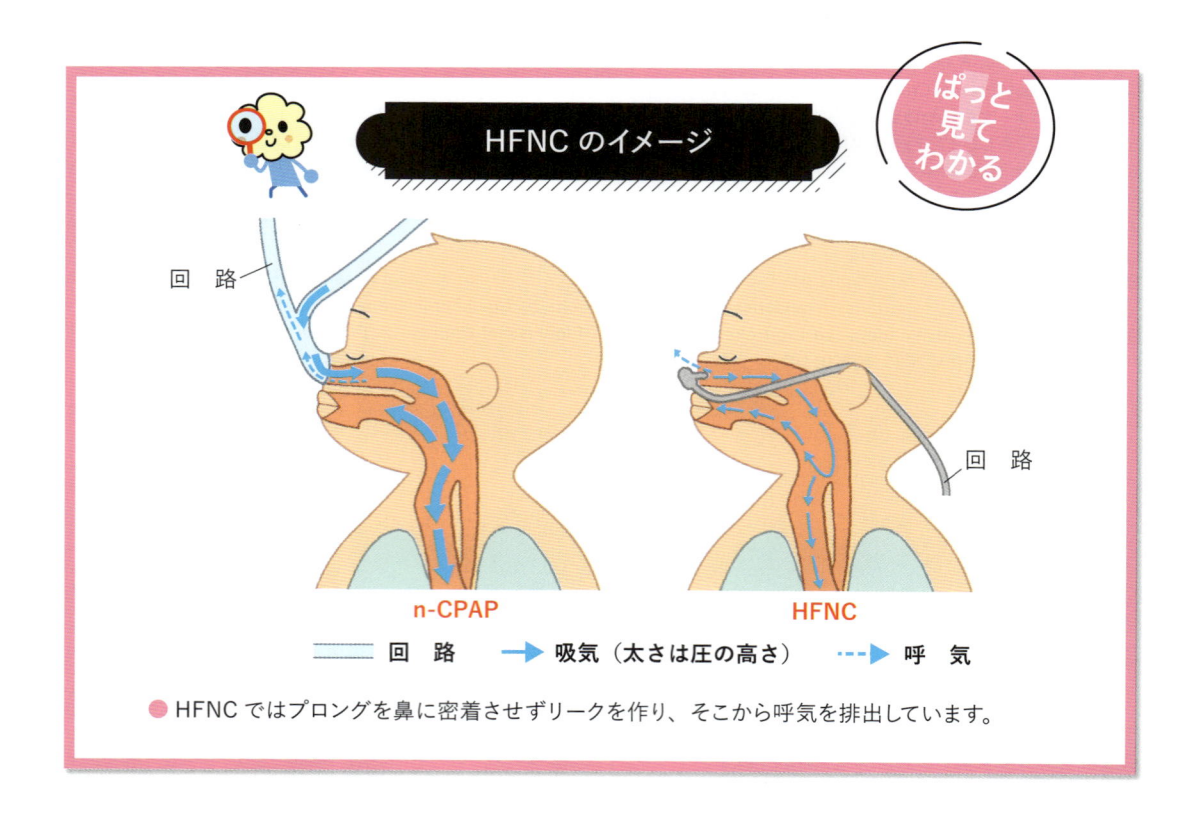

ぱっと
見て
わかる

HFNCのイメージ

回路

n-CPAP　　　　HFNC

── 回　路　　━━▶ 吸気（太さは圧の高さ）　---▶ 呼　気

● HFNCではプロングを鼻に密着させずリークを作り、そこから呼気を排出しています。

の上昇を抑えることができます。高流量により鼻咽頭腔にある CO_2 の洗い出し効果や、気道に軽度の陽圧がかかる効果（PEEP 効果）があります。それにより、血中 CO_2 低下、気道閉塞の予防、呼吸仕事量の軽減などが期待できます。HFNC は n-CPAP（nasal continuous positive airway pressure；経鼻式持続気道陽圧）の効果も有しており、NICU 領域では酸素療法でありながら非侵襲的呼吸管理の一つと考えられています。

さらに、HFNC では鼻腔から呼気を排出させるために、プロングを鼻に密着させずにリークを作る必要があります。そのため、しっかりプロングを密着させる n-CPAP より、HFNC の方が装着の不快感が少なく、密着による皮膚損傷や過剰な圧による気胸などの合併症も少なくなります。このことから、HFNC は赤ちゃんが嫌がらない呼吸管理ともいわれています。ただし、リークがあることにより、HFNC の PEEP 効果は n-CPAP より限定的であることには注意が必要です。

2 HFNC を行うことができる機器

NICU/GCU では、HFNC のプロングはオプティフロー™ ジュニア 2（Fisher & Paykel HELTHCARE 株式会社）とプレシジョンフロー®プラス（Vapotherm 社）のものが多く使われます。赤ちゃんの体重を目安にプロングの種類が豊富であり、鼻腔を 50％以上埋めないようなプロングを選択します 図1 。

オプティフロー™ ジュニア 2 は、一般的には酸素ブレンダー、加温加湿器、プロングで構成された回路で使用されます。専用物品が少ないため、汎用性が高いです。近年では、変換コネクタなどの開発によりさまざまな人工呼吸器回路への接続が可能となりました。また、HFNC 用のモードが搭載された人工呼吸器の機種も増

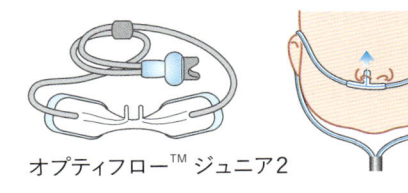

オプティフロー™ ジュニア2

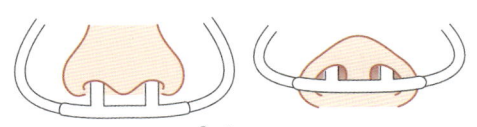

プレシジョンフロー®プラス

図1 HFNC のプロング

赤ちゃんの体重を目安に豊富な種類があります。オプティフロー™ ジュニア2は、プロング挿入部が彎曲していたり、頬部に貼る専用パットがあります。プレシジョンフロー®プラスには、片鼻用のソロプロングがあります。プロングのサイズは鼻孔を50％以上塞がないように選択します。

えてきています。気管挿管による人工呼吸管理から抜管後の非侵襲的呼吸管理までを、1つの機種で行うこともできるようになってきています。

プレシジョンフロー®プラスは HFNC の専用機器で、加温加湿器機能を内蔵した本体を配管に接続し、専用の回路とプロングをつなげて使用します。デジタル制御でフローや酸素濃度を正確に設定でき、専用の回路でより良好な加温・加湿を目指し設計されています。新生児用のプロングでは、ソロプロングという片方の鼻腔にだけ挿入するプロングがあります。ソロプロングは、口唇口蓋裂や経鼻的にカテーテルなどを挿入する必要がある場合に有効です。鼻唇溝などの鼻まわりの皮膚トラブルにより、片方の鼻腔しか使用できない

09

H F N C

赤ちゃんが嫌がらない呼吸管理

場合にも HFNC を行うことができます。特に口唇口蓋裂は、n-CPAP の装着が困難であり、非侵襲的呼吸管理が難しかったのですが、片方の鼻腔、口蓋が保たれている場合にはソロプロングでの呼吸管理が可能となっています。また、NO（一酸化窒素）用ディスポーザブル回路を用いることで NO 吸入療法も行うことができます。

3　HFNC と n-CPAP との比較、使い分け

HFNC は PEEP 効果を有することから、非侵襲的呼吸管理の一つとして、n-CPAP の代替としても使用されます。それぞれの特徴を理解して使い分けることが重要です 図2 。違いの多くは、HFNC がリークを前提としたオープンシステムであることによります。

1）治療効果

治療効果として、PEEP 効果は n-CPAP の方が安定しています。PEEP の高さは、リークがない n-CPAP の方が高くなりやすいです。また、適切な治療の実施についても、n-CPAP の方が有利です。多くの n-CPAP では圧をモニタリングをし、プロングのずれなどで圧が下がるとアラームが鳴ります。しかし、HFNC ではそういった機能はなく、外れていても SpO_2 低下などのバイタルサイン低下まで気が付かないこともあり得ます。

2）合併症

合併症としては、HFNC の方が n-CPAP より少ないとされています。プロングの鼻への

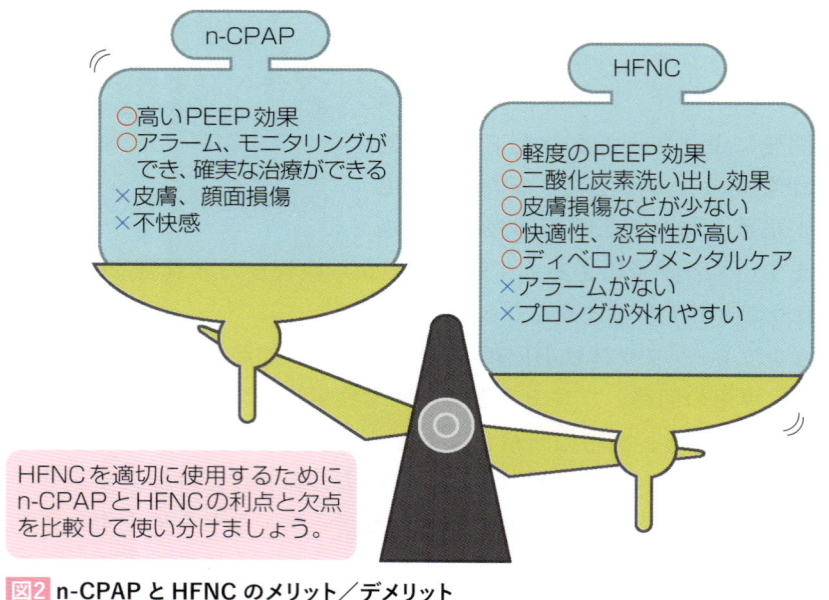

図2 n-CPAP と HFNC のメリット／デメリット

密着度が少ないため、鼻腔の皮膚損傷が少ないです。ボンネットやバンドが不要のため、顔面皮膚や顔面骨への影響も少ないです。n-CPAP では、圧がより高いために気胸などのトラブルが起こることがありますが、HFNC では気胸は少ないことが報告されています。

3）快適さ

赤ちゃんにとって、より快適という点も HFNC の大きな特徴です。赤ちゃんが安静を保ちやすいことは呼吸管理には有利に働きます。HFNC の回路が単純であるということも、医療スタッフの管理のしやすさにつながります。これらのことは、ディベロップメンタルケアの観点からも重要なことです（ ぱっと見てわかる **HFNC とディベロップメンタルケア**）。

4）まとめ

使い分けのまとめとしては、安定した PEEP 効果など治療効果をより重視する場面では n-CPAP を選択し、呼吸障害が重度ではなく快適性などがより求められる場面では HFNC を選択する、というのが目安になります。

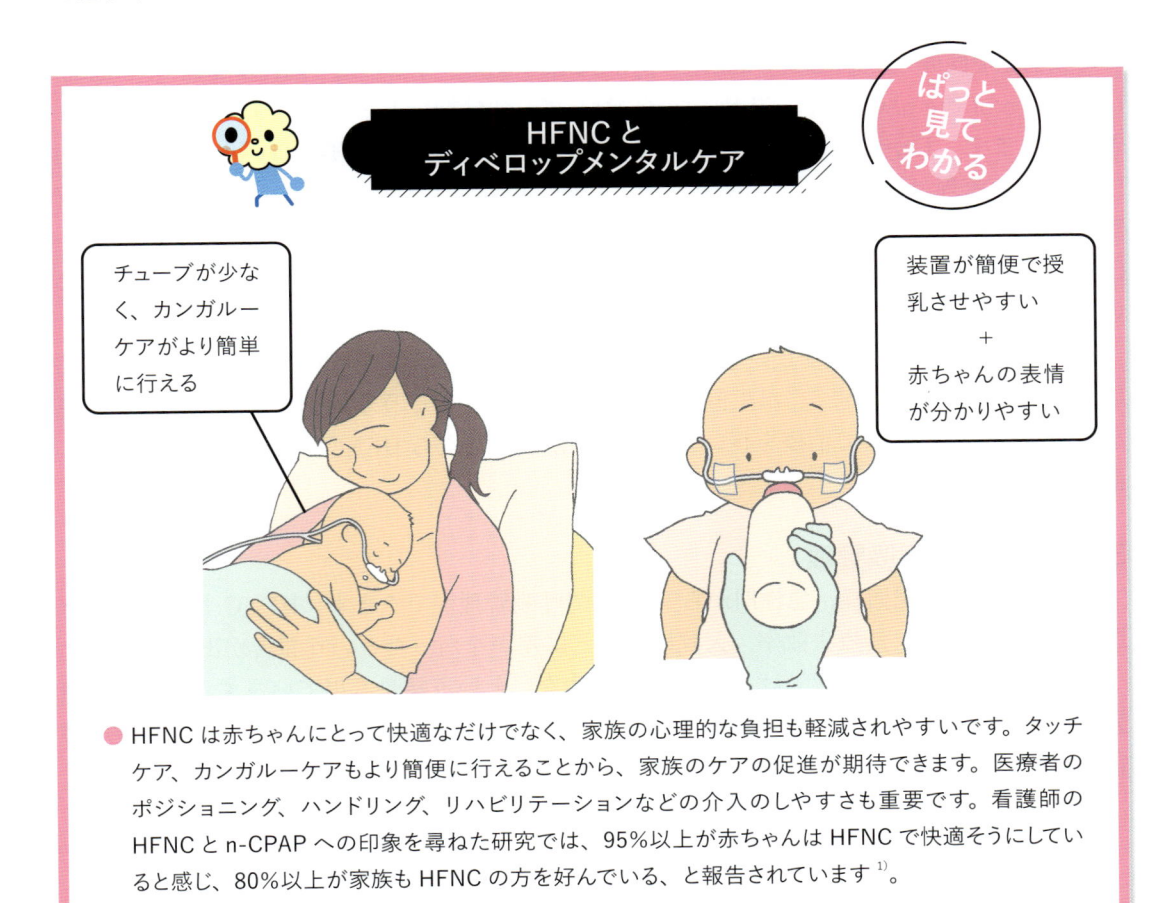

ぱっと見てわかる

**HFNC と
ディベロップメンタルケア**

チューブが少なく、カンガルーケアがより簡単に行える

装置が簡便で授乳させやすい
＋
赤ちゃんの表情が分かりやすい

● HFNC は赤ちゃんにとって快適なだけでなく、家族の心理的な負担も軽減されやすいです。タッチケア、カンガルーケアもより簡便に行えることから、家族のケアの促進が期待できます。医療者のポジショニング、ハンドリング、リハビリテーションなどの介入のしやすさも重要です。看護師の HFNC と n-CPAP への印象を尋ねた研究では、95％以上が赤ちゃんは HFNC で快適そうにしていると感じ、80％以上が家族も HFNC の方を好んでいる、と報告されています[1]。

4 どのような赤ちゃんが対象になるか

1）早産児の抜管後呼吸補助

HFNC は早産児などの抜管後の呼吸補助に用いられることが多く、快適な HFNC で管理できる赤ちゃんが増えてきています。抜管後の呼吸補助として、HFNC と n-CPAP を比較した研究はたくさんあります。再挿管率などの治療失敗は、HFNC は n-CPAP に対して差がない、または少なくとも劣ってはいない、という報告が多いです[2]。鼻腔損傷や気胸は HFNC の方が少ないとされています。ただ、報告によっては HFNC の治療失敗がより多いというものもあり[3]、評価が一定しないところもあります。これは、各施設の状況や方針などが異なっていることも影響していると考えられます。自施設において、どのような赤ちゃんに HFNC を用いるか、どうなったら HFNC から呼吸管理を変更するかの基準をある程度定めておくことが、HFNC の有効利用につながります。

2）早産児の急性期呼吸管理

呼吸窮迫症候群（respiratory distress syndrome；RDS）や新生児一過性多呼吸（transient tachypnea of the newborn；TTN）などに対して、急性期でも HFNC で呼吸管理を行うこともできます。しかし、未熟性が強い、または呼吸障害が重症な場合は、出生直後からの HFNC での管理は困難なこともあります。在胎 28 週以降の早産児への出生直後の呼吸管理としての HFNC と n-CPAP との比較では、死亡や慢性肺疾患（chronic lung disease；CLD）の発症には差がありませんが、生後 72 時間以内の治療失敗は HFNC の方が多いという報告があります[4]。

HFNC での呼吸管理が難しいリスク因子としては、修正 30 週未満と吸入酸素濃度 30% 以上が挙げられています[5]。出生直後に非挿管で管理できそうな場合は、しっかりした圧を加えられる n-CPAP で治療を行い、呼吸状態が安定したら HFNC に切り替える、という使い方が多いようです。

3）正期産児の呼吸管理

正期産児も早産児同様、急性期から HFNC で呼吸管理ができます。HFNC と n-CPAP を比較した研究では、治療失敗率、入院期間などに差がなかったという報告が出ています[6]。一方で、皮膚損傷や腹部膨満は HFNC の方が少ないという結果も出ています。ただし、研究の質の観点から、断言できるものではないというコメントもあり、早産児同様、呼吸障害の程度などから選択する必要があります。

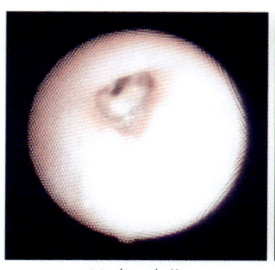 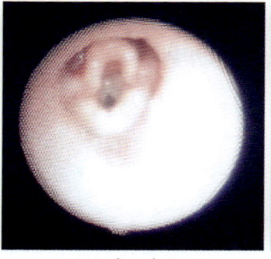 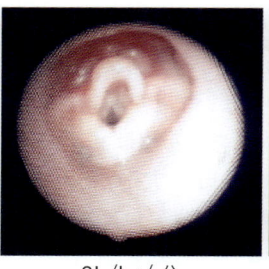 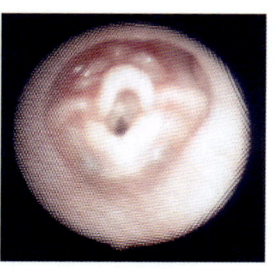

| 0L/kg/分 | 1L/kg/分 | 2L/kg/分 | 3L/kg/分 |

図3 HFNC の PEEP 効果

咽頭狭窄の赤ちゃんに HFNC で段階的に流量を上げ、内視鏡で確認した画像です。流量が上がるにつれて、咽頭腔の狭窄が改善しています。

4）気道病変

　HFNC の PEEP 効果により気道病変の治療をすることもできます。HFNC のフローによって気道が開通することが確認できます図3。ただし、気道病変の治療の中心は気道陽圧です。HFNC は、n-CPAP より圧が低くなりがちで、プロング外れに気が付かず治療ができていない時間が発生し得るため、治療の限界があることには十分注意が必要です。自験例では、HFNC で治療ができた気道病変は約半数でした。

5）n-CPAP ができない場合

　n-CPAP は PEEP 効果が高い反面、赤ちゃんへのストレスが問題になることがあります。正期産児などは不快感のために n-CPAP だと安静が保ちにくく、啼泣などでかえって呼吸状態が不安定になることが経験されます。そういった場合、HFNC なら呼吸状態が安定することもあります。また、皮膚損傷などにより n-CPAP が装着できないが呼吸管理が必要という場合も、HFNC の良い適応となります。

管理する際の注意点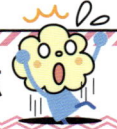

➡ HFNC の治療の適応

　HFNC は n-CPAP の代替療法となり得ますが、HFNC での治療が適切かを考えながら行う必要があります。観察のポイントは、バイタルサインや努力呼吸などの呼吸障害です。特に努力呼吸は、呼吸状態が良くないことを代償している状態です。努力呼吸が持続することにより、肺胞同士がこすれ合い肺へのダメージが蓄積し、肺障害が増悪することがあります。その結果、より強い呼吸管理が必要になってしまうこともあります。HFNC で十分に治療できているか、逆に n-CPAP が過剰な治療になっていないかを常に考える、ということが大切です。

09 HFNC 赤ちゃんが嫌がらない呼吸管理

HFNC をより多くの赤ちゃんに使用するためには、PEEP 効果を高めることがポイントになります。HFNC ではその簡便さのために（利点でもあるのですが）、プロングのずれや外れにより、想定している圧がかからないことが一番の課題です。われわれは、プロングのずれや外れを予防するために、必要な赤ちゃんにはプロングにテープを巻いて鼻尖部に固定することや、1 時間ごとにプロングのずれを確認するなどの対策を行っています。プロングや固定デバイスなどの製品も改良が続き、以前よりはプロングのずれは起こりにくくなっています。

各企業、医療者が協力し工夫することで、赤ちゃんが嫌がらない呼吸管理である HFNC の恩恵を最大限受けられるようになります。それにより赤ちゃんにとって優しく、医療者にとっても易しい呼吸管理ができるようになると考えられます。

超ヲタ・コラム　　**気管挿管時の HFNC の併用**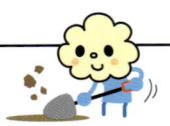

NICU/GCU における新しい HFNC の使用法として、気管挿管時の HFNC の併用があります。一般的な気管挿管では、バッグ & マスク換気により酸素化をよくしておいて、喉頭展開をして気管チューブを挿入します。この喉頭展開からの操作の間は呼吸管理がしにくく、時間がかかると低酸素や徐脈となり中断が必要になります。この課題を解決するために、HFNC を装着しながら喉頭鏡やチューブ挿入が行われています。在胎週数中央値 27.9 週の 202 人に、HFNC 装着と非装着で気管挿管を行ったところ、HFNC 装着の方が有意にバイタルサインの変動なく挿管手技が終了し、1 回目の挿管トライで成功する確率が高かったという報告が出ています[7]。

引用・参考文献
1) Roberts, CT. et al. Nursing perceptions of high-flow nasal cannulae treatment for very preterm infants. J Paediatr Child Health. 50（10）, 2014, 806-10.
2) Wilkinson, D. et al. High flow nasal cannula for respiratory support in preterm infants. Cochrane Database Syst Rev. 2 (2), 2016, CD006405.
3) Hong, H. et al. High-flow nasal cannula versus nasal continuous positive airway pressure for respiratory support in preterm infants：a meta-analysis of randomized controlled trials. J Matern Fetal Neonatal Med. 34 (2), 2021, 259-66.
4) Hodgson, KA. et al. Nasal high flow therapy for primary respiratory support in preterm infants. Cochrane Database Syst Rev. 5（5）, 2023, CD006405.
5) Manley, BJ. et al. Refining the Use of Nasal High-Flow Therapy as Primary Respiratory Support for Preterm Infants. J Pediatr. 196, 2018, 65-70. e1.
6) Dopper, A. et al. High flow nasal cannula for respiratory support in term infants. Cochrane Database Syst Rev. 8（8）, 2023, CD011010.
7) Hodgson, KA. et al. Nasal High-Flow Therapy during Neonatal Endotracheal Intubation. N Engl J Med. 386（17）, 2022, 1627-37.

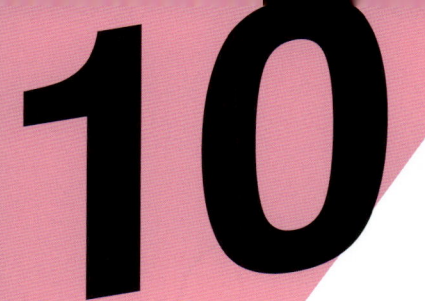

10 NAVA・NIV-NAVA

赤ちゃんの自発呼吸との同期性に優れたモード

杏林大学医学部付属病院小児科助教　**鴇田雅俊**（ときた・まさとし）

1 どんなモード？

神経調節補助換気（neurally adjusted ventilatory assist；NAVA）は、日本で2012年に薬事承認され、販売を開始した比較的新しい人工呼吸器モードです。NAVA の特徴として、横隔膜電気的活動（electrical activity of the diaphragm；Edi）を利用し、呼吸補助のタイミング、吸気圧および換気量を制御することが挙げられます。簡単に言うと、呼吸を開始するタイミングや回数、吸いたい圧や量、吸っていたい時間などの全てを赤ちゃん自身が決められる人工呼吸器モードになります。また、NIV-NAVA（non-invasive NAVA）は、NAVA をマスクやプロングを使用して行う非侵襲的呼吸管理のモードです。Edi をトリガーとした、非常に優れた同期性・同調性があるため、従来の非侵襲的陽圧換気（non-invasive positive pressure ventilation；NPPV）療法に比べて、より赤ちゃんの呼吸に合わせた管理を行えることができ、無呼吸時にはバックアップ換気を行うため、無呼吸の管理にも優れていることが特徴です。

ぱっと見てわかる **呼吸の仕組み**のように、呼吸は呼吸中枢から信号が出た後、横隔膜が収縮し、肺が拡張して気道の圧や気流の変化が起こります。従来の呼吸器のトリガーでは気道の圧の変化（圧トリガー）や気流の変化（フロートリガー）を感知し、呼吸を開始していましたが、NAVA では横隔膜が収縮する前の横隔膜の電気的活動をトリガーにしているため、トリガーの遅れが短いといわれています[1]。特に、超低出生体重児のような赤ちゃんは呼吸による圧や気流の変化が小さいため、呼吸器がフロートリガーや圧トリガーでは感知できないほどの変化（ミストリガー）であったり、トリガーの感度をよくすると、水滴の動きや体動を感知して強制換気を行うオートトリガーになってしまったりすることがあります。NAVA ではこれらが非常に少ないため、赤ちゃんの呼吸との同期性が非常に高いです。

また、赤ちゃんの呼吸は一定ではなく、多様なパターンがあるといわれます 図1。従来の呼吸器モードの圧はおおむね一定でしたが、NAVA では NAVA レベルという係数を掛けることにより、赤ちゃんの多様な呼吸パターンにも追従でき、同調性も非常に高いです。

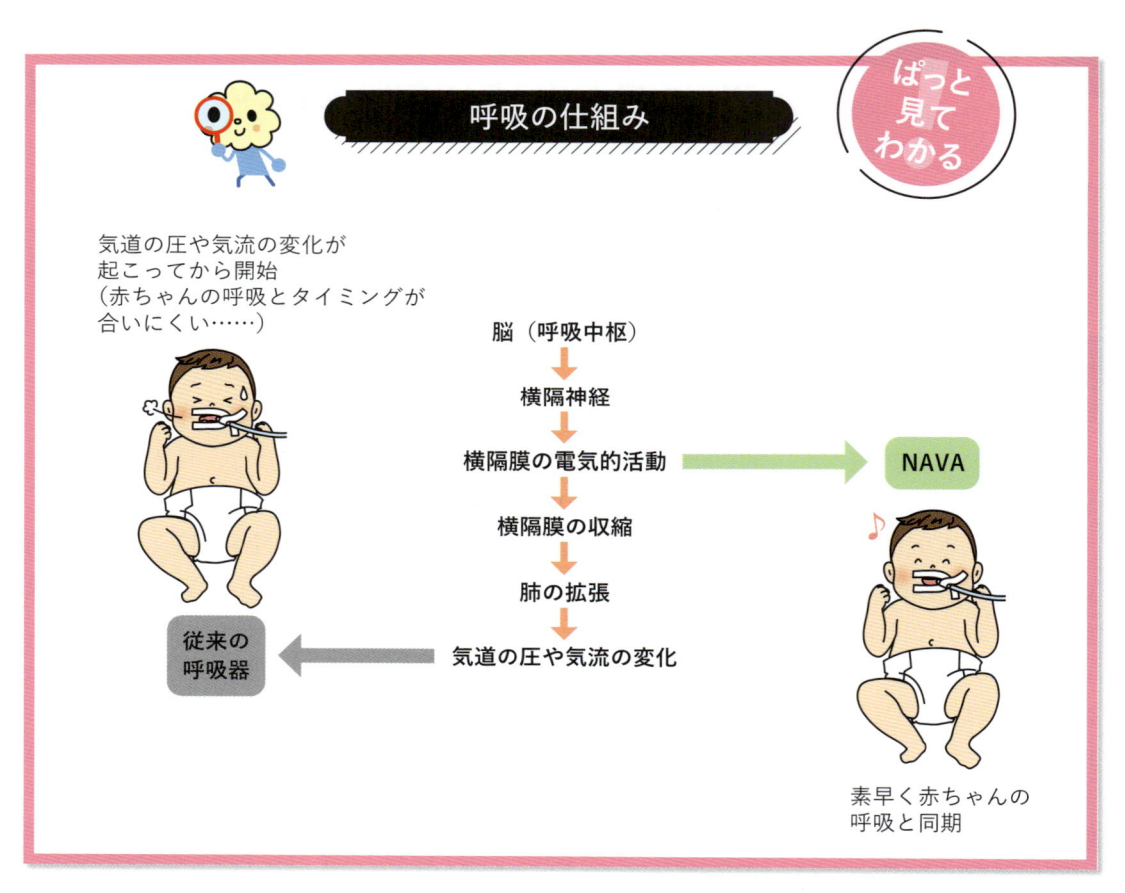

呼吸の仕組み

ぱっと見てわかる

気道の圧や気流の変化が
起こってから開始
（赤ちゃんの呼吸とタイミングが
合いにくい……）

脳（呼吸中枢）
↓
横隔神経
↓
横隔膜の電気的活動 → NAVA
↓
横隔膜の収縮
↓
肺の拡張
↓
従来の呼吸器 ← 気道の圧や気流の変化

素早く赤ちゃんの
呼吸と同期

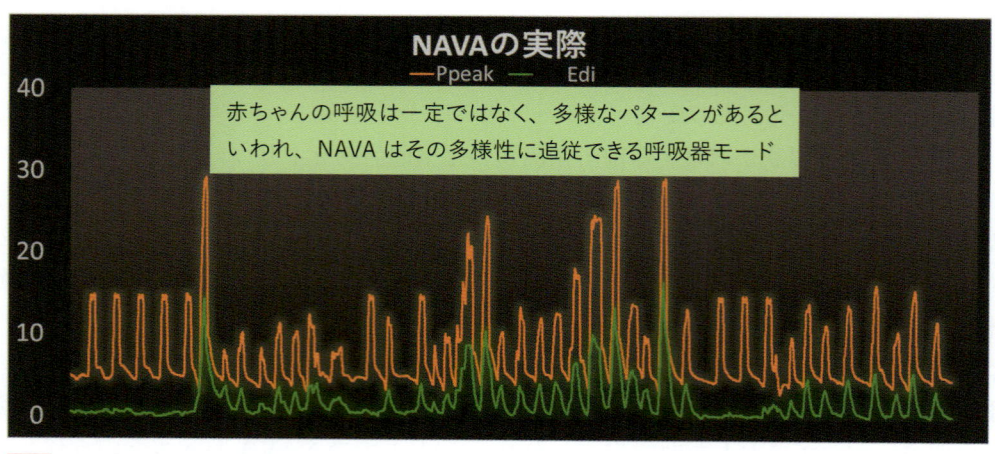

NAVAの実際

— Ppeak　— Edi

赤ちゃんの呼吸は一定ではなく、多様なパターンがあると
いわれ、NAVA はその多様性に追従できる呼吸器モード

図1 超低出生体重児の実際の呼吸

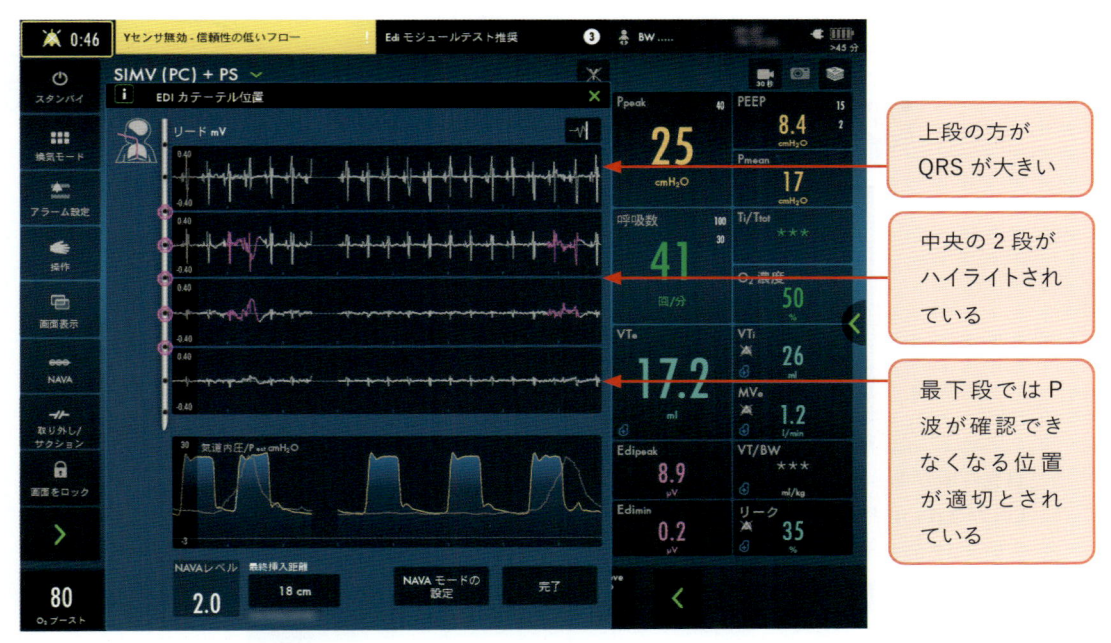

図2 Edi カテーテルの位置調整

図中の注記：
- 上段の方が QRS が大きい
- 中央の2段がハイライトされている
- 最下段では P 波が確認できなくなる位置が適切とされている

2 Edi について

　Edi は Edi カテーテルという栄養チューブを兼ねた専用のカテーテルを使用し、計測されます。まず、鼻（nose）と耳介（ear）、耳介と剣状突起（xiphoid）を結んだ NEX 長を計測します。その値を呼吸器の計算ツールに入れて自動算出される挿入長を目安に Edi カテーテルを挿入します。次に、図2のようにカテーテルの位置調整画面で中央の2段がハイライトされ、かつ最下段で P 波の確認が難しい位置に調整します。Edi は、Edi peak と Edi minimum（Edi min）があり、Edi peak は赤ちゃんの呼吸努力を示し、Edi min は肺が虚脱しないように横隔膜がどれくらい緊張状態にあるかを示しています。

3 設 定

　NAVA は、ぱっと見てわかる→ **NAVA の基本設定画面**に示すように、自発呼吸があって、Edi がきれいに拾えているときは NAVA モードになりますが、Edi が拾えなくなって、設定した無呼吸時間を超えるとバックアップ換気モードに切り替わります。図3に NAVA の画面、トレンド画面（NAVA 使用中に特によく見ているトレンドの抜粋）を示します。それぞれの用語や設定については、p.208 で解説します。

10

NAVA・NIV-NAVA　赤ちゃんの自発呼吸との同期性に優れたモード

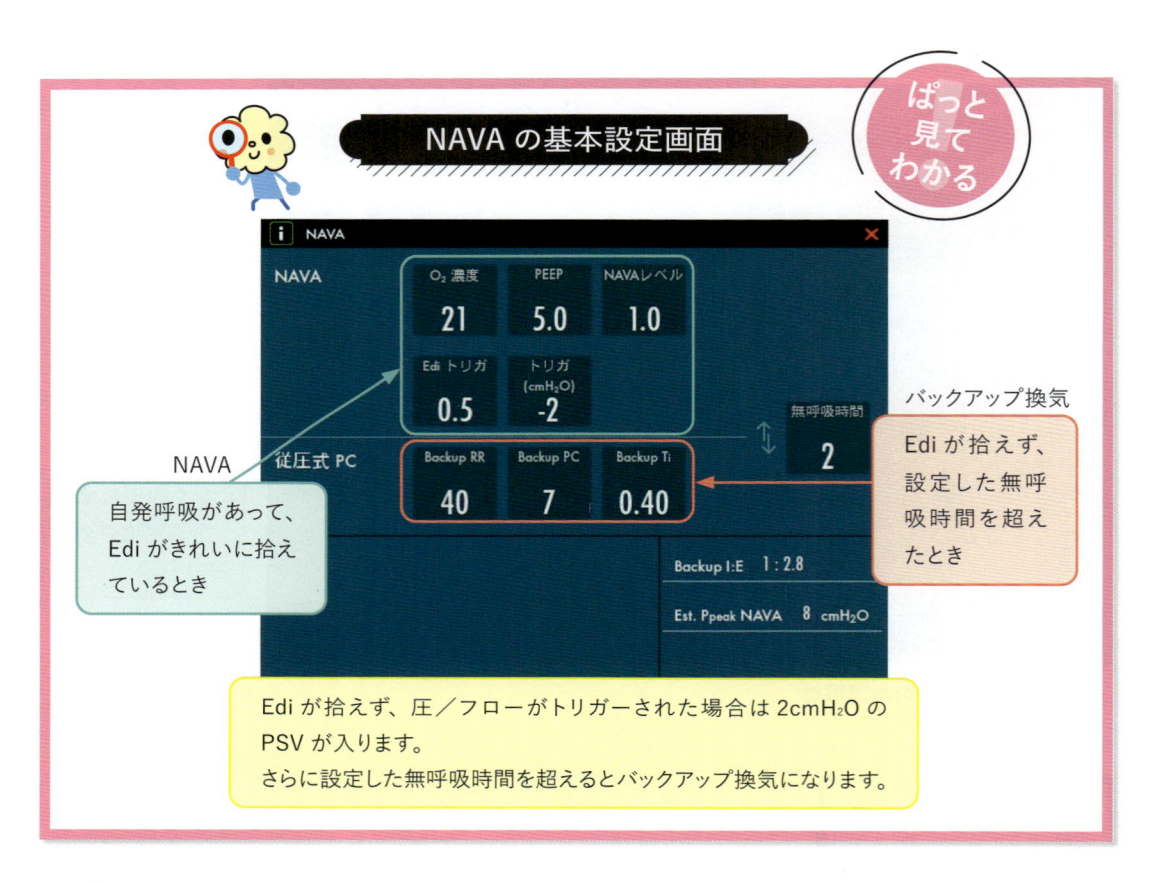

NAVA の基本設定画面

ぱっと見てわかる

NAVA

従圧式 PC

NAVA — 自発呼吸があって、Edi がきれいに拾えているとき

バックアップ換気 — Edi が拾えず、設定した無呼吸時間を超えたとき

Edi が拾えず、圧／フローがトリガーされた場合は 2cmH$_2$O の PSV が入ります。
さらに設定した無呼吸時間を超えるとバックアップ換気になります。

ⓐ NAVA の画面

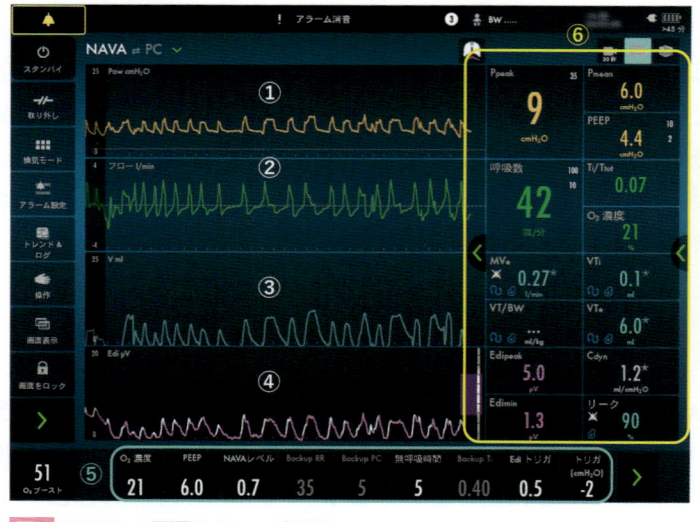

①気道内圧
②流　量
③換気量
④Edi
⑤設　定
⑥各種パラメータ

図3 NAVA の画面とトレンド画面

ⓑトレンド画面①

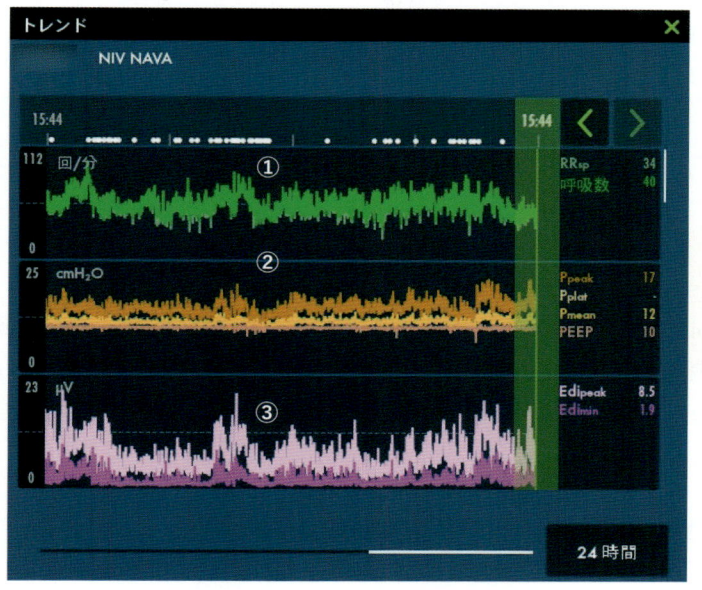

①呼吸回数（RRsp＝自発呼吸回数）の推移
② PIP、PEEP の推移
③ Edi の推移

ⓒトレンド画面②

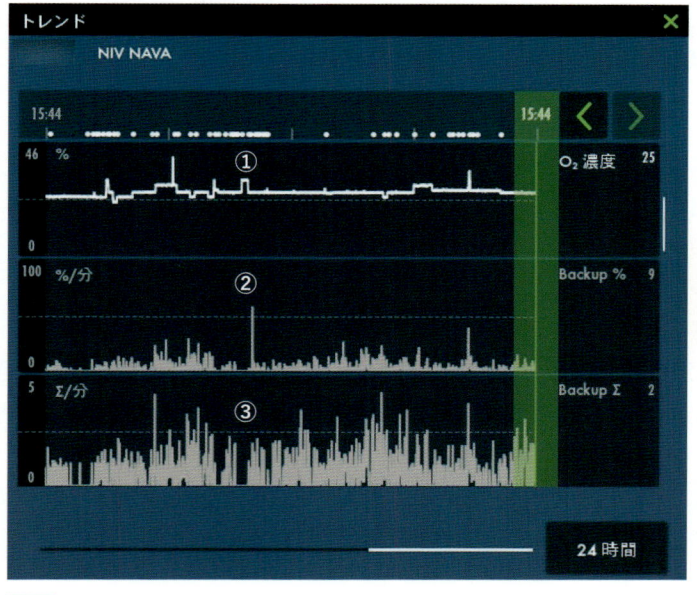

① F₁O₂ の推移
② Backup ％の推移
③ Backup Σの推移

F_iO_2

図3 のつづき

10
NAVA・NIV-NAVA
赤ちゃんの自発呼吸との同期性に優れたモード

1） NAVA レベル

NAVA レベルは係数であり、下記の計算式で供給圧が決まります。

> 供給圧 （cmH₂O）
> = （Edi peak － Edi min）（μV） × NAVA レベル （cmH₂O/μV） +PEEP （cmH₂O）

※ NIV-NAVA なら上記式に +2 （cmH₂O） されます。

同調式間欠的強制換気 （synchronized intermittent mandatory ventilation；SIMV） や補助調節換気 （assist/control；A/C） から変更の場合は、NAVA の Edi カテーテル位置のプレビュー画面を見ながら調整します。NAVA での管理開始後は、Edi peak が 5～15μV （超低出生体重児なら 5～10μV） になるように NAVA レベルを 0.1～0.3 程度ずつ調整していきます。

2） 呼気終末陽圧 （positive end-expiratory pressure；PEEP）

当院では、出生時の PEEP は 4cmH₂O で開始しています。PEEP は Edi min が 1μV 以下になるように調整します。Edi min が持続的に 1μV 以上の場合は、横隔膜が機能的残気量 （functional residual capacity；FRC） を維持するために緊張状態であること （tonic activity） を意味するため、PEEP を上げることを検討します。

3） Edi トリガー

Edi トリガーは、設定した電位分以上に Edi min より上昇するとトリガーされます。多くのアーチファクトが 0.5μV 以下のため、当院では Edi トリガーを 0.5μV で固定しています。

4） 圧／フロートリガー

圧／フロートリガーは、Edi を拾えず、設定した圧かフローをトリガーした場合に 2cmH₂O の PS （pressure support） が入ります。さらに設定した無呼吸時間を超えるとバックアップ換気モードに切り替わります。

NAVA をより活かすために Edi トリガーが優先して行われるよう、圧／フロートリガーの感度を鈍くする必要があり、当院では －5cmH₂O 程度に設定しています。

5） 無呼吸時間

当院では、無呼吸時間は 2 秒で開始しています。

無呼吸時間については、SpO₂ や HR （心拍数） などのバイタルサインと、トレンド画面の Backup Σ （回／分）、Backup ％ （％／分） を参考にして調整しています。Backup Σ は 1 分間で何回バックアップ換気に切り替わったかを、Backup ％は 1 分間にどれくらいの割

合でバックアップ換気になっていたかを示しています。

▶無呼吸時間を短くする場合

バックアップ換気に切り替わる前に無呼吸によって SpO_2 が低下、または徐脈となる場合は無呼吸時間を短くします（バックアップ換気に切り替わってから SpO_2 が低下する場合は、当院ではバックアップ換気設定を変更します）。

▶無呼吸時間を長くする場合

トレンド画面を確認し、バックアップ換気に切り替わることが少ないのであれば無呼吸時間を長くしていきます。Backup Σ が多くても呼吸状態が安定している場合は、赤ちゃんの呼吸サイクルよりも無呼吸時間の設定が短過ぎる可能性があり、無呼吸時間を長くします。

当院では、無呼吸時間5秒を抜管や離脱の目安にしています。

6）バックアップ換気設定

バックアップ換気の初期設定は SIMV や A/C 時の設定を参考に Backup RR（呼吸数）、Backup PC（圧）、Backup TT（呼気時間）を設定します。初めから NAVA を使用する場合は、Backup RR：35～40回／分、Backup PC：5cmH_2O、Backup Ti：0.4秒で設定しています。

設定された無呼吸時間を超えると、バックアップ換気に切り替わります。バックアップ換気に切り替わってから SpO_2 の低下や徐脈がある場合はバックアップ換気のサポートが低いと考え、Backup PC を高くするか、Backup RR を増やしていきます。

4 NAVA・NIV-NAVA の適応

NAVA は赤ちゃんの呼吸との同期性が非常に優れている呼吸器モードで、前述したミストリガーやオートトリガーが他の呼吸器に比べて少ないため、うまくトリガーできず呼吸器に同期できていない赤ちゃんには、良い適応と考えます。また、通常の呼吸器では感知できない超低出生体重児のフローや圧の変化も Edi なら感知できることが多いです。さらに、正期産児の呼吸障害（新生児一過性多呼吸〔transient tachypnea of the newborn；TTN〕や気胸など）に対しても NAVA は有効です。

NIV-NAVA は、抜管後に経鼻式持続気道陽圧（nasal continuous positive airway pressure；n-CPAP）や二相性 CPAP、非侵襲的陽圧換気（non-invasive positive pressure ventilation；NIPPV）では管理が困難な症例や INSURE（INtubation-SURfactant-Extubation）後の症例などにお勧めです。

5 どんな効果が期待できるか

　NAVA の効果として、赤ちゃんの自発呼吸との同期性がよくなるため、鎮静薬を使用しなくても赤ちゃんの安静を保つことができ、同調性の改善により吸気圧と投与酸素濃度を低下させます[2~4]。そのため、人工呼吸器による肺損傷と酸素毒性を減らすことができ、慢性肺疾患（chronic lung disease；CLD）の減少や、長期的な呼吸予後や中枢神経予後の改善が期待されていますが、現時点ではそれらは明らかではなく、今後の研究が期待されます。

6 その他のモード（IMV や HFOV）などと比較しての使い分け

　NAVA は Edi をトリガーにして呼吸補助を行うため、Edi が出ないような症例や鎮静が必要となる症例では NAVA での管理は困難です。また、さざ波 Edi（Edi でトリガーされるが、有効な換気にならない低い Edi のこと）の場合は経験的に、トリガー感度を調節しても改善は乏しく、呼吸賦活薬を調整しても改善がなければ、NAVA の継続は困難なため、呼吸器モードを変更します。

　CLD 増悪時も NAVA での管理が継続困難となることを経験します。高い圧が必要になるにもかかわらず、NAVA は赤ちゃんの Edi に依存してしまうため、高い圧がかからないからです。このような場合は一時的に高頻度振動換気（high frequency oscillatory ventilation；HFOV）に変更することも検討します。

　食道閉鎖症のような Edi カテーテルが留置できない赤ちゃんの場合も、NAVA は使用できません。

7 NAVA 管理中の抜管の目安

　トレンド画面で Ppeak（最高気道内圧）、Edi peak、Backup %、Backup Σ などを確認して呼吸器設定を調整していきます。Edi peak が 5~15 μV（超低出生体重児などは 5~10 μV）の範囲で呼吸状態が安定し、血液ガスも問題なければ NAVA レベルを下げます。無呼吸時間は Backup % と Backup Σ を確認し、無呼吸がなければ徐々に長くしていきます。NAVA レベルが 0.5~1.0 まで下げられ、無呼吸時間は 5 秒で呼吸が安定しているなら抜管を検討しています。

　NAVA から NIV-NAVA に変更する際に、NAVA レベルが上記の設定以上であっても抜管して NIV-NAVA に変更することがあります。NIV-NAVA は他の NIPPV に比べて無呼吸に対してもバックアップ換気のサポートが入るため、抜管後の呼吸管理として比較的安定して行えます。

8 観察のポイント

1）カテーテル位置の確認

NAVA では、Edi カテーテルが適切な位置にないと Edi が正確にモニタリングできないことがあります。特に超低出生体重児では顔の向きや体位で容易に位置がずれるため、体位変換などの後は Edi カテーテル位置画面で中央がハイライトされているか、最下段で P 波の確認が難しいかを確認しましょう。

2）スクリーンショットを活用

トレンド画面で Edi の変化やバックアップ換気率などを見ながら設定を調整しますが、何か変化があったときに画像をスクリーンショットしておくか、動画を録画しておくと相談時に役に立つことがあるのでお勧めです。

3）SpO₂ 低下や徐脈の対応

SpO_2 が低下したときや徐脈を起こしたときに、バックアップ換気に切り替わる前に低下するのか、バックアップ換気に切り替わってから低下するのかで対応が異なります。バックアップ換気に切り替わる前に低下する場合は、無呼吸時間を短くすることで改善できることが多く、バックアップ換気に切り替わってから低下する場合は、バックアップ換気のサポートを強化することで改善できることが多いです。

管理する際の注意点

➡ 無呼吸のコントロール

しっかりと自発呼吸が出ている（Edi がしっかり出ている）ときは問題ありませんが、無呼吸のコントロールがうまくいかず、バックアップ換気設定を高めにしたり、無呼吸時間を非常に短くしたりして管理をしていることがありますが、トレンド画面を確認すると、ほとんどがバックアップ換気になっており、バックアップ過剰になっていることがあります。NAVA は自発呼吸を活かしたモードなので、無呼吸のコントロールは非常に重要となります。カフェインのみでは無呼吸の管理が難しくても、ドキサプラムを使用してうまくいくこともあります。それでも管理困難なときは NAVA を諦めるのも重要です。

無呼吸アラームを off にしていないとバックアップ換気に切り替わった際に手動でボタンを押さないと NAVA に戻らなくなるので注意が必要です。

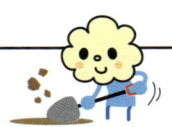

早期からの NAVA 管理の適応

　バックアップ過剰の解説をしましたが、超早産児、特に在胎 26 週までの赤ちゃんは自発呼吸があまり多くありません。図4 に在胎 25 週台で出生し、日齢 4 に NAVA に変更したトレンドを示します。はじめはバックアップ換気が多いですが、呼吸賦活薬を調整しながら自発呼吸が出てくるのを待つことで早期から NAVA で管理することが可能です！

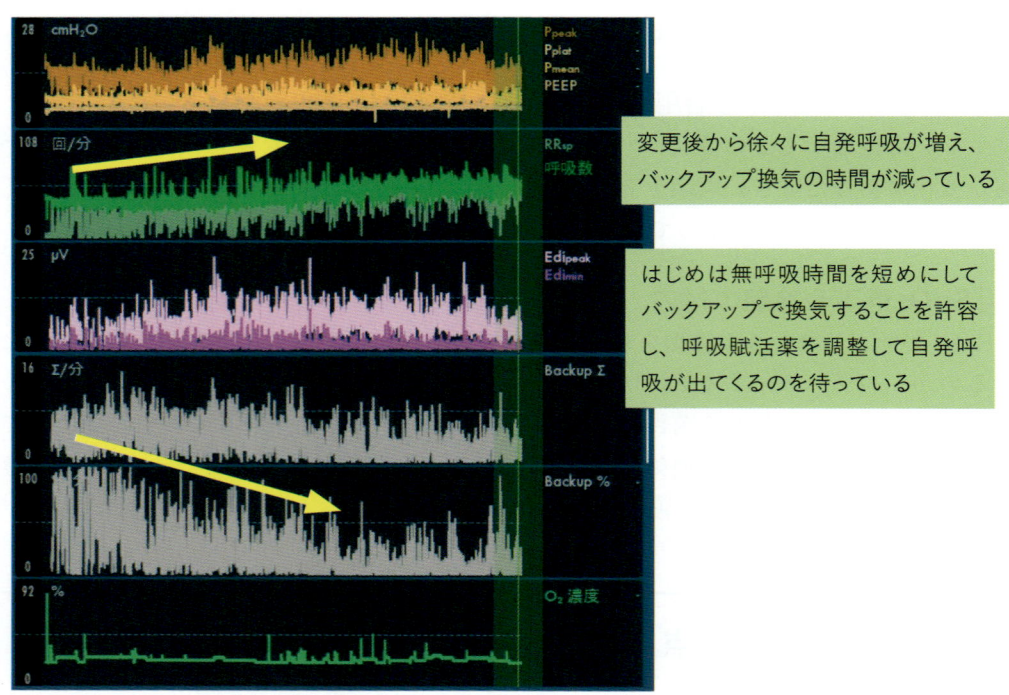

変更後から徐々に自発呼吸が増え、バックアップ換気の時間が減っている

はじめは無呼吸時間を短めにしてバックアップで換気することを許容し、呼吸賦活薬を調整して自発呼吸が出てくるのを待っている

図4 在胎 25 週台で出生し、日齢 4 から NAVA に変更した症例
NAVA 変更後 72 時間のトレンド

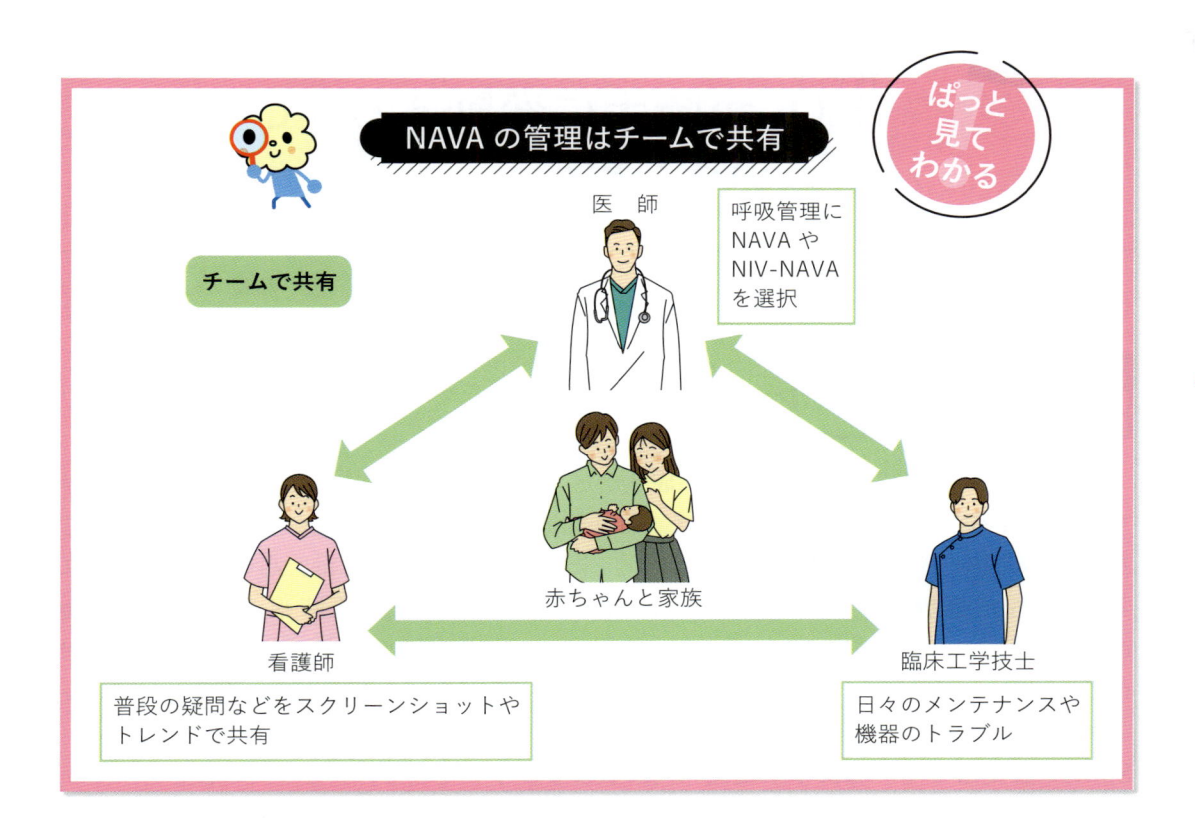

9 おわりに

　NAVAでの呼吸管理における情報は、チームで共有することが非常に重要です。**ぱっと見てわかる** ▶ **NAVAの管理はチームで共有**のように医師・看護師・臨床工学技士がそれぞれ赤ちゃんの呼吸状態に何が起こっているのかを共有し、何をすればよいのかを考えて話し合っていくことで、より良い呼吸管理ができるのではないかと考えます。

引用・参考文献
1) Sinderby, C. et al. Neural control of mechanical ventilation in respiratory failure. Nat Med. 5 (12), 1999, 1433-6.
2) Stein, H. et al. Prospective crossover comparison between NAVA and pressure control ventilation in premature neonates less than 1500 grams. J Perinatol. 33 (6), 2013, 452-6.
3) Lee, J. et al. Randomized crossover study of neurally adjusted ventilatory assist in preterm infants. J Pediatr. 161 (5), 2012, 808-13.
4) Oda, A. et al. Neurally adjusted ventilatory assist in ventilated very preterm infants：A crossover study. Pediatr Pulmonol. 56 (12), 2021, 3857-62.

10
NAVA・NIV-NAVA 赤ちゃんの自発呼吸との同期性に優れたモード

11 オート F_IO_2

F_IO_2 が勝手に変動するってどういうこと？

JCHO北海道病院副院長　**長　和俊**（ちょう・かずとし）

1　ターゲット SpO_2

　新生児の呼吸・循環管理において、成熟が進んだ赤ちゃんに比べて、早産で生まれた赤ちゃんに許容される動脈血酸素飽和度（saturation of arterial oxygen；SaO_2）の幅は狭くなります（**ぱっと見てわかる** → **ターゲット SpO_2 の意義**）。未熟性が強い赤ちゃんは、高い SaO_2 に晒されると未熟児網膜症（retinopathy of prematurity；ROP）や慢性肺疾患（chronic lung disease；CLD）が増悪します。一方、低過ぎる SaO_2 は死亡や壊死性腸炎（neonatal necrotizing enterocolitis；NEC）、中枢神経障害などの発生率を高めます。そのため、パルスオキシメータの測定値（経皮的動脈血酸素飽和度〔percutaneous oxygen saturation；SpO_2〕）を使用して、SaO_2 が一定範囲内に収まるような管理を行います。これをターゲッ

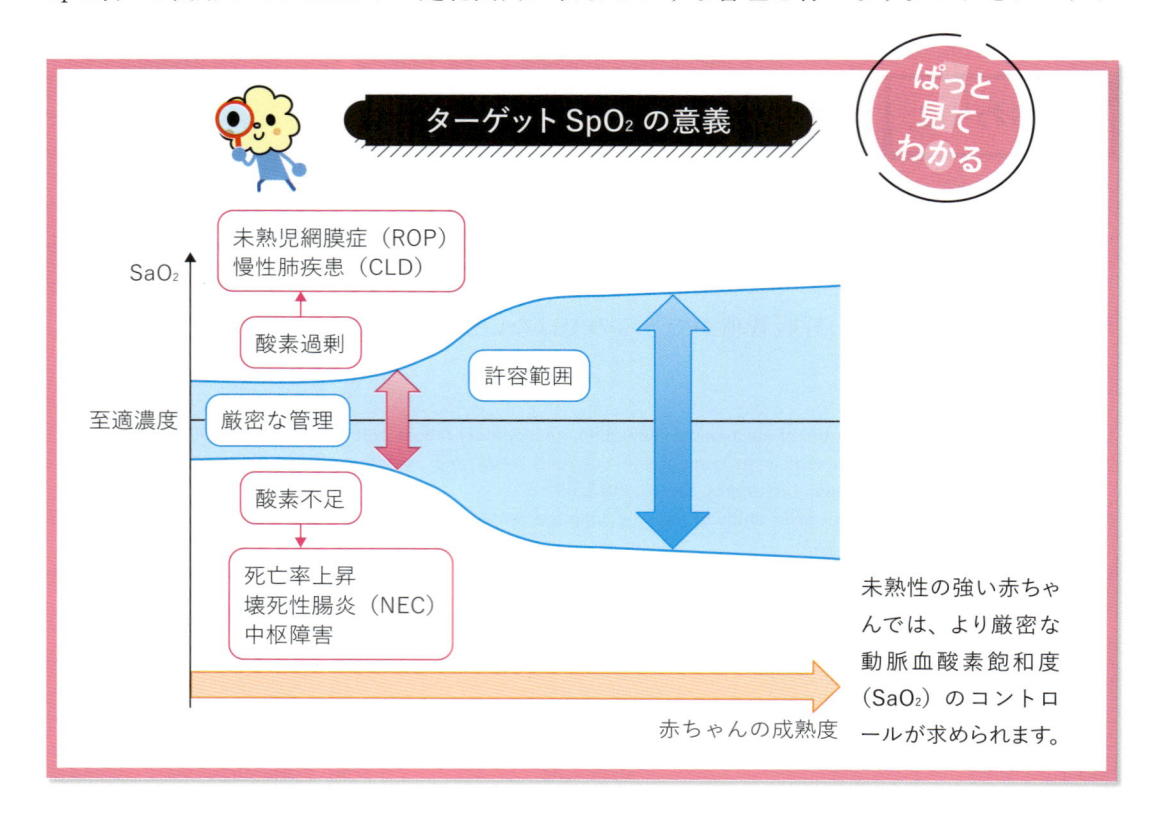

ターゲット SpO_2 の意義

ぱっと見てわかる

未熟児網膜症（ROP）
慢性肺疾患（CLD）

SaO_2

酸素過剰

許容範囲

至適濃度

厳密な管理

酸素不足

死亡率上昇
壊死性腸炎（NEC）
中枢障害

赤ちゃんの成熟度

未熟性の強い赤ちゃんでは、より厳密な動脈血酸素飽和度（SaO_2）のコントロールが求められます。

トSpO_2と呼びます。「F_IO_2の指示は0.27です。SpO_2が95を超えるか91を下回る場合は連絡をください」ではなく「SpO_2が91以上95未満になるようにF_IO_2を調節してください。F_IO_2が0.4を超えるようなら連絡をお願いします」という指示の出し方をします。

ターゲットSpO_2を低い範囲（ターゲット・レンジ）に設定すると、酸素解離曲線の傾きが大きくなるため、許される動脈血酸素分圧（partial pressure of arterial oxygen；PaO_2）の幅が狭くなります 図1。逆の見方をすると、ターゲットSpO_2を低い範囲に設定すると、ちょっとしたことでSpO_2がターゲット・レンジを逸脱して低いSaO_2に晒してしまうことになります。ヨーロッパのガイドラインでは、高いターゲット・レンジでは治療を要するROPが増えるものの失明は増えず、また、CLDは増えても重症例は増えないのに対して、低いターゲット・レンジではNECや死亡が増えることから、高めのターゲット・レンジ（91〜95）を選択しました[1]。

しかし、低いターゲット・レンジそのものが危険なのか、ターゲット・レンジを低く設定すると、「予期せぬ下方への逸脱が多くなる」ことを反映しているのかは判明していません。また、設定したターゲット・レンジに対して、記録されたSpO_2の分布は高い側に偏ることが知られています。先に述べた酸素解離曲線の特徴から、ターゲット・レンジに対して、SpO_2が上側に逸脱する頻度は高くないのに対して、下側への逸脱は発生しやすいため、指示されたターゲット・レンジが91〜95の場合には、94〜95が多く、91〜93は少ない結果になります。また、NICUに入院している赤ちゃんの数に対して、ケアを行う看護師さんの数が多いと、SpO_2がターゲット・レンジ内に収まりやすいことが知られています[2]。

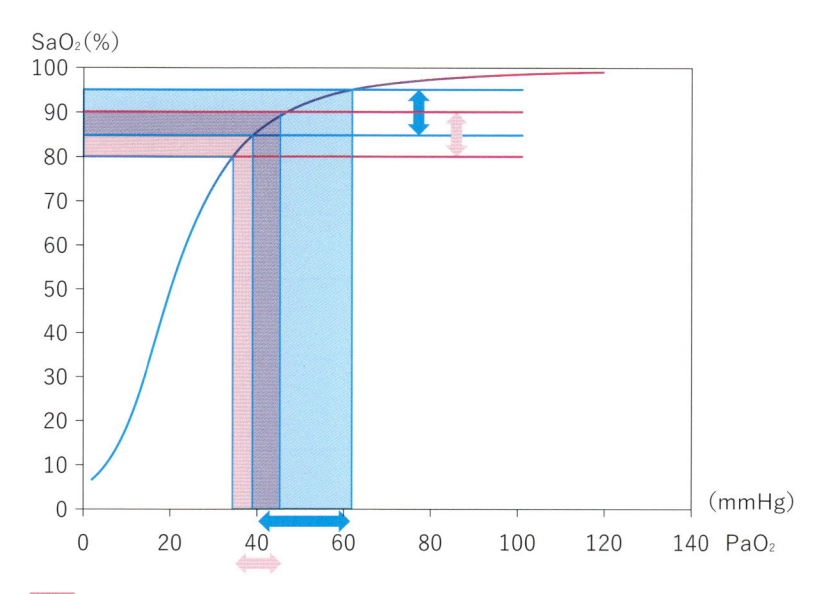

図1 SaO_2とPaO_2の関係

低いターゲット・レンジでは、より低い側への逸脱が起こりやすくなります。

2 オート F_IO_2

　パルスオキシメータの出力を利用して吸入酸素濃度（fraction of inspiratory oxygen；F_IO_2）を自動制御する方法をオート F_IO_2 と呼びます。現在、日本国内で販売されている新生児用人工呼吸器のうち、オート F_IO_2 の機能を搭載しているのは、AVEA™（アイ・エム・アイ株式会社）、SLE6000（株式会社東機貿）、fabian™ HFO（エア・ウォーター・メディカル株式会社）です。AVEA™ には CLiO2™、SLE6000 には OxyGenie®、fabian™ シリーズ（HFOi、Evolution、NIV）には PRICO というそれぞれ異なるアルゴリズムに基づいて設計されたオート F_IO_2 機能が搭載されています[3]。

　AVEA™ に搭載されている CLiO2™ の場合、ターゲット・レンジの下半分は許容され、SpO_2 がターゲット・レンジの上半分に入ると F_IO_2 が緩やかに低下します。SpO_2 がターゲット・レンジを逸脱した場合には、急速に補正がなされます**図2**。その結果、SpO_2 の高い側に歪んでいるヒストグラムは左右対称に近い形に補正されます**図3**。

　人が管理すると、どうしてもヒストグラムは SpO_2 が高い右側に偏ります。一方、オート F_IO_2 を使用すると、より左右対称に近いヒストグラムになります**図4**。しかし、私たちが知っている赤ちゃんの反応は、あるターゲット・レンジで管理した結果です。同じターゲット・レンジを設定しても、人が管理した場合とオート F_IO_2 を用いた場合では、赤ちゃんが吸入する酸素濃度のヒストグラムは異なったものになるため注意が必要です**図5**。また、

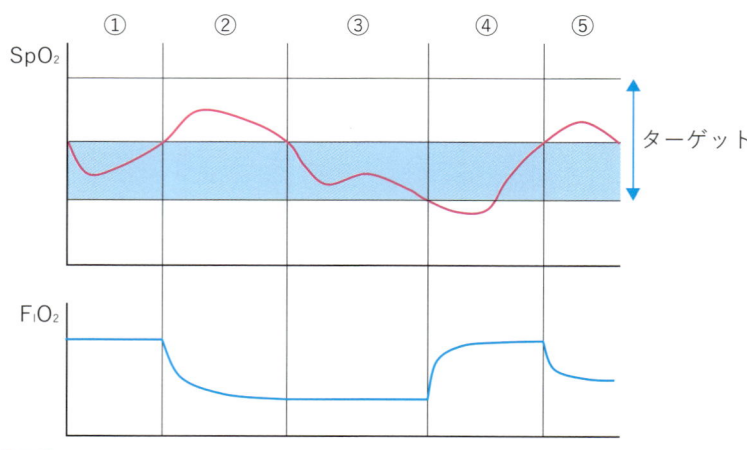

図2 CLiO2™ による F_IO_2 の制御

CLiO2™ では、ターゲット・レンジの下半分は許容しています（①）。SpO_2 がターゲット・レンジの半分より高くなると F_IO_2 を緩やかに低下させます（②⑤）。SpO_2 がターゲット・レンジの半分より低くなっても F_IO_2 は変化せず（③）、SpO_2 がターゲット・レンジを下回ると F_IO_2 を急速に上昇させます（④）。

機種によってオート F_IO_2 のアルゴリズムが異なるため、機種ごとのコンセプトを理解し、SpO_2 のヒストグラムを評価する必要があります。

　オート F_IO_2 を用いることで、「意図しない低酸素への曝露」が減るため、将来的には安全にターゲット・レンジを下げられるかもしれません。そうすると、死亡や NEC を増やさずに ROP や CLD を軽症化できるかもしれませんが、現状ではまだそこまでの効果は証

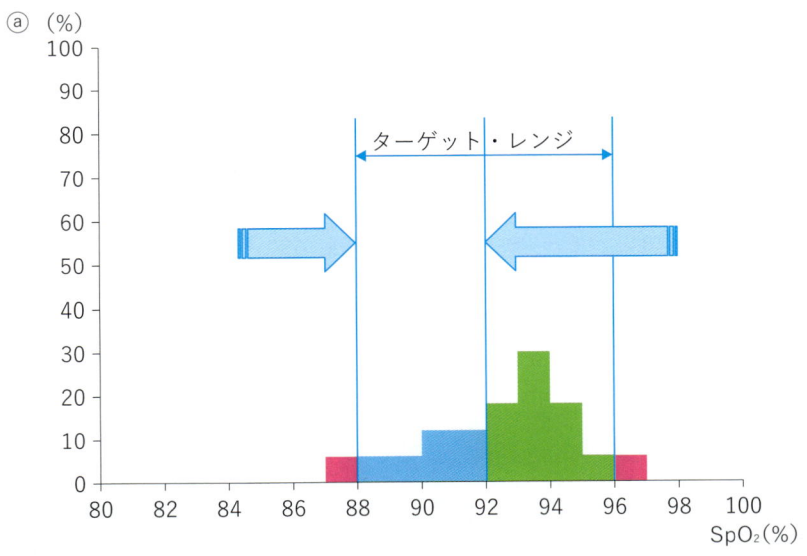

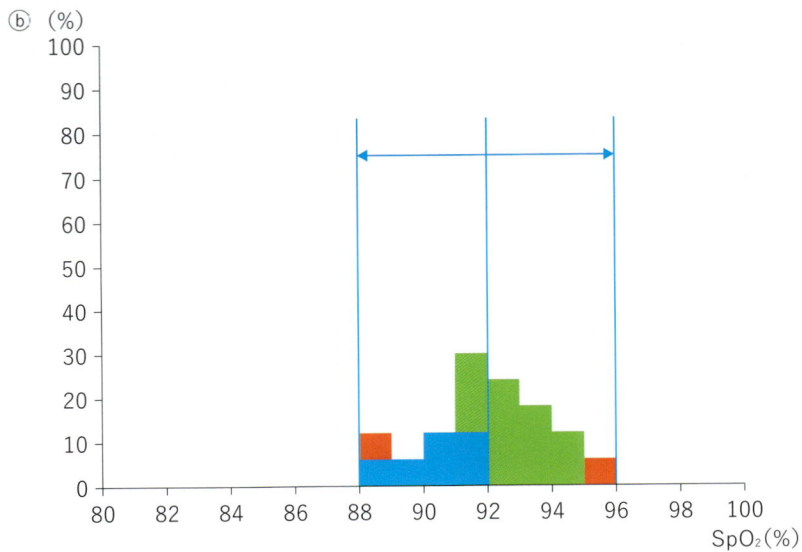

図3 **CLiO₂™ の SpO₂ ヒストグラムに対する影響**

SpO_2 の高い側に偏ったヒストグラムに対して、ターゲット・レンジの外には強い修正を加え、ターゲット・レンジの上半分には弱い修正を加えると、ヒストグラムは幅が狭くなり、左右対称な形に近づきます。

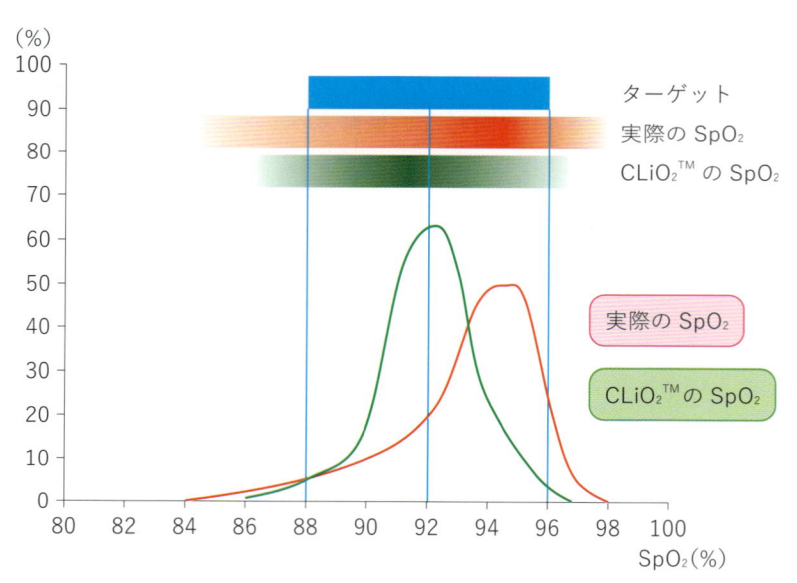

図4 CLiO₂™ による SpO₂ ヒストグラムの変化

ターゲット・レンジ（青）を設定した場合、人がコントロールするとヒストグラムは右寄り（赤）になります。CLiO₂™ で制御すると、左右対称な分布（緑）に近づきます。

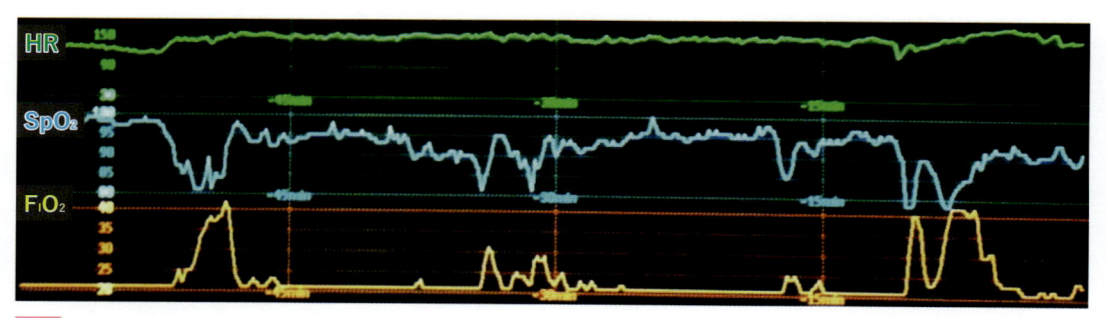

図5 オート F$_I$O₂ のトレンドグラム

CLiO₂™ によるオート F$_I$O₂ のトレンドグラムです。SpO₂ の低下に続き F$_I$O₂ の上昇が見られます。

明されていません。

超ヲタ・コラム 適切な移動平均時間の選択

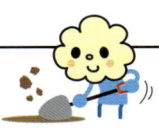

SpO_2 はノイズをキャンセルするために測定値の移動平均を表示しています 図6。移動平均時間が 8 秒だとすると、過去 8 秒間の測定値の平均値を表示することになります。移動平均を用いると、ノイズの影響を軽減することができますが、反応が遅くなります。また、短い時間に起こった大きな変動は平均化されて見えなくなってしまいます。オート F_IO_2 を使用する際は、適切な移動平均時間を選択する必要があります。

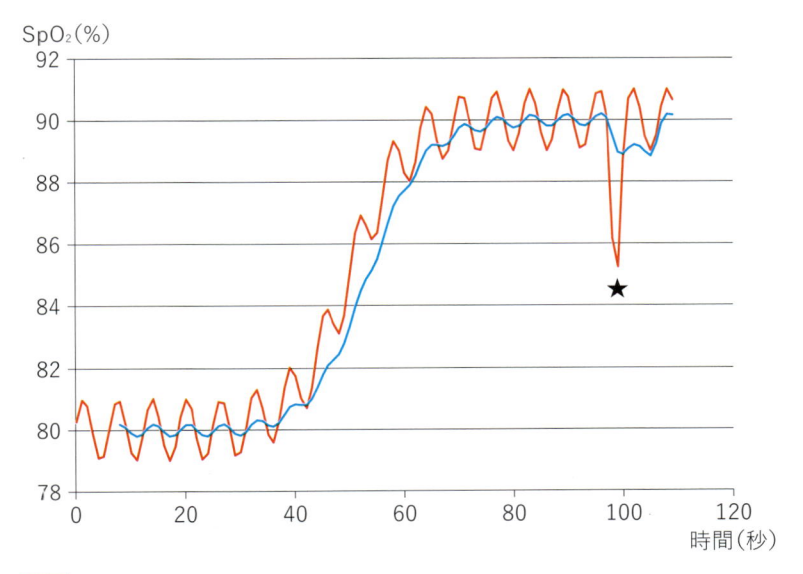

図6 移動平均時間の影響

SpO_2 の 1 秒ごとの測定値が赤線のように変動している場合、8 秒ごとに移動平均を行うと青線のように滑らかになりますが、短い時間の大きな変動（★）は吸収されて分からなくなります。

引用・参考文献
1) Aski, LM. Meta-analysis of Oxygenation Saturation Targeting Trials : Do Infant Subgroups Matter?. Clin Perinatol. 46(3), 2019, 579-91.
2) Sink, DW.et al. Nurse:patient ratio and achievement of oxygen saturation goals in premature infants. Arch Dis Child Fetal Neonatal Ed. 96(2), 2011, F93-8.
3) Dani, C. Automated control of inspired oxygen (FiO2) in preterm infants : Literature review. Pediatr Pulmonol. 54(3), 2019, 358-63.

11 オートF_IO_2 F_IO_2が勝手に変動するってどういうこと？

01 カプノメータ
赤ちゃんの吐いた息から分かること

長野県立こども病院新生児科部長　**小田　新**（おだ・あらた）

カプノメータとは　ぱっと見てわかる カプノメータの測定原理[1]

　呼気二酸化炭素モニタ（カプノメータ）は赤ちゃんの呼気に含まれる CO_2（二酸化炭素）をモニタリングする装置のことです。われわれが通常呼吸をするときには、肺胞でガス交換された CO_2 が呼気に排出されます。カプノメータは、それをリアルタイムでモニタリングすることで、確実に呼吸ができているか、気道が開通しているかの確認ができます。代表的な呼吸のモニタとして SpO_2 モニタ（パルスオキシメータ）がありますが、呼吸停止を迅速に感知することはできません。特に酸素投与をされている状況ではその検知が遅れ、非常に危険な事態に陥ることがあります。その点、カプノメータは即座に呼吸停止を感知することができます。

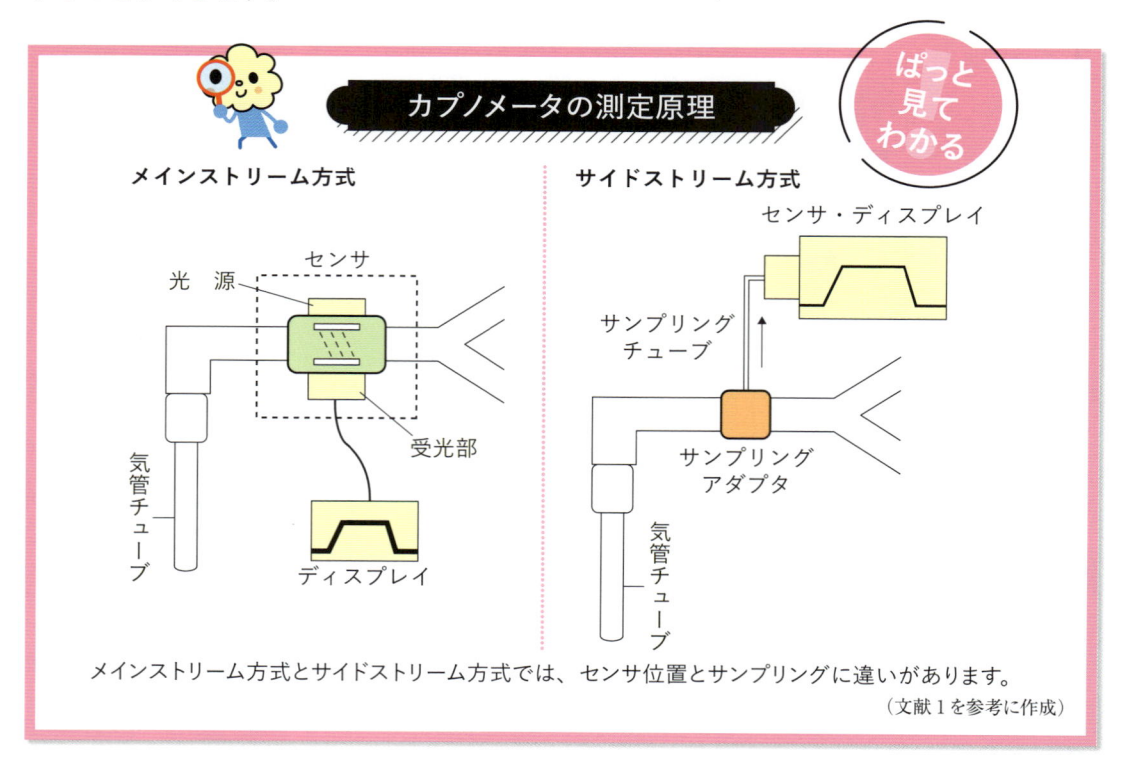

カプノメータの測定原理　ぱっと見てわかる

メインストリーム方式

サイドストリーム方式

メインストリーム方式とサイドストリーム方式では、センサ位置とサンプリングに違いがあります。

（文献1を参考に作成）

1）原　理

　カプノメータには比色法と赤外線吸収法があります。比色法は、挿管時に使用するいわゆる CO_2 ディテクタで、開封して時間が経過すると使用できなくなります。簡便ですが、持続的なモニタリングには不向きで、CO_2 分圧の数値も表示できません。それに対して、赤外線吸収法は持続的なモニタリングが可能で、毎呼吸ごとに、数値として呼気の CO_2 分圧を知ることができます。赤外線吸収法では、CO_2 が $4.3\,\mu m$ の赤外線波長を吸収することを利用しています。サンプリングガス内に $4.3\,\mu m$ の赤外線を通し、CO_2 によって吸収された赤外線の減衰量によって、CO_2 の分圧を算出します。

　CO_2 は酸素（O_2）の 20 倍の拡散能力があり、健常肺では肺胞の CO_2 分圧（P_ACO_2）は動脈血の CO_2 分圧（$PaCO_2$）と等しくなります。気管チューブのリークがなければ、動脈血の CO_2 分圧と呼気終末二酸化炭素分圧（$EtCO_2$）も等しくなります。ただし、肺血流低下（先天性心疾患や肺塞栓）による換気血流不均衡が生じたり、気管チューブのリークがあったりする場合には、$PaCO_2$ と $EtCO_2$ に乖離が生じます。

2）適　応

　カプノメータは、特に挿管人工呼吸管理をしていて、挿管が確実に行われていることと、人工呼吸器の設定が適切であるかを確認するために使用します。つまり、挿管患者には全て適応になります。しかし、施設によってはカプノメータの台数に限りもありますし、下記に述べるような欠点もあるので、適応を選んで使用します。

　また、非挿管時にも測定することが可能です。自然気道で鎮静して検査するときなどには有用です。先に述べたように、呼吸停止を迅速に感知することが可能だからです。実際、「MRI 検査時の鎮静に関する共同提言」[2] には「パルスオキシメータは酸素化のモニタであって、換気のモニタではない」と明言されています。

3）メインストリームとサイドストリームの違い

　赤外線吸収法のカプノメータは、気管チューブの近くに接続したアダプタを呼吸回路に装着し、回路を通る CO_2 を直接測定するメインストリーム方式と、呼吸器回路に細いサンプリングチューブを接続し、回路内のガスを測定装置に吸引（サンプリング）して CO_2 を測定するサイドストリーム方式に分類されます（ぱっと見てわかる　**カプノメータの測定原理**）[1]。それぞれ利点と欠点があります 表。メインストリームの最大の利点は、応答時間が短いこと、欠点は、死腔が大きいこととアダプタが重いことです。サイドストリームの利点は、死腔が小さいことですが、応答時間が遅いこと、サンプリングチューブが閉塞しやすいことが挙げられます。

4）カプノグラフィの基本

　カプメータの波形（カプノグラフィ）を観察することで、人工呼吸に関わるさまざまな

表 メインストリームとサイドストリームの利点・欠点

	メインストリーム	サイドストリーム
測定法	回路内のガスを直接測定	回路内のガスをサンプリングして測定
利点	・応答が速やか ・長時間使用にも安定	・挿管しなくても使える ・サンプリングチューブの接続が軽い ・死腔が小さい
欠点	・重い、回路に負担がかかる ・死腔が大きい ・アダプタに水滴がつくと測定に影響する	・応答時間が遅い ・サンプリングチューブが水滴などで閉塞しやすい ・回路内の圧低下の可能性がある

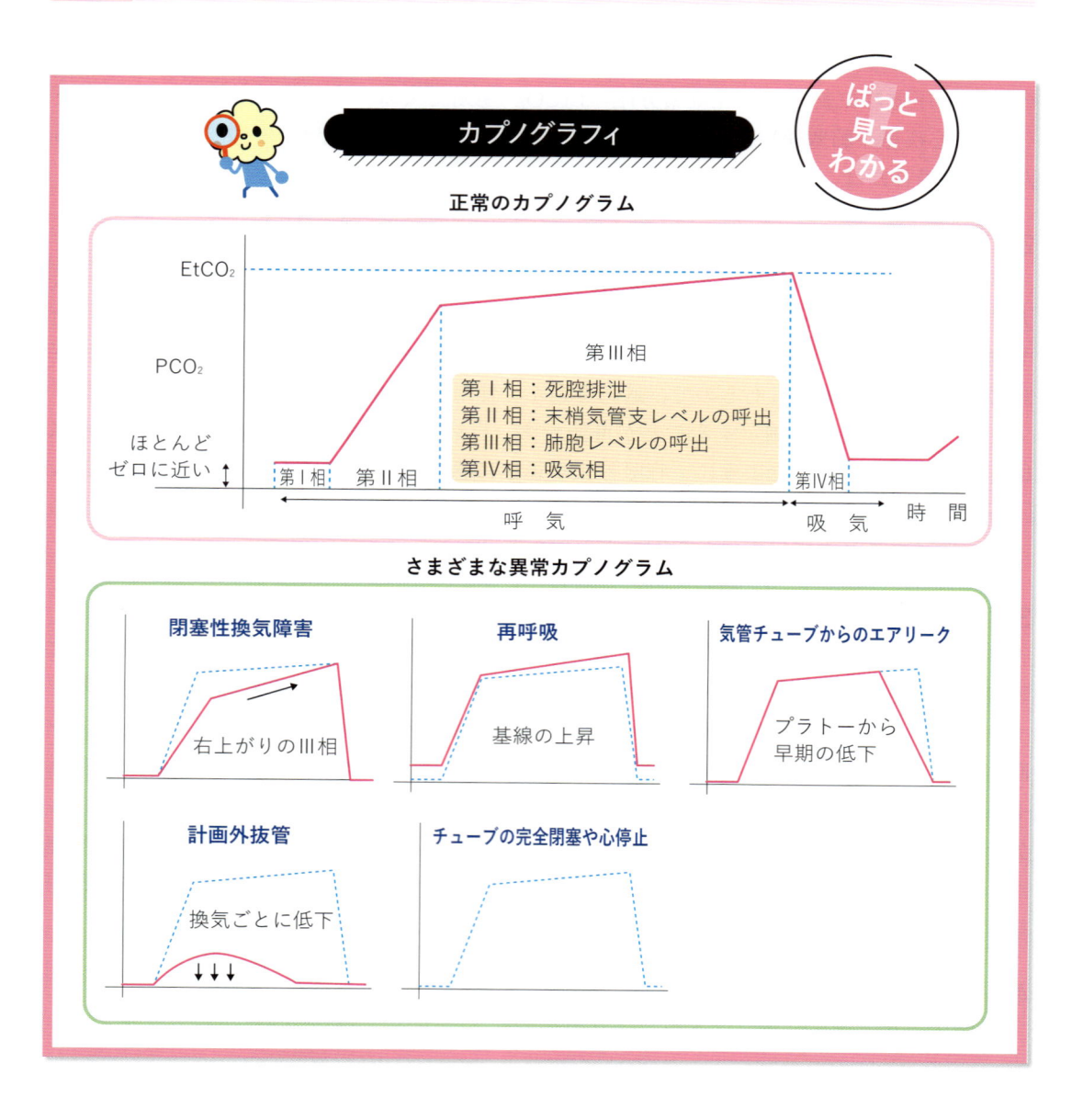

トラブルを発見することができます。それには、まず基本からです。カプノグラフィの縦軸は呼吸ガス内の CO_2 分圧、横軸は時間です（**ぱっと見てわかる** *カプノグラフィ*）。まず呼出されてくるのは、チューブや回路などの死腔のガス排泄で、CO_2 の上昇が生じないベースライン（第 I 相）になります。

　次に、末梢気管支から呼気ガスが排泄され、死腔と混合し、その呼気流量にしたがって CO_2 が比較的急速に上昇します（第 II 相）。その後、肺胞からの CO_2 が回路内に排泄され、気道内のガスとゆっくり混じり合うことで CO_2 が緩徐に上昇します（第 III 相）。その最終点が $EtCO_2$ です。呼気が終了し、吸気が開始されると CO_2 分圧は急激に低下しベースラインに戻ります（第 IV 相）。通常であれば台形のようになります。

5）カプノグラフィの異常

　カプノグラフィの基本が十分に理解できれば、その波形の変化により呼吸状態の変化（何らかの異常）を評価することができます。下気道の狭窄（喘息、気管狭窄など）では、気道抵抗が上がるために、呼気が延長し、なだらかに CO_2 分圧が上昇して台形から三角形に近い形になります。また、ベースラインに戻らないうちに次の呼吸が始まっている場合（基線が上昇して見えます）には、呼吸器回路内の再呼吸が考えられます。また、気管チューブのリークがある場合には CO_2 分圧が上昇した後、なだらかな上昇が短く（第 II 相が短く）、早期にベースラインに低下することが見られます（やはり三角形のようになります）。加えて、計画外抜管や気道が閉塞しかかっている病態では、呼吸ごとに $EtCO_2$ が次第に低下することも見られます。突然波形が見られなくなるなどしたら、計画外抜管やチューブの完全閉塞、サンプリングチューブの閉塞が考えられます（**ぱっと見てわかる** *カプノグラフィ*）。

　新生児の呼吸管理では、カフなし気管チューブを使うことが多く、ある程度のリークは避けられません。また、そのような場合には $EtCO_2$ と実際の $PaCO_2$ には乖離があり、$EtCO_2$ が低く表示される傾向になります。ただし、トレンドはある程度一致することもあるので、どれくらいの乖離があるのかを確認しておくことも重要です。乖離が大きい場合、ほとんどはチューブリークであると思われますが、肺血流が減少する病態（先天性心疾患や、新生児ではまれですが肺塞栓なども考えられます）でも $EtCO_2$ が低く表示されます。

01 カプノメータ　赤ちゃんの吐いた息から分かること

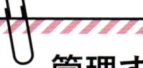

管理する際の注意点

➡ カプノグラフィの利点・欠点

　カプノメータの利点は、リアルタイムに確実に呼吸ができているかを確認できることと、非侵襲的に（採血せずに）CO_2 分圧を知ることができる点です。採血が減らせることは、早産児・新生児には大きなメリットです。血液中の CO_2 分圧を正確に知るためには、血液ガス分析が必要ですが、動脈圧ライン挿入中を除いて、採血には当然侵襲が伴います。採血時の痛みによって啼泣してしまうと（新生児の多くはそうなりますが）、安静時とは異なる CO_2 分圧を見ている可能性があり、人工呼吸器の設定が本当に適切かを評価することが難しくなります。そこでカプノメータを使えば、非侵襲的に、安静呼吸時の CO_2 分圧を知ることができます。

　しかし欠点として、メインストリームのカプノメータのアダプタの重みで計画外抜管を来してしまう危険や死腔が大きく換気に問題を来す可能性、気管チューブのリークが多くて数値が当てにならないことが挙げられます。こうした利点・欠点をよく理解した上で使用することが重要です。

超ヲタ・コラム　**モニタに頼りすぎるな！**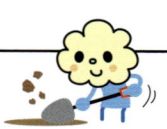

　私がこども病院の麻酔科で研修していたころ、片耳聴診器（胸壁聴診器）というものを初めて目の当たりにしました。聴診器の本体を赤ちゃんの胸壁に貼り付け、片耳だけで呼吸音を聴取するものです（当然、心音も聴取できます）。麻酔中は確かに、手術のドレープがかかってしまうので、なかなか赤ちゃんに聴診器を当てることが難しいのです。麻酔中の人工呼吸が確実に行われているかを聴診によって判断するよう指導されました。昔はずっと聴診しながら麻酔をしていたそうです。当然手術中の人工呼吸管理では EtCO$_2$ モニタも装着しています。その波形が突然出なくなったとき（サンプリングチューブの閉塞はよくあります）、片時聴診器で呼吸音が聞こえていれば慌てることはない、そのように指導されました。"電子機器よりも自身の五感（六感?）によって赤ちゃんを把握せよ"ということです。モニタは便利で安心材料にはなりますが、頼りすぎてはいけないのです。非常に重要なことだと思います。

引用・参考文献
1）　廣間武彦. "新生児の呼吸症状と検査・モニタリング：Q15 EtCO$_2$ モニタのメインストリームとサイドストリームはどう違うのですか?". Q & A で違いが分かる・説明できる ステップアップ新生児呼吸管理. 長和俊編. メディカ出版, 大阪, 2017, 56-60.
2）　日本小児科学会ほか. MRI 検査時の鎮静に関する共同提言. 日本小児科学会雑誌. 24（4）, 771-805.

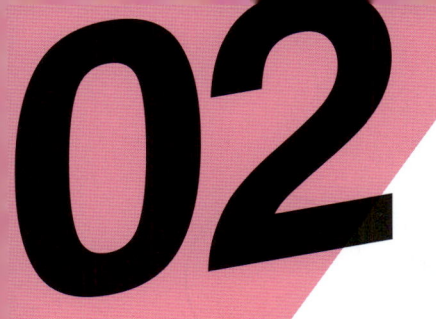

02 パルスオキシメータ
採血不要の連続モニタ①

松戸市立総合医療センター新生児科主任部長　**鶴田志緒**（つるた・しお）

1　何を測定しているの？

パルスオキシメータは動脈血の酸素飽和度を非侵襲的に、かつ連続的に測定することができます。

2　酸素飽和度とは

赤血球に含まれるヘモグロビンには「酸素分圧が高い環境では酸素と結合し、酸素分圧が低い環境では酸素を放出する」という特徴があります。この性質により、ヘモグロビンは肺胞で酸素を受け取り、臓器・組織で酸素を放す、つまり肺呼吸により得られた酸素を全身の臓器・組織に供給する働きをしています（ **ぱっと見てわかる　ヘモグロビンの働き**）。酸素と結合したヘモグロビンを酸化ヘモグロビンといい、動脈血に多く含まれ、肉眼的には赤く見えます。酸素と結合していないヘモグロビンは還元ヘモグロビンと呼ばれ、静脈血に多く含まれ黒っぽく見えます。

酸素飽和度は、血液中の酸素化の指標をパーセントで表したもので、総ヘモグロビン（酸化ヘモグロビン＋還元ヘモグロビン）に対する酸化ヘモグロビンの割合（％）で表されます。

$$酸素飽和度（\%）＝\frac{酸化ヘモグロビン}{酸化ヘモグロビン＋還元ヘモグロビン}×100$$

ここで酸素飽和度と酸素分圧の関係を見てみましょう **図1** [1]。酸素飽和度が酸化ヘモグロビンの割合であるのに対して、酸素分圧は血液中の酸素の量を表します。酸素分圧が高ければ酸素飽和度も高値となりますが、その関係は一定ではありません。体温上昇やpH値低下などによって酸素解離曲線は右方移動し、ヘモグロビンの酸素親和性が低くなり、酸素を放出しやすくなります。逆に、胎児ヘモグロビンの存在などにより酸素解離曲線が左方移動すると、ヘモグロビンの酸素親和性が高くなり、酸素と結び付きやすくなります。

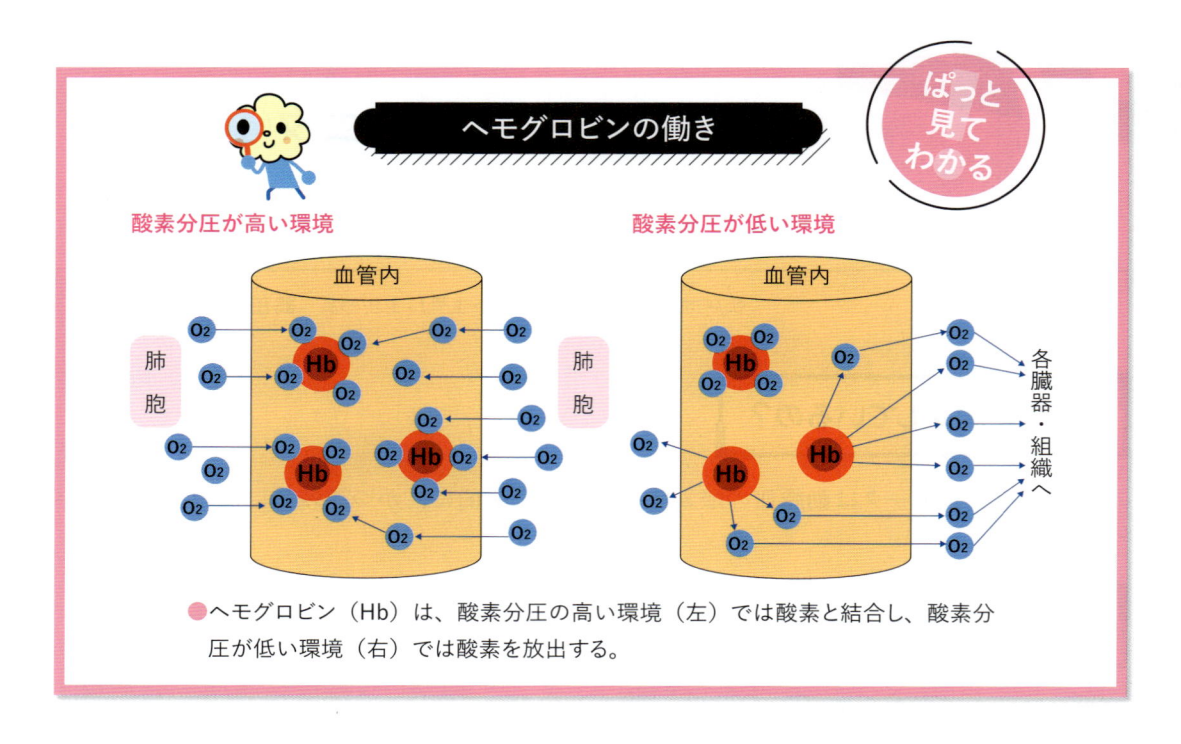

ヘモグロビン（Hb）は、酸素分圧の高い環境（左）では酸素と結合し、酸素分圧が低い環境（右）では酸素を放出する。

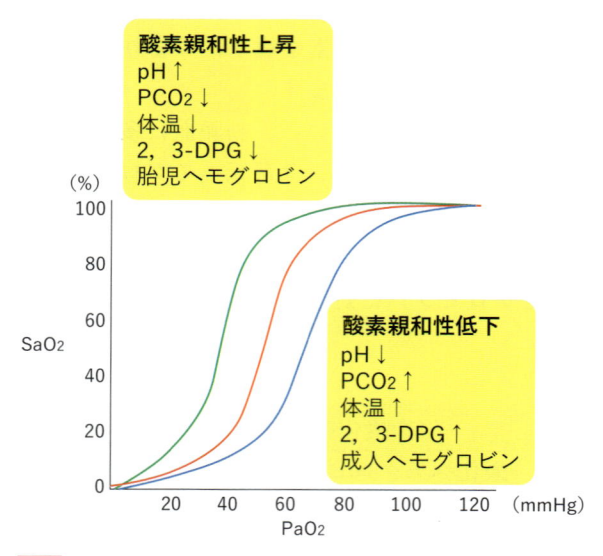

図1 酸素解離曲線（文献1を参考に作成）

胎児ヘモグロビンは酸素親和性が高いため、低酸素環境である胎盤においても酸素を受け取り、胎児に供給することができます。

3　パルスオキシメータの測定原理

　酸化ヘモグロビンは肉眼、つまり可視光線の下では吸光度が低く、光の通過量が多いため明るく（赤く）見えます。逆に還元ヘモグロビンは吸光度が高いため光を通しにくく、暗く（黒っぽく）見えます **図2** [2]。動脈血が静脈血よりも赤く見えるのはこのためです。一方で、赤外線の下ではこの吸光度は逆転します **図3** [2]。パルスオキシメータはセンサの発光部から赤色光と赤外光を発し、この2波長の光による酸化ヘモグロビンと還元ヘモグロビンの吸光特性の違いを利用して酸化ヘモグロビンの割合を算出しています。

　パルスオキシメータの測定部位において、光は動脈血だけでなく、静脈血、皮下組織、血管壁、骨など全ての組織を通り吸光されます。それにもかかわらず、なぜパルスオキシメータは動脈血の酸素飽和度のみを算出することができるのでしょうか。

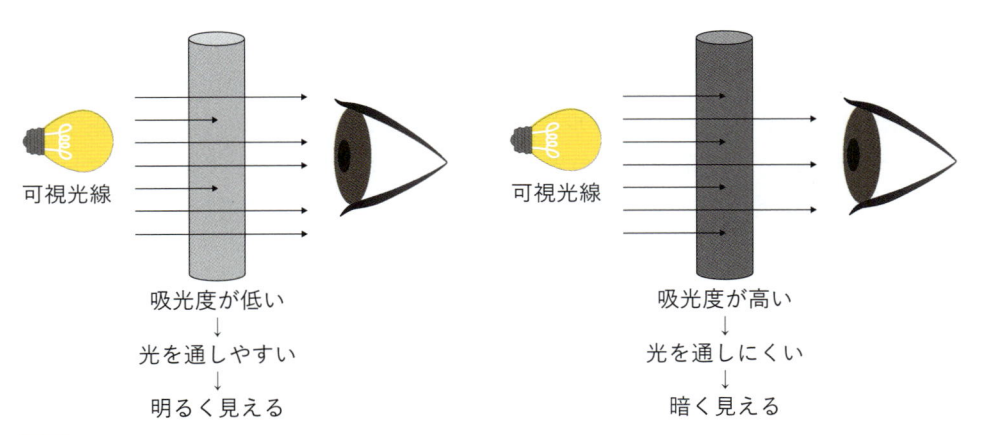

図2 **吸光度による見え方の違い**（文献2より転載して一部改変）

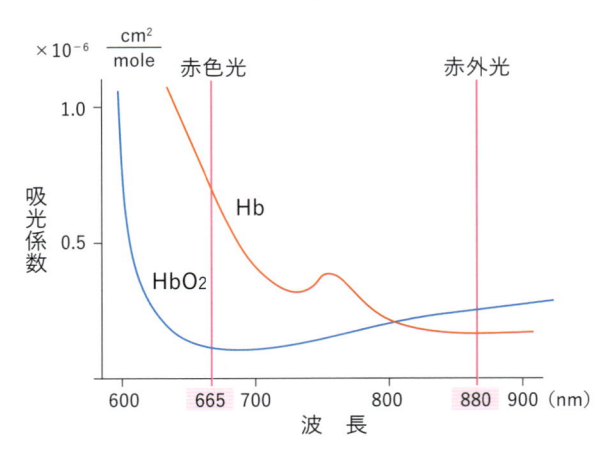

図3 **光の波長によるヘモグロビン吸光度の違い**（文献2より転載）

02 パルスオキシメータ　採血不要の連続モニタ①

左心室から拍出された動脈血は、1回の心拍ごとに「脈波」といわれる波のような変動をもって動脈内を流れていきます。一方、静脈血は一定した穏やかな流れで静脈内を心臓へ向かって流れており変動しません。また、皮膚、皮下組織、骨などは動きのない組織です。つまり、血液を含む全ての組織の中で動脈血の吸光成分のみが拍動によって変化する、ということです。パルスオキシメータは、組織全体の吸光成分から拍動しない部分の吸光成分を差し引くことによって、動脈血の酸素飽和度を測定できるのです 図4 。こうして求められた酸素飽和度を「経皮的動脈血酸素飽和度：SpO_2」と呼び、単位は「％」です。

　また、パルスオキシメータは吸光度変化の周期を測ることで脈拍数も求めることができ、単位は「回／分」です。

4　パルスオキシメータを使うときの注意点

1）その測定値は本当に正しいですか？

　パルスオキシメータの測定値に影響を与える因子を **ぱっと見てわかる パルスオキシメータの誤差範囲** に示します。赤ちゃんが激しく動くと脈波よりも体動による変動が大きくなり、誤った SpO_2 を表示することがあります。パルスオキシメータは周囲の光の影響を補正する機能を持っていますが、蛍光灯や光線療法の光が強過ぎる場合は測定値に影響を及ぼします。一酸化窒素（NO）吸入療法施行中にはメトヘモグロビン血症を合併することがありますが、

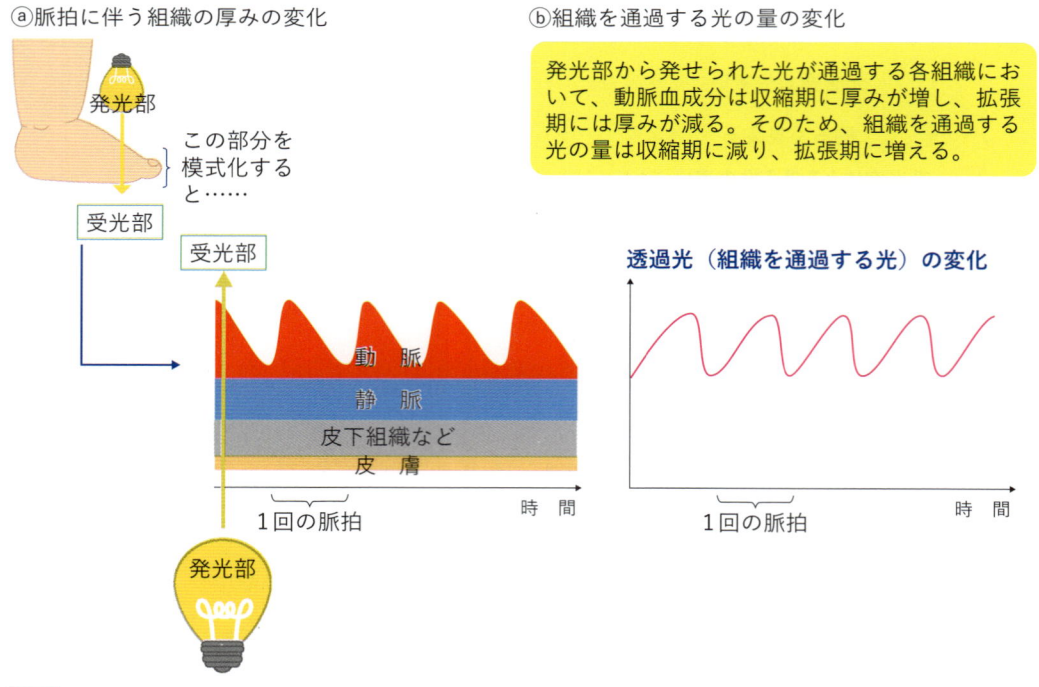

ⓐ脈拍に伴う組織の厚みの変化
発光部
この部分を模式化すると……
受光部
受光部
動　脈
静　脈
皮下組織など
皮　膚
1回の脈拍
時　間
発光部

ⓑ組織を通過する光の量の変化

発光部から発せられた光が通過する各組織において、動脈血成分は収縮期に厚みが増し、拡張期には厚みが減る。そのため、組織を通過する光の量は収縮期に減り、拡張期に増える。

透過光（組織を通過する光）の変化
1回の脈拍
時　間

図4 パルスオキシメータの受光部が受ける吸光度の変化

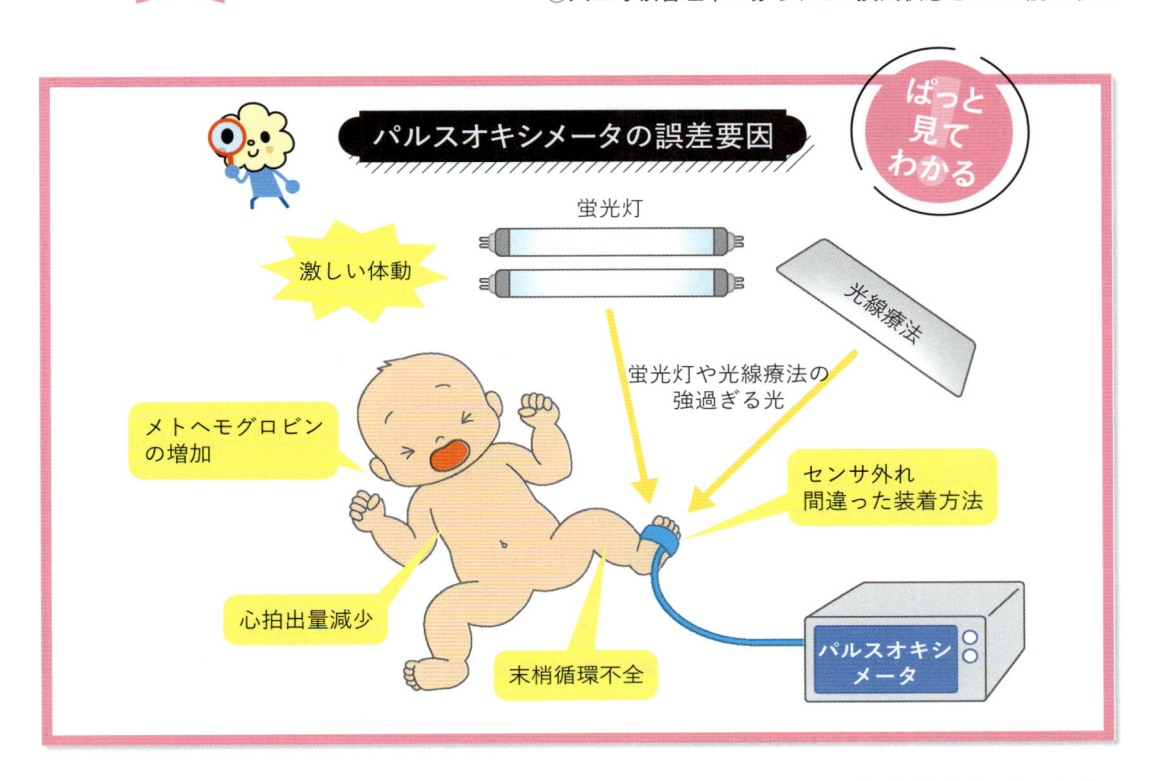

メトヘモグロビンは赤色光の吸光度が高いため、実際のSpO_2よりも低値を表示します。また、心不全などにより心拍出量が減少した状態や、測定部の末梢循環が不良のときにも正しいSpO_2が表示されないことがあります。

2) 赤ちゃんに不利益は起こっていませんか？

特に皮膚の未熟性が強い早産児では、センサの熱や圧迫により低温熱傷や皮膚損傷が生じるリスクがあります。プローブを固定するためのテープも、粘着力の強さによっては皮膚にダメージを与えることがあります。センサ装着時は皮膚を傷つけないよう細心の注意を払い、定期的に装着部位を変更し、局所所見を確認しましょう。激しく暴れる赤ちゃんでは体動によるセンサの断線などが起こり、正しい測定値が得られなくなることがあります。

3) レスポンス時間と平均化時間

患者が低酸素に陥ったときに酸素飽和度の低い動脈血が肺からSpO_2測定部まで到達するのにかかる時間をレスポンス時間といい、測定部が肺から遠いほど、また体格が大きいほどその時間は長くなります。レスポンス時間は成人では耳朶と比較して手で6秒、足で57秒の遅れがあり[3]、小児ではセンサを足指に装着した場合のレスポンス時間は新生児で4秒、乳児で4.5秒、5歳児で5.5秒とされています[4]。一方、平均化時間とはパルスオキシメータが一定時間内に測定したSpO_2を平均して表示するシステムのことであり、数秒

～十数秒程度かかります。蘇生中などに顔色のピンクアップに対して SpO_2 上昇が遅れることをしばしば経験するのは、このレスポンス時間と平均化時間のためです。

管理する際の注意点

➡ スタッフが見ていないときにアラームが鳴ったら…？

　パルスオキシメータに期待される主な内容は低酸素血症の検出、すなわち、SpO_2 低下時にアラームが鳴り、低酸素の存在を知らせることです。しかし、アラーム発生時にそばに人がいなかった場合にはアラームそのものに気付かなかったり、体動によるアーチファクトとして処理されたりすることが多くあります。このような「人が見ていないとき」の低酸素血症を調べる方法として、パルスオキシメータに蓄積された測定値を利用した SpO_2 連続記録解析があります。これは SpO_2 と脈拍数の連続データを専用ソフトで解析し、それぞれのヒストグラムとトレンドデータを得るもので、連続データを扱うことにより長時間にわたり詳細に酸素化を評価することができます 図5。現時点では信頼性と簡便性を兼ね備えた機種・解析ソフトが限られていることもあり、その有用性の理解や利用の場面は多くはありませんが、今後、このようなパルスオキシメータの活用方法が広がることを期待します。

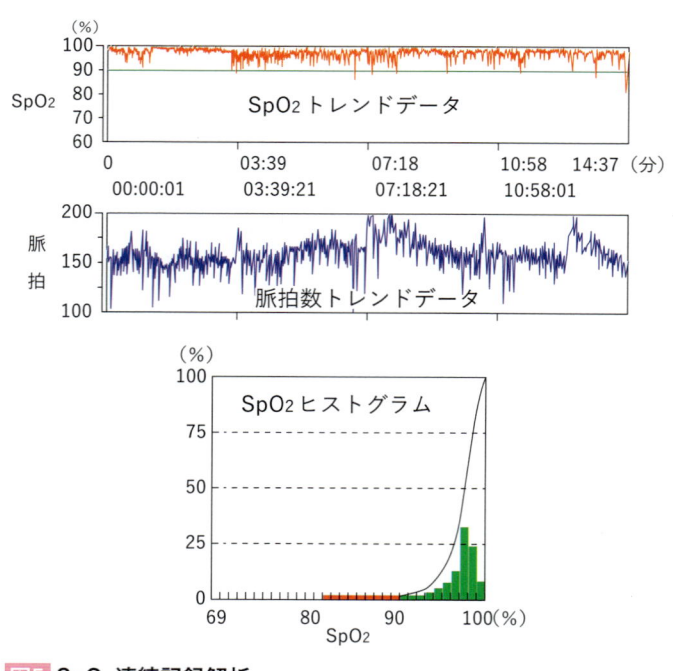

図5 SpO_2 連続記録解析

超ヲタ・コラム 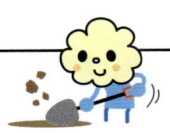 ### 本物のアラーム

　あるGCU夜勤の日のことでした。23時のミルク前に赤ちゃんが一斉に泣き始め、そこかしこでアラームが鳴り始めました。この日はNICUへの新規入院が立て続けにあった影響で、GCUに押し出しで移床してきた赤ちゃんが多く、普段と比べると非常に慌ただしい夜でした。大きな声で泣く赤ちゃんは早めに母乳を温めてコットにセットしていきます。スタッフ同士、声を掛け合いながら作業を進めますが、たくさんの泣き声に追い立てられて、焦って母乳を取り違えてしまいそうだし、こんなときに限って点滴漏れも発生して、スタッフは皆いっぱいいっぱいでした。ようやくGCUの端にいる赤ちゃんのところに来ることができました。この赤ちゃんはさっきから頻繁にアラームが鳴っていたので、よく泣いていたのかな。でも、コットに近づくと泣いてはいないようです……。一瞬で背筋が凍ります。慌ててスポットライトをつけて毛布を取り去ると、赤ちゃんはぐったりして動かず、呼吸をしていませんでした。啼泣に伴うたくさんの誤報の中、その赤ちゃんのアラームだけは本物だったのです。

　新生児は心拍呼吸モニタもパルスオキシメータもセンサ外れや体動による誤報が非常に多いです。特に複数の赤ちゃんが泣いたり、処置が集中したりする時間帯にはアラームが増え、一つひとつを詳細に確認することが困難な場面もあります。ですが、そのたくさんの誤報の中に本当の警報が混ざっている可能性が常にあります。モニタリングは、最終的には人が確認することでその意味が明確になるのです。

引用・参考文献
1) 島田康弘. 指尖脈波型 O_2 飽和度計. 呼吸. 5（4）, 1986, 398-403.
2) 和田紀久ほか. "パルスオキシメーター：どこまで頼れるか?". 新生児スタッフのためのHOW TOモニタリング. 戸苅創編. Neonatal Care 春季増刊. 大阪, メディカ出版, 1999, 320-7.
3) Hamber, EA. et al. Delays in the detection of hypoxemia due to site of pulse oximetry probe placement. J Clin Anesth. 11（2）, 1999, 113-8.
4) Poets, CF. et al. Noninvasive monitoring of oxygenation in infants and children：practical considerations and areas of concern. Pediatrics. 93（5）, 1994, 737-46.
5) 加部一彦. 酸素飽和度モニタリングの利点と限界. Neonatal Care. 13（7）, 2000, 652-6.
6) 鶴田志緒. 在宅呼吸遠隔モニタリング. 周産期医学. 44（12）, 2014, 1633-6.

02 パルスオキシメータ　採血不要の連続モニタ①

03 経皮酸素・二酸化炭素分圧モニタ

採血不要の連続モニタ②

倉敷中央病院小児科部長　**吉崎 加奈子**（よしざき・かなこ）

1　経皮酸素・二酸化炭素分圧モニタとは

　経皮モニタは、皮膚を介して非侵襲的、かつ連続的に動脈血ガスの酸素分圧（PaO_2）、二酸化炭素分圧（PCO_2）を測定しモニタリングすることができます。特に新生児領域では、PaO_2・PCO_2 値と $tcPO_2$・$tcPCO_2$ 値が近似するため有用です。

2　測定原理

　動脈血中の酸素および二酸化炭素が皮膚を通過することを利用しています。皮膚に電極を貼り 43〜44℃ に加温することにより、皮下の毛細血管が拡張します。毛細血管が拡張すると、血流が増加し動脈化します。そして、$tcPO_2$ と $tcPCO_2$ はそれぞれ **ぱっと見てわかる** **$tcPO_2$・$tcPCO_2$ モニタの測定原理**[1, 2] のように測定されます。

1）経皮酸素分圧（$tcPO_2$）

　加温によりヘモグロビン酸素解離曲線の右方移動が起こり、酸素飽和度が低下して酸素が組織内に放出されます。皮内で拡散した酸素は、一部は細胞代謝のために消費されますが、残りは表皮内に拡散し皮膚表面に達します **図1**[1]、**図2ⓐ**[3]。皮膚が加温され角質層の脂肪が溶解されているため酸素の拡散がより容易になります。そして、皮膚に装着したセンサにて測定されます[4]。

2）経皮二酸化炭素分圧（$tcPCO_2$）

　二酸化炭素は常に皮膚から拡散しています。二酸化炭素は、皮膚に装着されたセンサ内の電解液中に拡散し、pH 電極で pH の変化量として測定され、二酸化炭素分圧に換算されます。二酸化炭素の場合は、皮膚を加温する必要はないですが、酸素分圧を同じセンサで測定するため、電極と皮膚が加温され、表皮細胞の代謝が亢進し実際の動脈血二酸化炭素分圧よりも 1.5 倍ほど高値になると考えられるため、補正された換算値が表示されます[4] **図2ⓑ**[3]。

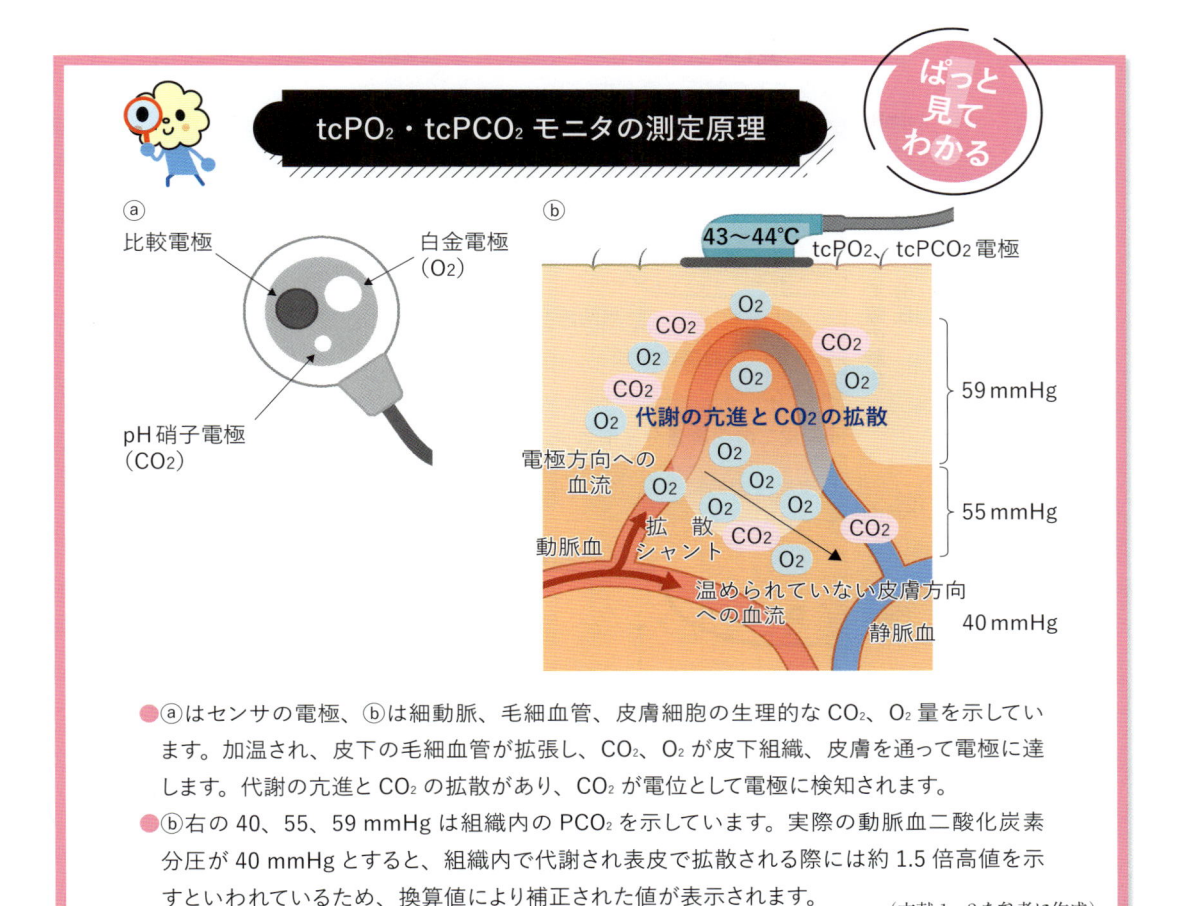

tcPO₂・tcPCO₂ モニタの測定原理

ぱっと見てわかる

ⓐ
比較電極
白金電極（O₂）
pH硝子電極（CO₂）

ⓑ
43〜44℃　tcPO₂、tcPCO₂電極
O₂　CO₂　CO₂
O₂　O₂
CO₂　O₂　O₂
O₂　**代謝の亢進とCO₂の拡散**
電極方向への血流　O₂　O₂
拡散シャント　O₂　O₂
動脈血　CO₂　O₂　CO₂
O₂
温められていない皮膚方向への血流
静脈血
59 mmHg
55 mmHg
40 mmHg

- ⓐはセンサの電極、ⓑは細動脈、毛細血管、皮膚細胞の生理的なCO₂、O₂量を示しています。加温され、皮下の毛細血管が拡張し、CO₂、O₂が皮下組織、皮膚を通って電極に達します。代謝の亢進とCO₂の拡散があり、CO₂が電位として電極に検知されます。
- ⓑ右の40、55、59 mmHgは組織内のPCO₂を示しています。実際の動脈血二酸化炭素分圧が40 mmHgとすると、組織内で代謝され表皮で拡散される際には約1.5倍高値を示すといわれているため、換算値により補正された値が表示されます。

（文献1、2を参考に作成）

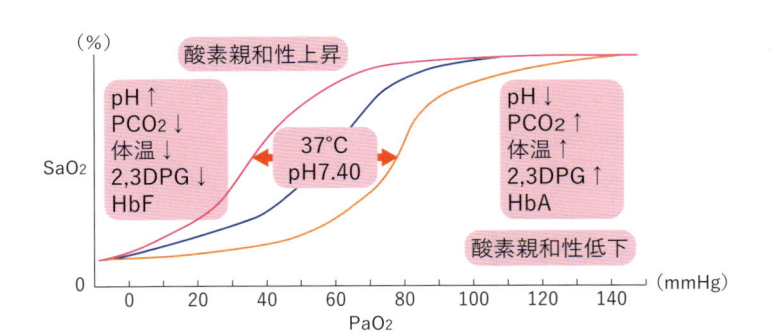

（％）
酸素親和性上昇
pH↑　PCO₂↓　体温↓　2,3DPG↓　HbF
37℃　pH7.40
pH↓　PCO₂↑　体温↑　2,3DPG↑　HbA
酸素親和性低下
SaO₂
0　20　40　60　80　100　120　140（mmHg）
PaO₂

図1　ヘモグロビン酸素解離曲線（文献1を参考に作成）

ヘモグロビン酸素解離曲線は、動脈血酸素分圧と動脈血酸素飽和度の関係を表しています。経皮モニタ法は、センサで皮膚を加温します。加温されると皮下の毛細血管が拡張し、血流が増加し動脈化します。ヘモグロビン酸素解離曲線は右方移動することで酸素飽和度が低下し、酸素が皮内から表皮に拡散しセンサで感知されます。パルスオキシメータはSpO₂が70〜95％の範囲で最も正確です。逆にこの範囲以外の場合、高酸素症と低酸素症の評価ができず、見落とす可能性があります。

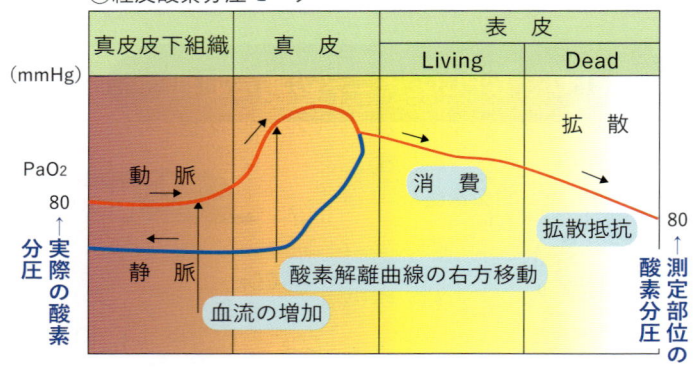

ⓐ経皮酸素分圧モニタ

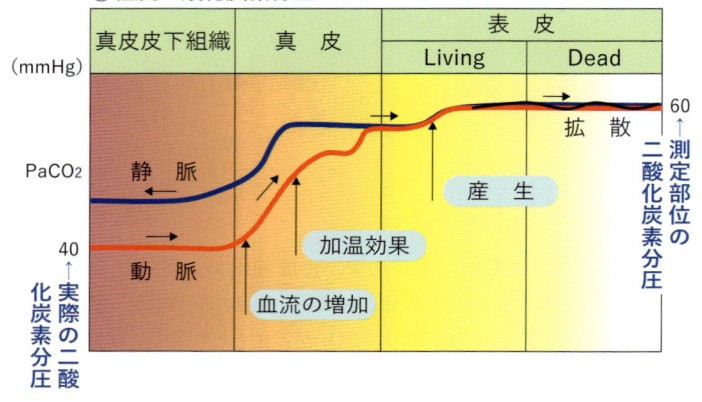

ⓑ経皮二酸化炭素分圧モニタ

図2 経皮モニタ法の原理（文献 3 より転載して改変）

代謝の反応としての酸素消費や二酸化炭素産生、測定部の血流状態、ヘモグロビンが酸素を放出する度合いなどに影響されるため、$tcPO_2/tcCO_2$ は $PaO_2/PaCO_2$ と一致しません。皮膚は酸素を消費するため、電極温度に関係なく $tcPO_2$ は PaO_2 より常に低くなります。二酸化炭素に関しては、温度が高いほど細胞レベルでの代謝が高まり、$tcCO_2$ の方が $PaCO_2$ より高くなります。温度補正と代謝補正係数によりある程度修正されます。

3　トレンドから分かること

　$tcPO_2$・$tcPCO_2$ は、酸素分圧および二酸化炭素分圧の変化を連続的に知ることができます。電極を皮膚に装着してから信頼できる安定した値がでるまでに $tcPO_2$ で 15〜20 分、$tcPCO_2$ で 3〜7 分要すること、実際の酸素分圧および二酸化炭素分圧の変化が計測値として反映されるまでに 30 秒ほど遅れることを考慮しておく必要があります[5]。

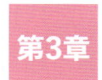
4 血液ガス分析、経皮的酸素飽和度、呼気二酸化炭素モニタ（との違い、それぞれのメリット、デメリット）

　酸素分圧、二酸化炭素分圧を評価するためには、血液ガス分析、経皮的動脈血酸素飽和度（SpO_2）、呼気二酸化炭素モニタ（カプノメータ）、経皮モニタといった方法があります。血液ガス分析は正確ですが、ワンポイントの評価でありトレンドとして評価が困難なことや、失血や疼痛などの問題があります。新生児医療では、非侵襲的かつ連続的にモニタリングが可能な、SpO_2、$tcPO_2$・$tcPCO_2$ が有用です。それぞれのメリット、デメリットがあるため、その特性を理解した上で診療で使用することが大切です。それぞれの特徴を説明します。

1）経皮的動脈血酸素飽和度（SpO_2）

▶メリット

　センサの較正は必要なく、SpO_2 はセンサ装着から測定値が表示されるまでの時間が短く（平均2分程度）、同時に心拍数も評価できるため、新生児蘇生法（NCPR）で使用されます。超早産児での使用や、長時間同じ部位に装着した場合などでは低温熱傷を起こすことはありますが、$tcPO_2$・$tcPCO_2$ に比べリスクは低いです。

▶デメリット

　新生児では、ヘモグロビン酸素解離曲線は左方移動しているため、酸素分圧の高い状態では酸素飽和度の変化が少なくなり、高酸素血症の評価が困難となります。そのため、高酸素血症を見逃し、酸素毒性が肺損傷や未熟児網膜症（retinopathy of prematurity；ROP）の悪化をもたらす可能性があります。パルスオキシメータにて SpO_2 が高いとき、高酸素血症による合併症を防ぐためには $tcPO_2$ が有用です。

2）呼気二酸化炭素モニタ（カプノメータ）

▶メリット

　応答時間が短く、呼吸ごとに測定することができるため二酸化炭素分圧の変化を迅速に知ることができます。チューブが気管内に留置できていることを常に確認できるため、計画外抜管時に早く気付くことができます。また、呼吸数などを正確に把握することができます[6]。

▶デメリット

　正確に評価するためには気管挿管下でモニタリングする必要があります。
　高頻度振動換気（high frequency oscillatory ventilation；HFOV）では測定が困難であ

表1 各病態と注意すべき合併症

病　態	注意すべき合併症
低酸素血症	壊死性腸炎（NEC）、死亡率の増加
高酸素血症	未熟児網膜症（ROP）、慢性肺疾患（CLD）、気管支肺異形成症
低二酸化炭素血症	脳血流低下による脳障害、脳白質障害の増加
高二酸化炭素血症	慢性肺疾患、気管支肺異形成症、脳室内出血（IVH）の増加

り、新生児領域での使用は限定的となります。気管チューブはカフなしを使用するため、リークが多いことや1回換気量が少ないことから正確に測定できない場合があります[6]。

3）tcPO₂・tcPCO₂

▶メリット

酸素分圧を連続的に測定できるため、高酸素血症を検知し過剰な酸素投与を防ぐことができ、肺損傷やROPの予防につながります。二酸化炭素分圧を連続的に測定できるため、二酸化炭素分圧が変動しやすい時期に二酸化炭素分圧を至適範囲に保つための管理に有用です。新生児領域でよく利用されるHFOVでも二酸化炭素のモニタリングが可能です。

▶デメリット

皮膚を加温する必要があり、低温熱傷のリスクがあります。特に、超早産児の急性期は、皮膚が脆弱なため低温熱傷を起こすリスクが高いです。定期的な較正が必要であり、「3 トレンドから分かること」で述べた通り、センサ装着後から測定値が安定するまでに時間を要します。

5　適　応

経皮モニタ法は、動脈血酸素化や換気状況を正確にモニタリングする必要がある場合に用いられます。tcPO₂・tcPCO₂は、人工呼吸療法中、持続気道陽圧（continuos positive airway pressure；CPAP）装着中、酸素投与下でモニタリングすることで適切な呼吸管理を行うことができ、合併症予防および予後の改善に役立ちます 表1。急性期では、呼吸窮迫症候群（respiratory distress syndrome；RDS）のように急激に変化する病態の把握に有用です。慢性肺疾患（chronic lung disease；CLD）のように長期に人工呼吸管理が必要な際には、経皮モニタを使用することで採血の回数を減らし、失血や疼痛を軽減することができます。また、tcPO₂は、新生児遷延性肺高血圧症（persistent pulmonary hypertension of the newborn；PPHN）での血行動態の評価や、先天性心疾患の酸素負荷評価時に有用とされています。

6 評価する際の注意点

測定に影響を及ぼす因子のうち主なものを挙げます[4]。
・測定部位
・全身状態
・装着の仕方

1）測定部位

適切な測定部位の条件としては、大血管、皮膚損傷および体毛がない部分、かつ毛細血管床が均一なことです。生後 12 カ月未満の小児の場合、センサ装着に適した部位は、顔、首、前胸部の肋骨間、側腹部、背中です。しかし、特に超早産児では、皮膚が弱く熱傷のリスクが高いため顔は避けるべきです。また、骨の上や創傷部位（手術痕部）では組織血流が局所的に阻害されるため用いられません。

2）全身状態

循環血液量減少、低心拍出量による皮膚血管抵抗の亢進、低体温、敗血症、および一部の血管収縮薬では血管収縮により $tcPO_2$、$tcPCO_2$ の測定値の信頼性が低下します。浮腫がある場合、組織血流網が圧迫され血流が減少し、血管内から皮膚表面までの距離が長くなるため測定値の誤差が大きくなる場合があります。循環動態が不安定な赤ちゃんでは、測定値が安定せず信頼性が低下するため、測定値の解釈には注意が必要です。

3）装着の仕方

経皮電極の使用法が不適切な場合に、測定値の信頼性が低下することがあります。室温は 5～40℃、相対湿度 20～80％ の環境で使用します。また、経皮電極の装着の際にはコンタクト液やジェルを用いて皮膚に密着させる必要があり、完全に密着していないと大気の影響を受け、気泡が入ると測定に影響します。その場合、実際よりも $tcPO_2$ は高め、$tcPCO_2$ は低めに測定される可能性があります。

7 使用に関する注意点

新生児では皮膚が薄いため経皮モニタの測定値の信頼性が高いですが、脆弱であるため加熱された電極により熱傷のリスクがあります。熱傷を防ぐためには、電極温度を低めに設定し、2～4 時間ごとを目安に電極の装着位置を変えることが推奨されます 表2 [7]。ただ、装着リングを頻回に貼り替えることも皮膚に負担がかかりますので、装着リングを 2～3 カ所に貼ったままにしておき、センサのみを定期的に貼り換えるなどの方法が有効な場合が

03 経皮酸素・二酸化炭素分圧モニタ　採血不要の連続モニタ②

表2 経皮酸素・二酸化炭素分圧モニタのセンサ温度と装着時間の目安

	センサ温度		装着時間（時間）
	tcPO$_2$	tcPCO$_2$	
超低出生体重児	–	42℃	1.5〜2.0
極低出生体重児	43℃	42〜43℃	1.5〜2.0
低出生体重児	43.5℃	42〜43℃	2.0〜3.0
正期産児	43.5〜44.0℃	42〜43℃	2.0〜3.0

（文献7より転載して改変）

あります。皮膚への影響には個人差がありますので、観察を定期的に行い、発赤がみられた場合は、大腿、腹部などセンサ装着位置を換えて使用しましょう。

8 おわりに

　経皮モニタ法は、新生児の呼吸管理において有用な方法といえます。経皮モニタ法の特徴を理解した上で使用し、より良い呼吸管理を目指しましょう。

引用・参考文献

1) 渡部晋一.“経皮酸素・二酸化炭素分圧モニター”.ここからはじめる：新生児の呼吸管理ビジュアルガイド.Neonatal Care 秋季増刊.大阪,メディカ出版,2016,188-91.
2) ラジオメーター株式会社.Acute Care 支援サイト：経皮酸素ガス分圧（tcpO$_2$）測定の測定原理は？ http://www.acute-care.jp/learning/faq/transcutaneous_monitering.html#q3［2016. 7. 11］
3) 側島久典.経皮酸素・炭酸ガスモニター.小児看護.20（9），1997，1243-8.
4) ラジオメーター株式会社.経皮モニター法ハンドブック.2-23.
5) 川瀬昭彦.経皮酸素分圧：tcPO$_2$，経皮二酸化炭素分圧：tcPCO$_2$.周産期医学.49（4），2019，511-3.
6) 髙橋大二郎.呼気二酸化炭素モニター（カプノメーター）.小児内科.52（4），2020，496-501.
7) 宮地哲也.経皮的酸素・炭酸ガス分圧モニタ.Neonatal Care.18（10），2005，1010-3.
8) American Association for Respiratory Care. Transcutaneous blood gas monitoring for neonatal & pediatric patients-2004 revision and update. https://rc.rcjournal.com/content/respcare/49/9/1069.full.pdf［2024. 6. 12］

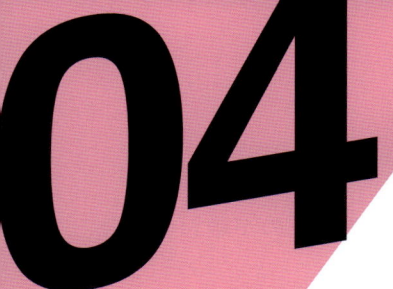

04 呼吸数・心拍数・血圧

呼吸管理中のバイタルサインから分かること

市立釧路総合病院小児科医長　**橋野　健**（はしの・たけし）

北海道立子ども総合医療・療育センター特定機能周産期母子医療センター長　**中村秀勝**（なかむら・ひでかつ）

1 人工呼吸管理中のバイタルサインの意味

1) はじめに

　これまでの各項で諸先生が述べられた通り、新生児の呼吸管理は、ここ数十年で急速に進歩・発展しています。ともすれば、若手医師や看護師のみなさんは、その勉強に追われがちでしょう。筆者も、最新の人工呼吸器が出回ったり、大学病院の NICU のような高次医療機関で、これまで使用したことのなかった人工呼吸器の使い方を上級医から教わると、それをマスターしようとつい熱中してしまいます。しかし、いつ何時であれ、新生児の呼吸管理の基本は、赤ちゃんの呼吸状態の観察とバイタルサインです。それをおろそかにしては、せっかく最新の呼吸管理を学んでも、十分に診療に活かすことができないでしょう。

　それでは、人工呼吸管理中の新生児のバイタルサインがどうして重要なのでしょうか。挿管されている、されていないにかかわらず、赤ちゃんは自ら体の具合の悪さを周囲に伝えることはできません。人工呼吸管理中の新生児は、特に鎮痛・鎮静が行われている場合には、泣くことすらできないこともあります。その中でバイタルサインは、赤ちゃんがその時点で、どれだけ危険な状態にあるのか、行った治療に反応してくれているのか、治療に反応していない場合には次に何を必要としているのか、などを知る重要な手掛かりとなるのです[1]。

2) 呼吸数

　まず、呼吸数の評価は赤ちゃんの状態によって異なります。寝ているのか、目を開けているのか、泣いているのかによっても異なります。また、閉鎖型保育器内で管理していれば、体温、器内温、湿度の影響も受けます。呼吸数の異常としては、多呼吸および無呼吸（人工呼吸管理中でなければ周期性呼吸）が挙げられます。多呼吸は、肺のコンディションが良くないとき（例えば、早産児で肺サーファクタントが不十分なとき）や、CO_2 が貯留しているときに認めます。無呼吸発作は、早産児であれば週数による呼吸中枢の未熟性から起こりますし、感染症、低血糖、頭蓋内出血や薬剤の影響による場合もあります。特に

人工呼吸管理中では、人工呼吸器のモードによって、無呼吸発作に気付くのが難しい場合があり、注意が必要です。

次に、人工呼吸管理中の心拍数は、呼吸状態の影響を大きく受けます。頻脈は、呼吸状態が良くないとき、CO_2 が貯留しているときに認めます。また、脱水傾向のときや、感染症の初期症状としても頻脈を認めます。逆に、徐脈は無呼吸発作や、全身状態が悪化傾向のときに認めます。

3）血　圧

人工呼吸管理中の血圧は、胸腔内圧、つまり平均気道内圧（mean airway pressure；MAP）の影響を大きく受けます。特に超早産児や、肺のコンディションが良くない赤ちゃんなど、人工呼吸器の設定が高い場合には、胸腔内圧が上昇します。そうすると、静脈還流（全身の静脈系から右心系に戻る血流）が妨げられ、血圧に大きく影響します。血圧の変動により、早産児においては、週数が早ければ早いほど頭蓋内出血のリスクが上昇するため、細心の注意が必要です。

4）体　温

人工呼吸管理中の体温は、感染など赤ちゃんの状態を示すだけでなく、人工呼吸器の回路内の温度や、閉鎖型保育器内であれば、保育器内温度や湿度の影響も大きく受けます。

本稿では、主に呼吸数、心拍数、血圧の検出原理を学び、それらの基準値と異常値を理解し、異常値が見られたときにはなぜそのようなことが起こっているのか、どうすれば赤ちゃんの状態が改善するのかについて考えられるよう、解説していきます。

2　検出原理

1）呼吸心拍モニタによる呼吸検出の原理

赤ちゃんの胸郭運動を心電図モニタのプローブを用いて、直接的にモニタリングする方法を、インピーダンス法といいます（ぱっと見てわかる **インピーダンス法**）[2]。インピーダンスというのは、電流に対する電気抵抗を示す言葉です。2つの電極の間に微弱な電流を流し、吸気時には肺に空気が充満することで電気が通りにくくなり、呼気時にはその逆の現象が起こります。その差、変化を呼吸運動として検知する方法です。日常的に使用する心電図モニタの電極で、呼吸数だけでなく、呼吸の大きい・小さいも検出することができ、とても簡単で便利な方法です。心電図モニタを貼る箇所は、胸郭運動がある程度分かりやすい前胸部、腹部が望ましいです。心電図モニタの電極同士の距離が近過ぎると、うまく呼吸として検出することができないことがあります。一方で、電極を心尖部に貼ると、心尖拍動の影響を受けやすいこと、閉塞性無呼吸（胸郭では呼吸運動はしているが、上気道の閉塞などで実際には換気ができていない状態）の検出ができないことに注意が必要です[3]。

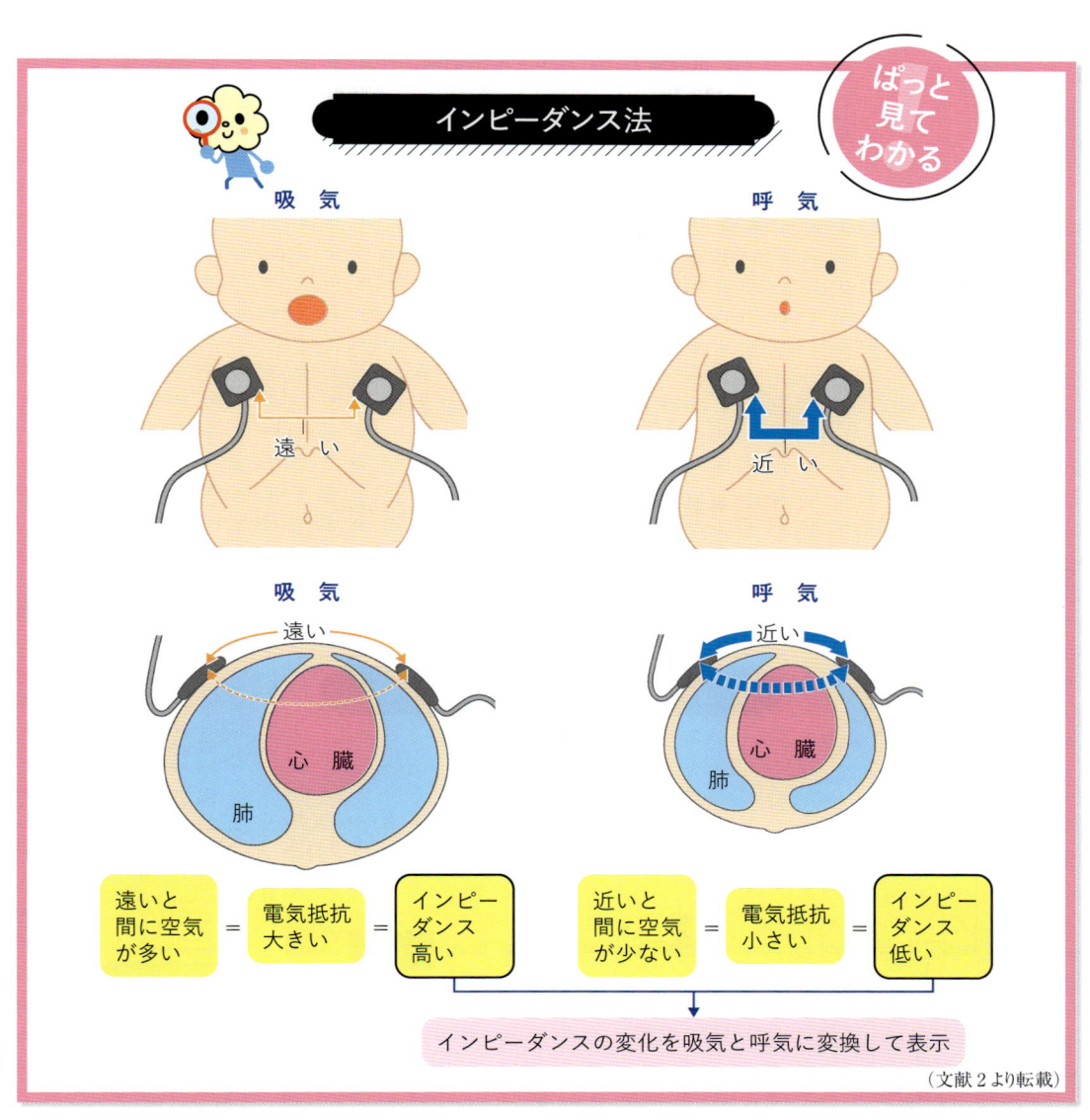

（文献2より転載）

2）呼吸心拍モニタによる心拍数の検出原理

　心臓が拍動する際に生じる電気活動を、体表面積の2電極間の電位変化として捉え、心電図波形として描出します。一般的には数秒から数分の心拍数の平均として算出されます。より鋭敏に心拍の変化を捉えるために、瞬時の心拍数を表示できる機種もあります。通常は3カ所に心電図モニタの電極を貼付し、四肢誘導に近似した波形を描出することが多いです。図1 [2] のように右鎖骨下に赤、左鎖骨下に黄、左側胸部に緑を貼付するのが一般的です。

I・II・III誘導セットによる電極配置

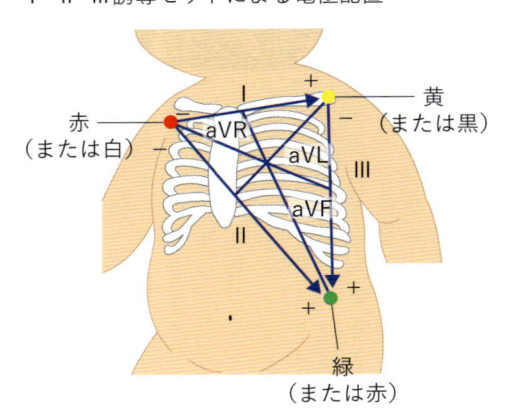

図1 呼吸心拍モニタの電極配置（文献2より転載）

3）観血的／非観血的血圧測定の原理

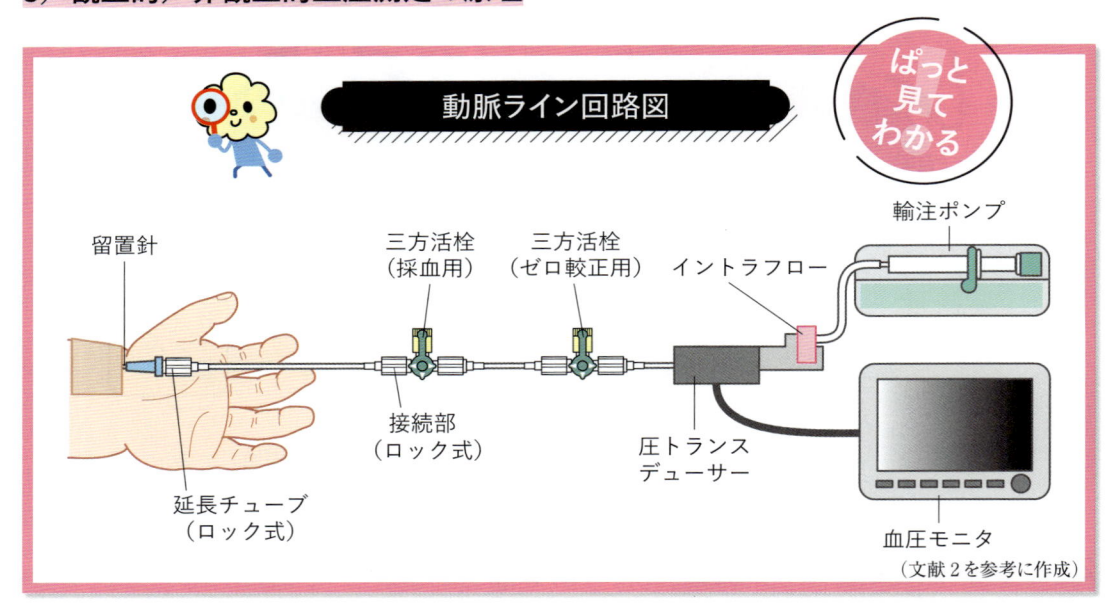

動脈ライン回路図

（文献2を参考に作成）

▶観血的血圧モニタ

　動脈内に留置したカテーテルから伝わる圧力変化を、血圧トランスデューサーで電気信号に変換し、専用モニタに圧波形としてリアルタイムに表示する方法です[3]（**ぱっと見てわかる 動脈ライン回路図**）[2]。超早産児の急性期、重症新生児仮死、重症先天性心疾患（特に血管作動薬、利尿薬を使用している症例）のように、血圧の変動をリアルタイムで観察する症例に適応があります。使用するときにゼロ点較正が必要で、右房の高さ（腋下中線上）で三方活栓のトランスデューサー側を大気に開放した圧をゼロとします。血圧トランスデューサ

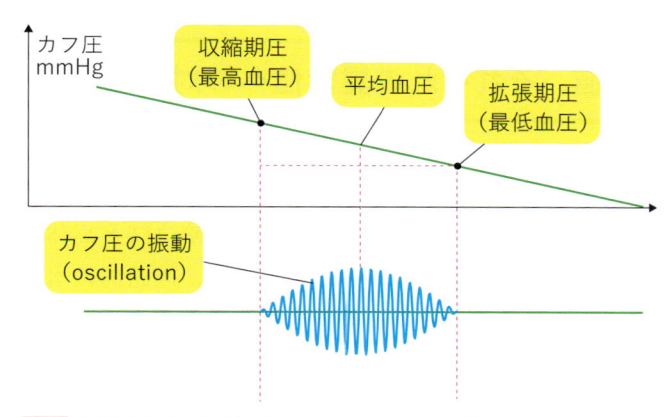

図2 非観血的血圧測定（**カフ－オシロメトリック法**）〔文献2を参考に作成〕

表1 マンシェットサイズの例（**フィリップス社**）

マンシェットサイズ	カフの幅	周囲長	体重の目安
＃1	2.5 cm	3.1〜5.7 cm	〜1,000 g
＃2	3.2 cm	4.3〜6.0 cm	1,000〜2,000 g
＃3	4.2 cm	5.8〜10.9 cm	2,000〜3,000 g
＃4	5.0 cm	7.1〜13.1 cm	3,000 g〜

（文献4より転載）

ーの位置が、赤ちゃんの心臓より低位置だと高値に、高位置だと低値に表示されます。また、回路の接続や、回路内の気泡混入に注意が必要です。

▶非観血的血圧モニタ

　侵襲が低く、NICU で頻用される血圧測定方法です。一般小児や成人と異なり、新生児では触診や聴診での正確な測定が難しいため、カフ－オシロメトリックス法を使用した自動血圧計が使用されることが多いです。カフ－オシロメトリックス法は、カフ圧の変動の大きさを圧センサで感知し、動脈拍動を検出する方法です。まず、カフ圧を収縮期血圧以上に上昇させ、その後カフ圧を徐々に低下させます。カフ内の動脈の脈圧が増加し始める点（収縮期圧）、振幅が最大になる点（平均血圧）、脈圧が小さくなる点（拡張期圧）を測定します 図2 [2]。赤ちゃんの体格、測定する部位に応じて適切なサイズのマンシェットを選択します 表1 [4]。赤ちゃんが啼泣した直後には正しく計測ができないので、落ち着かせてから測定します。

04

呼吸数・心拍数・血圧　呼吸管理中のバイタルサインから分かること

3　基準値と異常値、それぞれの異常値への対応

1）呼吸数

　赤ちゃんの呼吸数の基準値は、40〜60回／分です。60回／分以上であれば、多呼吸と考えます。人工呼吸管理中に多呼吸の赤ちゃんを見たら、啼泣時と高体温時の一過性の多呼吸かどうか確認します。人工呼吸管理中の赤ちゃんでは、回路内の水滴や分泌物の貯留によっても多呼吸を呈します。陥没呼吸などの努力呼吸の有無、CO_2の貯留がないか、呼吸器条件が適切かを確認します。

　無呼吸発作は、20秒以上の呼吸休止、もしくは20秒未満でも徐脈を伴う状態を示します。人工呼吸管理中では、無呼吸発作に気付くのが難しい場合もありますが、SpO_2の低下、徐脈などで気付くことができます。皮膚刺激、酸素投与、用手換気などの処置を行い、無呼吸発作を繰り返す場合には感染症、低血糖、頭蓋内出血などの原因検索を行います。

2）心拍数

　赤ちゃんの心拍数の基準値は、在胎週数、出生児体重、日齢などにより異なります 表2 [5]。心拍数は、覚醒、啼泣などの赤ちゃんの一般状態のほか、酸素化、CO_2貯留、アシドーシスの程度、循環血液量、体温、薬物などさまざまな影響を受けます。心拍数の増加は、換気不全によるCO_2貯留、循環血液量の減少（脱水や失血）で見られるほか、新生児発作も心拍数増加で気付かれる場合があります。一方で、徐脈は無呼吸発作の際に認めることがあります。このように、心拍数の異常の原因は多岐にわたります。

表2 早産児と正期産児の心拍数

	生後1〜7日（回／分）			生後1〜4週（回／分）		
	最小	平均	最大	最小	平均	最大
早産児（<1,500g）	126	145	168	110	161	192
早産児（1,500〜2,500g）	100	147	195	123	157	190
正期産児	100	133	175	115	163	190

（文献5を転載して改変）

表3 年齢別バイタルサインの正常値

年齢	心拍数（回／分）	血圧（mmHg）	呼吸数（回／分）
早産児	120〜170	55〜75/35〜45	40〜70
0〜3カ月児	100〜150	65〜85/45〜55	35〜55
3〜6カ月児	90〜120	70〜90/50〜65	30〜45

（文献6を転載して改変）

3）血 圧

　赤ちゃんの血圧の基準値は、さまざまな文献で報告がありますが 表3 [6]、一定の基準は確立されておらず、在胎週数、日齢、その他さまざまな影響を受けます。早産児では、急性期には、平均血圧を在胎週数程度に管理することが一つの目安となります（例えば、在胎30週で生まれた赤ちゃんの急性期は、平均血圧30mmHg程度を目安とします）。ただ、実際には超早産児の急性期は、血圧だけを見て全身管理をするわけではありません。急性期は、水分が血管外へ漏出するフェーズなのか、血管内に戻って来るフェーズなのかを見極めることが大切ですし、それには血圧だけでなく、心エコー所見、尿量、血液ガス分析でのpH、Lac（Lactate：乳酸）などと併せて総合的に判断します。動脈管が閉鎖せず開存している赤ちゃんでは、その影響も考慮します。血圧が上昇傾向で、後負荷不整合による頭蓋内出血のリスクがある場合には、血管拡張薬や利尿薬の投与を検討します。血圧変動に対する対応を誤ると、場合によっては心不全や頭蓋内出血を発症し、重篤な後遺症を残したり、命の危険に晒されたりすることもあるので、細心の注意が必要です。それを乗り切ることがNICU管理の醍醐味でもあります。筆者も、超早産児の急性期管理で、動脈ラインの波形とにらめっこをしながら赤ちゃんの呼吸、循環動態を考えるのがNICUでのお気に入りの時間の一つです。

　超早産児では、生後1週間程度で急性期管理を終え、血圧の安定が見えてきた生後2週間ごろより晩期循環不全により血圧が低下傾向となり、ステロイドの投与を要することもあります。

　もちろん、血圧測定方法のエラーでも、血圧の異常値となることはあります。観血的血圧モニタでは、血圧トランスデューサーの位置、接続の緩み、回路内の気泡などが原因となり得ます。ゼロ点較正を行うと、途端に正常値が表示された、ということもしばしば経験します。非観血的血圧モニタで異常値が出た場合に、マンシェットのサイズが適切かどうか確認し、適切でない場合には別のサイズのマンシェットで測定し直してみましょう。

4）トレンドグラム

　トレンドグラムとは、呼吸数、心拍数、SpO_2、血圧などのバイタルサインを、掲示的にグラフに表示したものを指します 図3。集中治療を行っている赤ちゃんにおいては、その1点のバイタルサインを見るだけでなく、その前からの時間経過で考える必要があります。例えば、現在の血圧が正常でも、トレンドグラムで見ると1時間前から上昇傾向であれば、さらなる血圧上昇の恐れがあるため、早めに介入を行うべきかもしれません。逆に、現在の呼吸数が70回／分で多呼吸であっても、トレンドグラムを見て1時間前が80回／分であったなら、異常値であっても改善傾向ではあるので、介入せず経過観察を選択できるかもしれません。

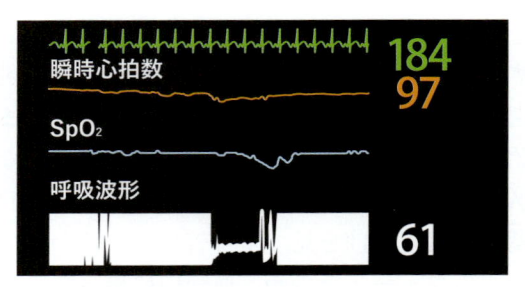

図3 中枢性無呼吸（呼吸減少）と考えられるバイタルサイン

4 まとめ

　本稿では、人工呼吸管理中の赤ちゃんのバイタルサインの検出原理、基準値と異常値、異常値への対応について一緒に考えてきました。いかがだったでしょうか？　どれほど人工呼吸器やその管理方法が進歩しても、赤ちゃんの呼吸管理の基本は呼吸状態の観察とバイタルサインの把握であることを意識しながら、日々の診療や業務に生かしていただければ幸いです。

引用・参考文献
1) 中西秀彦. 基本の検査：バイタルサイン（心拍数，呼吸数，血圧，体温）. Neonatal Care. 31 (11), 2018, 1014-20.
2) 塚本桂子ほか. " 呼吸数、心拍数、血圧：呼吸管理中のバイタルサインから分かること ". ここからはじめる！新生児の呼吸管理ビジュアルガイド . 長和俊編 . Neonatal Care 秋季増刊 . 大阪 , メディカ出版 , 2016, 192-9.
3) 小形勉ほか. " 呼吸心拍モニター". 周産期診療指針 2010. 周産期医学 40 巻増刊. 東京，東京医学社，2010, 865-7.
4) 吉馴亮子ほか. " 血圧モニタリング ". 前掲書3. 868-70.
5) Goldsmith, JP. et al. " Heart rates in premature and full-term neonates". Assisted Ventilation of the Neonate. 4th ed. Philadelphia, Saunders, 2003, 543p.
6) ネルソン，WE. ほか . ネルソン小児科学 . 原著第 19 版 . 衛藤義勝監修 . 東京，エルゼビア・ジャパン，2015, 2936p.

アラーム

正しい知識で、もう慌てない、焦らない

北海道大学病院周産母子センター助教　**兼次洋介**（かねし・ようすけ）

1　アラームが鳴ったとき、どうしたらいいの？

　人工呼吸器には、機械の異常や赤ちゃん自身の異常により設定通りの換気が行えない場合に、その異常を検知して使用者に知らせるアラームが備えられています。NICU では、生体情報モニタ（パルスオキシメータ、心電図モニタ、経皮モニタ）をはじめさまざまな機器にアラームがありますが、中でも人工呼吸器に関するアラームは、赤ちゃんに異常が発生する前に状態を知らせてくれるので、アラームに対処することにより赤ちゃん自身に害が及ぶことを未然に防ぐことができます。そのため、重要なアラームに関してはその代表的な原因と対処法を知っておく必要があります。

　アラームの対応にはさまざまありますが、大事なことは以下のとおりです。アラーム対応を開始したら、騒音になるので音は消しますが、「アラームの原因を解決するまでは赤ちゃんのそばを離れない」が原則です。

・赤ちゃんの状態（バイタルサイン：SpO_2、心拍数、呼吸数、呼吸状態）を確認し、アラーム音を消す。
・バイタルサインに問題があれば、用手換気に切り替える。
・赤ちゃんの状態が改善することを確認し、アラームの原因を探す。
・問題が解決してから、赤ちゃんの側を離れる。

　では、代表的な人工呼吸器アラームの種類と、その原因・対策についてみていきましょう。

2　代表的なアラームの種類

ぱっと見てわかる ▶ アラームの原因となり得る部位

1）分時換気量下限アラーム

　十分な空気が赤ちゃんの肺に送り込まれずに、換気が適切に行われていない可能性があります。従圧式換気の場合は、気道閉塞・呼吸回路リークの場合にも換気量下限アラームが鳴ります[1, 2]。

▶赤ちゃん側の原因

　肺コンプライアンスの低下や分泌物による気道閉塞、気管チューブが細くリークが多い

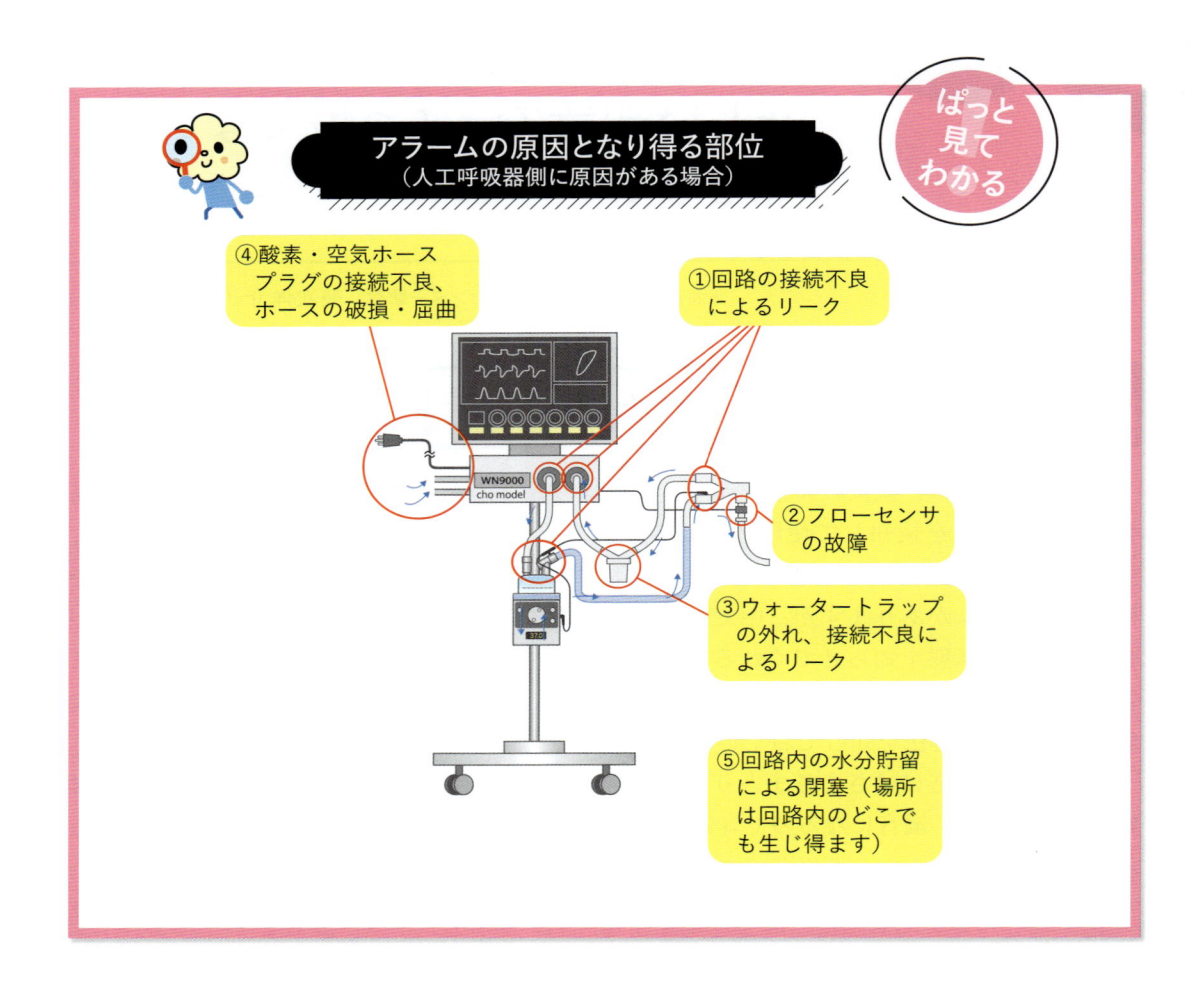

アラームの原因となり得る部位
（人工呼吸器側に原因がある場合）

ぱっと見てわかる

④酸素・空気ホースプラグの接続不良、ホースの破損・屈曲

①回路の接続不良によるリーク

WN9000 cho model

②フローセンサの故障

③ウォータートラップの外れ、接続不良によるリーク

⑤回路内の水分貯留による閉塞（場所は回路内のどこでも生じ得ます）

場合があります。また、過鎮静などにより自発呼吸数が低下している場合もあります。

▶呼吸器側の原因

呼吸回路の外れやリーク、亀裂・破損の場合があります。また、フローセンサ異常の場合もあります。分時換気量下限のアラーム設定が適切ではない場合は、換気が安定している状態の70%前後に設定します。

▶対　処

まず赤ちゃんのバイタルサイン（SpO_2、心拍数、呼吸数）、努力呼吸の有無、自発呼吸の有無を確認し、異常がある場合には用手換気に切り替えます。用手換気でも改善しないときは、喀痰による気管チューブ閉塞、気管チューブ位置異常、計画外抜管の可能性があるため、気管吸引をしっかり行い、呼気 CO_2 ディテクタで換気を確認します。CO_2 ディテクタが変色しないときは、気管チューブの入れ替えが必要です。用手換気で換気が改善し

たときは、テスト肺に呼吸器をつなげて、呼吸回路の外れやリークがないかを確認します。フローセンサ異常が疑われれば、センサの較正・交換を行います。

2）気道内圧上限アラーム

　気道内圧が設定以上に上昇したことを意味します。放置した場合、肺の圧損傷を起こす可能性があります。従圧式換気の場合、気道内圧上限アラームではなく、分時換気量下限アラームが鳴ることの方が多いです[1, 2]。

▶赤ちゃん側の原因

　肺コンプライアンスの低下や気道抵抗の上昇が原因の場合があります。具体的には、気管チューブ先当たり、屈曲、喀痰による気管チューブ閉塞や、一時的な気道攣縮、気道狭窄の可能性があります。また、気管チューブが深くなり過ぎて片肺換気になっている場合もあります。

▶呼吸器側の原因

　自発呼吸と呼吸器の不一致（ファイティング）が原因の場合があり、その場合は自発呼吸をより生かしたモードへ人工呼吸器設定を変更する必要があります。呼吸回路のねじれや、水分貯留による閉塞の場合もあります。また、水分貯留のため、圧センサが閉塞していることが原因となる場合もあります。気道内圧上限アラームの設定は、ドレーゲルジャパン株式会社のBabylogVN500、BabylogVN600、BabylogVN800、Babylog8000plusの場合、自動的にPIP+5cmH₂Oの値に設定されます。

▶対　処

　まず赤ちゃんのバイタルサイン（SpO_2、心拍数、呼吸数）、努力呼吸の有無を確認し、異常がある場合には用手換気に切り替えます。喀痰が多い場合には気管吸引を行います。気管チューブ閉塞が解除できない場合には、気管チューブの入れ替えが必要です。痰が硬い場合には加温・加湿を強化します。呼吸回路・圧センサのねじれ・閉塞がないかを確認します。

3）気道内圧下限アラーム

　人工呼吸器が陽圧をかけているにもかかわらず、呼吸回路の内圧が上がらなくなった場合に鳴ります[1, 2]。

▶赤ちゃん側の原因

　気管チューブが細くリークが多い場合や、換気量保証モードで自発呼吸が強く一回換気量が上昇し過ぎた場合、気道内圧が上がらないことがあります。

▶**呼吸器側の原因**

　呼吸器回路の外れやリーク、亀裂・破損の場合があります。また、吸気流量設定が低いために気道内圧が上昇しない場合もあります。気道内圧下限アラームは、最高気道内圧の70%程度に設定する必要があります。

▶**対　処**

　まず赤ちゃんのバイタルサイン（SpO_2、心拍数、呼吸数）、努力呼吸の有無を確認し、異常がある場合には用手換気に切り替えます。その上で、テスト肺に呼吸器をつなげて、回路の外れ、リーク、回路内水分貯留・閉塞などないかを確認します。

4）無呼吸アラーム

　赤ちゃんの自発呼吸が設定した以上の時間感知されないことを意味します。通常20秒間で設定します[1, 2]。

▶**赤ちゃん側の原因**

　自発呼吸が停止している場合や気管チューブのリークが多く呼気を感知できない場合、気道閉塞の場合があります。

▶**呼吸器側の原因**

　呼吸回路の外れや、回路内の水分貯留、回路内圧モニタチューブの水分貯留・閉塞、フローセンサの故障でトリガーされない場合があります。トリガー感度の設定が高過ぎると、トリガーされず無呼吸と認識される場合があります。

▶**対　処**

　まず赤ちゃんの状態を確認し、無呼吸なのか、呼気が感知されていないだけなのかを確認します。バックアップ換気が作動していない場合は、用手換気に変更し、回路外れや水分貯留などないかを確認します。呼吸器設定・トリガー感度の見直しを行います。

5）呼吸数上昇アラーム

　1分間の呼吸回数が設定を上回っていることを意味します。呼吸管理中にもかかわらず多呼吸であることを意味するため、換気が十分になされていない場合があります。逆に、放置した場合に低二酸化炭素血症による呼吸性アルカローシスを来す場合もあります[1, 2]。

▶**赤ちゃん側の原因**

　十分な換気量が得られていないため、呼吸努力が増加して多呼吸となっている場合があります。また、呼吸器と自発呼吸の不一致（ファイティング）や咳き込み（バッキング）が原因の場合があります。

▶呼吸器側の原因

オートトリガー（回路内の水滴の揺れを自発呼吸と勘違いしてトリガーし、呼吸器がサポートを行うこと）により、多呼吸になっている場合があります。また、フローセンサの異常による場合があります。呼吸回数のアラーム設定が低過ぎる場合は調整します。

▶対　処

まず赤ちゃんの状態を確認し、実際に赤ちゃんが多呼吸となっている場合には、呼吸器設定の調整を行います。オートトリガーで多呼吸となっている場合には、回路内の水払いをします。フローセンサ異常の可能性がある場合には較正・交換を行います。

6）供給ガス圧低下アラーム

酸素・圧縮空気の供給圧が低下したことを意味します。通常、酸素・空気のいずれかが供給されていれば呼吸器は作動し続けます[1, 2]。

▶呼吸器側の原因

酸素・空気のホースプラグの接続不良や、ホースの破損・折れ曲がり・踏みつけなどによりガス供給が途絶える場合があります。また、病棟内の配管の異常により酸素・空気の供給が途絶える場合もあります。

▶対　処

赤ちゃんの状態を確認し、ガス供給に問題がある場合には、携帯酸素ボンベからのガス供給による用手換気に切り替えます。その上で、ガスのホースプラグ接続に異常はないか、ホースが折れていないかを確認します。必要があればホースを交換します。

7）電源供給アラーム

電源供給の異常を意味します。新しい呼吸器では、自動的に内部バッテリーに切り替わっていることが多く、2時間程度は作動し続けることができるため、その間に原因検索を行います[1, 2]。

▶呼吸器側の原因

電源スイッチが入っていない、電源プラグが抜けている、停電や過電流によりブレーカーが落ちている場合があります。

▶対　処

原因がはっきりするまで用手換気に切り替えます。電源スイッチ・プラグを確認し、非常用電源につながっていない場合にはプラグを切り替えます。電源自体に問題がなく、人工呼吸器に問題がある場合には、人工呼吸器を交換します。

05 アラーム　正しい知識で、もう慌てない、焦らない

表 アラームの種類とその対応

アラーム	対応
分時換気量下限アラーム	・自発呼吸が低下しているかを確認 ・回路の外れやリーク、亀裂がないかを確認 ・チューブリークが多過ぎないかを確認 ・フローセンサ異常の場合は再校正、改善しなければ交換 ・アラーム設定が正しいかを確認
気道内圧上限アラーム	・自発呼吸と合わずにファイティングしていないかを確認 ・回路のねじれや回路内水分貯留による閉塞がないかを確認 ・チューブ先当たりや閉塞、屈曲がないかを確認 ・圧センサの閉塞がないかを確認
気道内圧下限アラーム	・回路の外れやリーク、回路内水分貯留、閉塞がないかを確認
無呼吸アラーム	・自発呼吸が低下しているかを確認 ・回路の外れやリーク、亀裂がないかを確認 ・チューブリークが多過ぎないかを確認 ・フローセンサ異常の場合は再校正、改善しなければ交換 ・呼吸器設定を調整
呼吸数上昇アラーム	・実際に自発呼吸で多呼吸になっているのかを確認 ・フローセンサ異常の場合は再校正、改善しなければ交換 ・オートトリガーの場合、回路内の水滴があれば除去
供給ガス圧低下アラーム	・携帯酸素ボンベからのガス供給による用手換気に切り替える ・ホースプラグ接続に問題がないか、屈曲・亀裂・破損はないかを確認。要すればホースを交換
電源供給アラーム	・電源スイッチ・プラグを確認し、非常用電源にプラグをつなぐ ・電源自体に問題がない場合は、人工呼吸器を交換

3　人工呼吸器のアラームが鳴ったときの対応

　アラーム別の対応を**表**にまとめます。

　いずれの場合にも共通していることは、赤ちゃんのバイタルサインに異常がある場合には、いったん用手換気に切り替えて状態を確認することです。用手換気でも改善がない場合、「DOPE」に従って原因検索を進めます。

DOPE

　「D」は、「displacement：位置異常」です。気管チューブ先端の位置が悪く、気管壁に当たっていたり、計画外抜管していたりする場合です。気管チューブ位置の調整で換気が取れるようになることもありますが、計画外抜管の場合には速やかに抜管してマスク換気

をする必要があります。呼気 CO_2 ディテクタで確認します。

「O」は、「obstruction：閉塞」です。気管チューブが分泌物で閉塞している場合です。しっかり気管吸引を行いますが、気管吸引でも改善しない場合には、やはり気管チューブの入れ替えが必要になります。

「P」は、「pneumothorax：気胸」です。特に「緊張性気胸」の場合には心音が小さく聞こえ、患側の呼吸音が減弱し、左右差が出ます。徐脈・血圧低下を認め、ショック状態となる場合もあります。胸部 X 線で確認し、胸腔穿刺で脱気をする必要がありますが、緊急時には X 線で確認している暇がないこともあります。

「E」は「equipment failure：機械の故障」です。用手換気に切り替えると状態が改善し、呼吸器をテスト肺につないでも異常が続いている場合に考えます。用手換気で状態の改善が得られれば、アラームの原因検索を進めていきます。

引用・参考文献

1) 平成 13 年〜14 年度厚生労働科学研究「医療用具の警報装置の現状と問題点の調査研究」に関する調査・研究班. 医療機器使用者のための警報装置（アラーム）ガイドライン. 第 1 版. 2003.
2) 日本臨床工学技士会業務安全対策委員会. 医療スタッフのための人工呼吸療法における安全対策マニュアル Ver.1.10. 東京, 日本臨床工学技士会, 2003, 25-32.

05 アラーム　正しい知識で、もう慌てない、焦らない

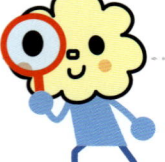

第**4**章

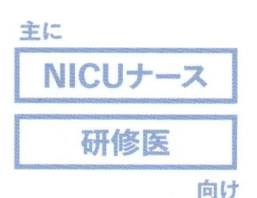
主に
NICUナース
研修医
向け

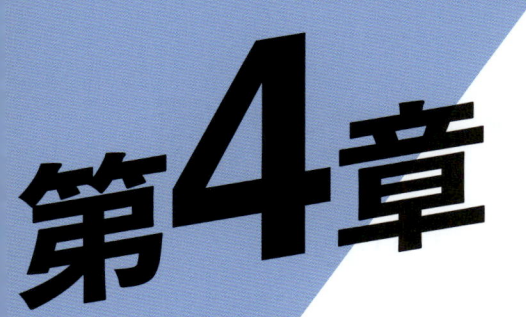

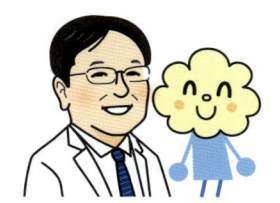

早期発見で赤ちゃんを守る！
トラブル・異常を防ぐためのQ&A

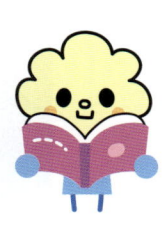

人工呼吸管理中の赤ちゃんの換気状態を読み取るために重要な部分がわかったよ！

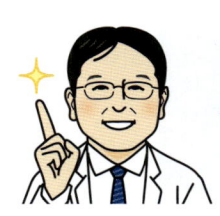

それならよかった！
ここでは、実際のドリルを通して知識の習得を確認しましょう！
そして、異常に気付いてトラブル回避ができるようになりましょう！

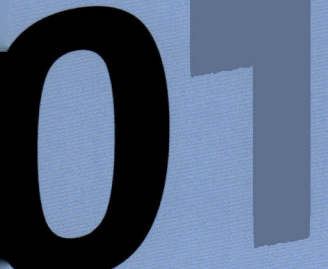

グラフィックモニタ編

波形の異常に気付くドリル

埼玉医科大学総合医療センター臨床工学部主任　**須賀里香**（**すが・りか**）

Q1 この波形から分かるトラブルは？

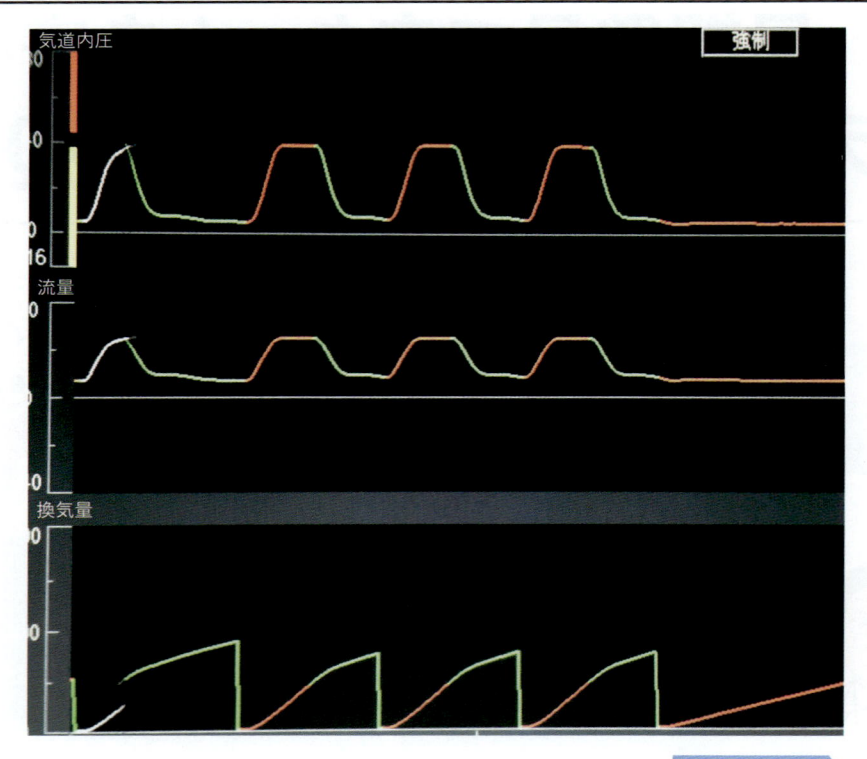

回答はP.260へ

256　with NEO 2024 秋季増刊

Q2 この波形から分かるトラブルは？

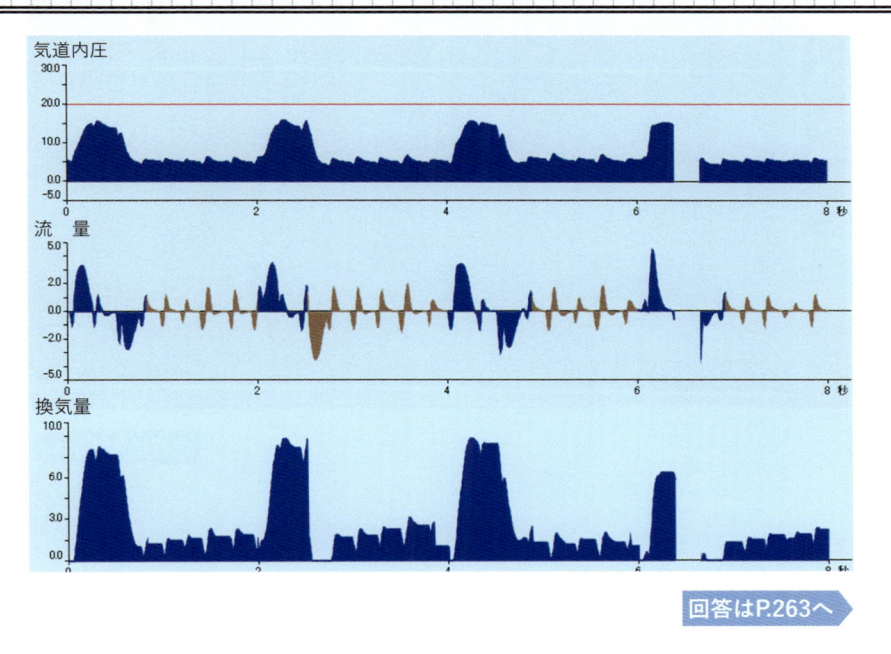

回答はP.263へ

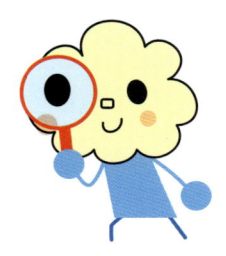

この波形から分かるトラブルを
一緒に考えてみよう！

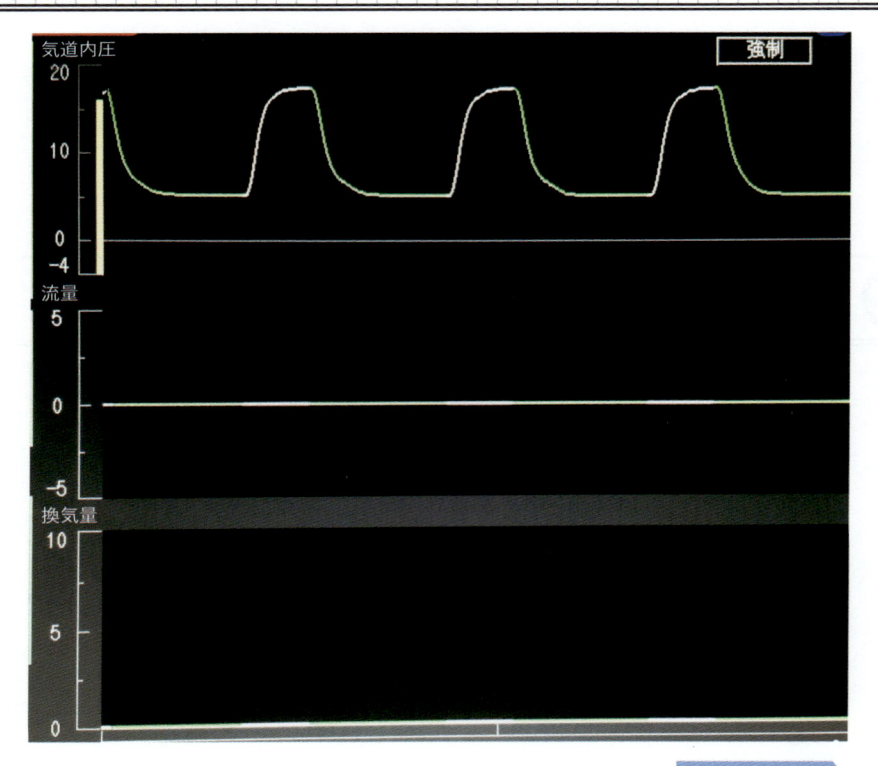

回答はP.265へ

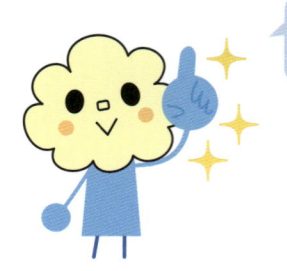

このドリルでいろんな波形を学んで
異常に気付けるようになろう

Q4 この波形から分かるトラブルは？

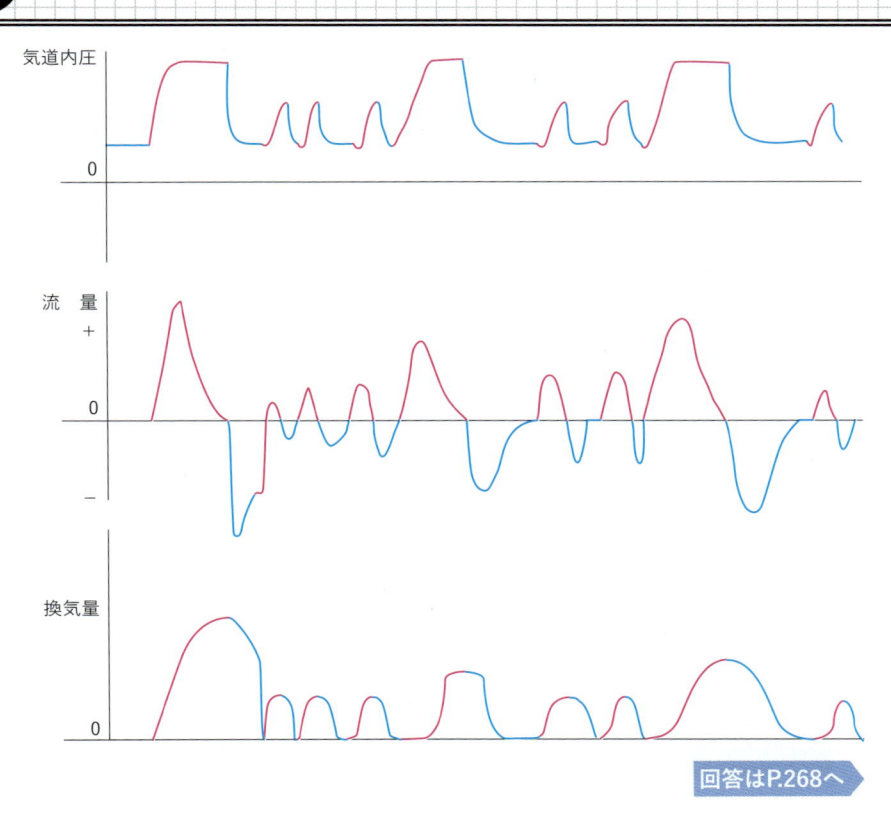

気道内圧

0

流　量 +

0

−

換気量

0

回答はP.268へ

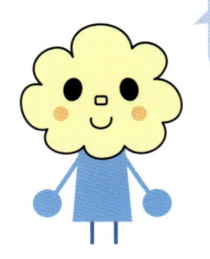

トラブルを回避するポイントも
押さえておこう！

01

グラフィックモニタ編　波形の異常に気付くドリル

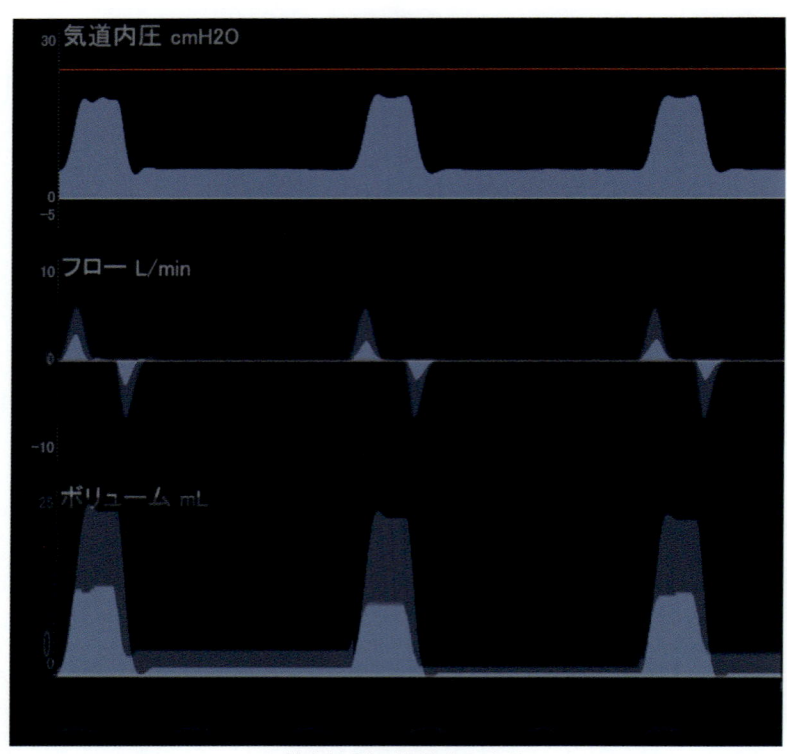

気道内圧 cmH2O 30 / 0 / -5

フロー L/min 10 / 0 / -10

ボリューム mL 25

*基本波形の比較表示あり

回答はP.270へ

A1 計画外抜管

1 波形の特徴

　計画外抜管は、人工呼吸器の回路（Y ピース）に気管チューブが接続された状態で起こる場合がほとんどで、プレッシャーコントロール（PC）、内径 3.5 mm 以下の気管チューブを使用することの多い新生児領域では、気道内圧の波形は計画外抜管前と後で変化がなく（人工呼吸器の回路内圧が低下せず）、気道内圧下限アラームが発生しないことがあります。流量波形は、人工呼吸器からの送気はあっても、赤ちゃんからの呼気はないため、送気し

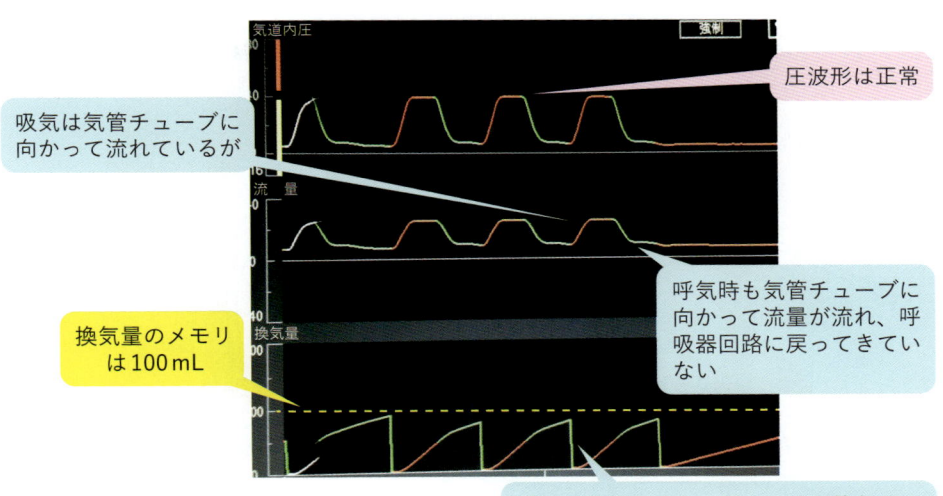

圧波形は正常

吸気は気管チューブに向かって流れているが

呼気時も気管チューブに向かって流量が流れ、呼吸器回路に戻ってきていない

換気量のメモリは100 mL

呼気が感知できないため、強制換気の吸気開始時に波形がリセットを繰り返す

図1 計画外抜管の波形の特徴

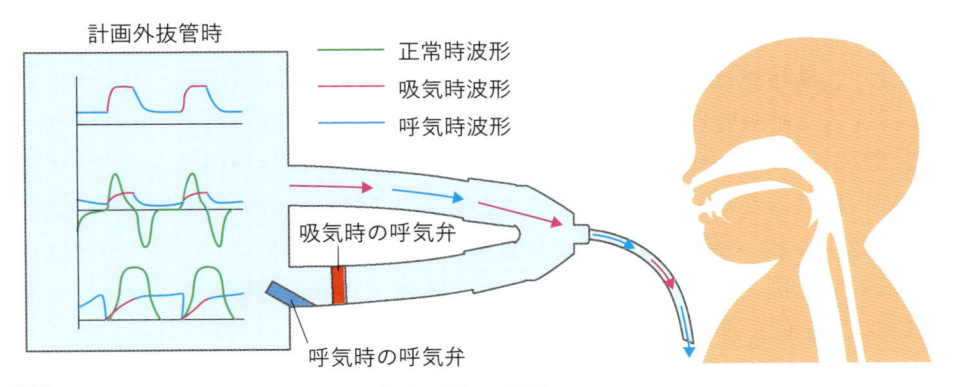

計画外抜管時

―― 正常時波形
―― 吸気時波形
―― 呼気時波形

吸気時の呼気弁

呼気時の呼気弁

図2 計画外抜管におけるグラフィック波形と現象の相関

たままの波形となります 図1 。換気量波形も一方的な増加とリセットを繰り返す独特の形状になります。

　また、赤ちゃんからの呼気が感知できず、情報の収集ができないため、グラフを算出できず波形がフリーズしたような状態で表示されることもあります 図2 。

2　どんなアラームが役に立つ?

　最近の人工呼吸器は「回路外れ?」などのアラーム、警告を発生させたり、「分時換気量下限」でアラームを発生させる機種もありますが、グラフィック機能のない機種では、人工呼吸器のアラームが何も発現しないこともあるため、患児監視モニタのアラームを適正

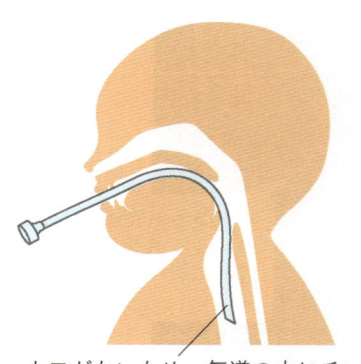
ⓐ新生児・乳児

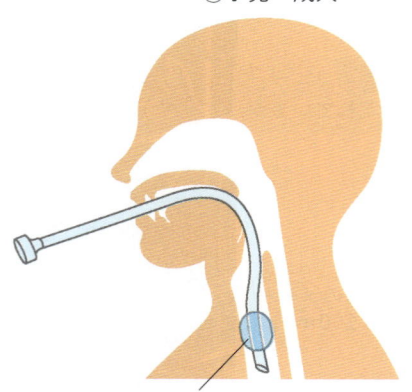
ⓑ小児・成人

カフがないため、気道の中にチューブが添えてあるだけ⇒<u>不安定</u>

カフがあるため、気道の中でチューブが固定される⇒<u>安定</u>

図3 新生児・小児の気管挿管の特徴

にセットしておくことが重要です。さらに、必要に応じて $EtCO_2$ モニタ（カプノメータ）の CO_2 下限値アラームを活用すれば、より早くアラームを発生させてくれるため、リークや死腔分を考慮しながらうまく活用してください。

　成人に比べ、新生児はカフなしの気管チューブを使用するため 図3、固定が不安定になりやすい上、人工呼吸管理を目的とした積極的な鎮静は行わないので、気管チューブの計画外抜管のリスクは高い傾向にあります。気管チューブが抜けないように固定することは重要ですが、抜けるだけでなく深くなることもあります。また、計画外抜管の気管チューブをよく確認すると、分泌物などにより閉塞していることがしばしば見られます。窒息から気管チューブを抜こうとしたのではないかとも考えられるため、グラフィックを活用した管理は有益だといえます。

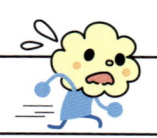

トラブル回避の鉄則！ ▶▶▶▶▶ **気管チューブの固定方法**

　気管チューブの固定では上顎固定が鉄則です。また、テープ同士はどんなに重ねても粘着力が増すわけではないことも覚えておきましょう。人工呼吸器の回路を強固に固定し過ぎると体動に対する緩衝ができず、計画外抜管の増長につながります。赤ちゃんの体動を抑制するだけに努めず、赤ちゃんの動きについていく柔軟な回路固定がトラブルを軽減します。

　新生児領域では、圧波形で計画外抜管を見分けることは困難です。PC においては、流量波形を確認するようにしましょう。

Ⓐ2　結露・喀痰

1　波形の特徴

　人工呼吸管理において、加温・加湿、ネブライザー、呼気などの要因から、結露の問題は解決できそうでできない難しい問題です。また、挿管している以上、喀痰も同様です。粘性の違いはあるものの、両方共に流動的であるため、グラフィック波形に不規則な揺らぎが発生します 図4 。結露、喀痰の量が少なければ、圧波形への影響は小さいですが、流量波形では比較的しっかりと確認することができます。量が多ければ多いほど揺らぎは大きくなり、場合によっては閉塞が発生します。閉塞に至らなければ換気は行われますが、プレッシャーサポート（pressure support；PS）や補助調節換気（assist/control ventilation；A/C）では、オートトリガーによって過換気状態となり、二酸化炭素の低下につながる場合もあります。

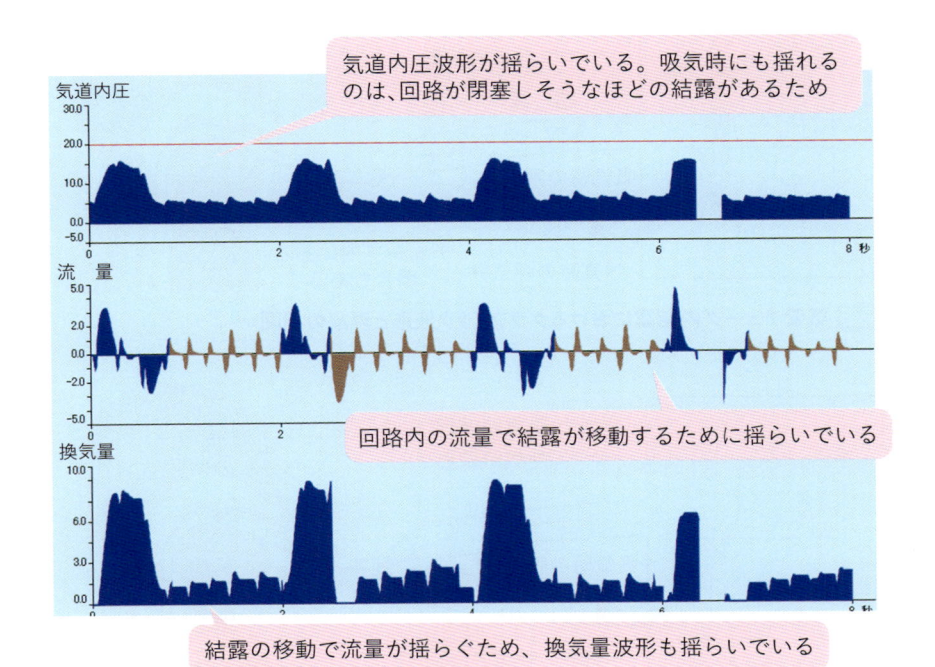

気道内圧波形が揺らいでいる。吸気時にも揺れるのは、回路が閉塞しそうなほどの結露があるため

回路内の流量で結露が移動するために揺らいでいる

結露の移動で流量が揺らぐため、換気量波形も揺らいでいる

図4 気管チューブ内結露、喀痰

01 グラフィックモニタ編　波形の異常に気付くドリル

　揺らぎで起こった流量の変動により、換気量の上昇が見られます。しかし、喀痰が多い場合は換気量が低下します。また、人工呼吸器が揺らぎを自発呼吸と認識することで、呼吸回数の増加につながるため、「換気量上限／下限」「頻呼吸」といったアラームが発生します。さらに、二酸化炭素が効率的に捌けるため、リーク量が少ない場合は $EtCO_2$ の「下限」アラームも有効です。

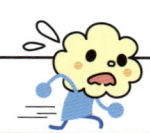

トラブル回避の鉄則！　▶▶▶▶▶　結露や喀痰の確認

　このトラブルは、早い段階で回路内の結露や喀痰を排除することで速やかに改善が見込めます。原因が液体のため、貯留は回路や気管チューブなど、どこにでも起こります 図5,6。蛇管の中に比べ、回路の接続部、Yピース部は凹凸により水溜まりができやすいので小まめに確認しましょう 図7。結露の発生は、環境の条件に大きく左右されます。加湿器の条件を下げることで結露を減らすという対策は、分泌物の粘性が増し閉塞による窒息のリスクが高まる恐れがあるため、十分に検討してから行ってください。

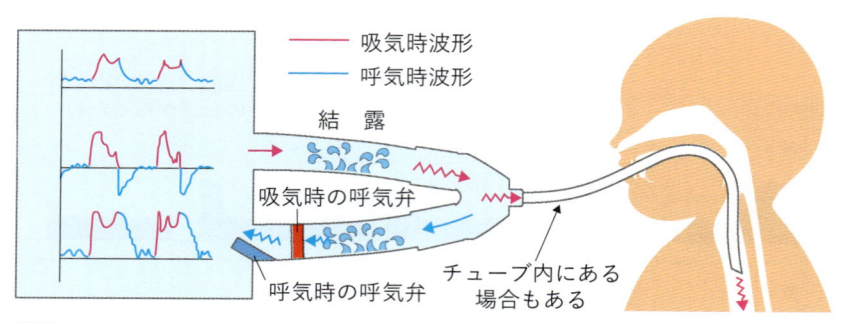

図5 気管チューブ内結露におけるグラフィック波形と現象の相関

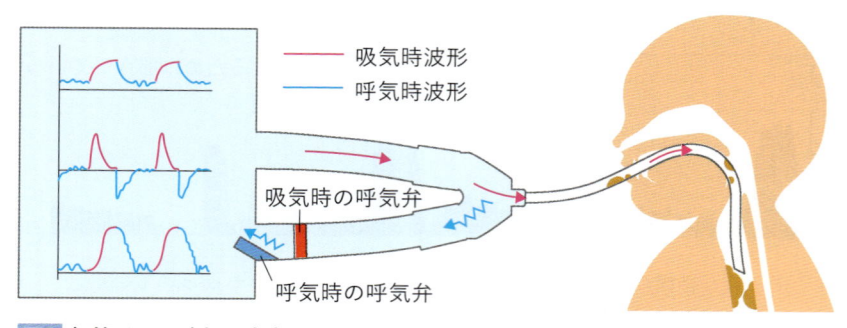

図6 気管チューブ内の喀痰におけるグラフィック波形と現象の相関

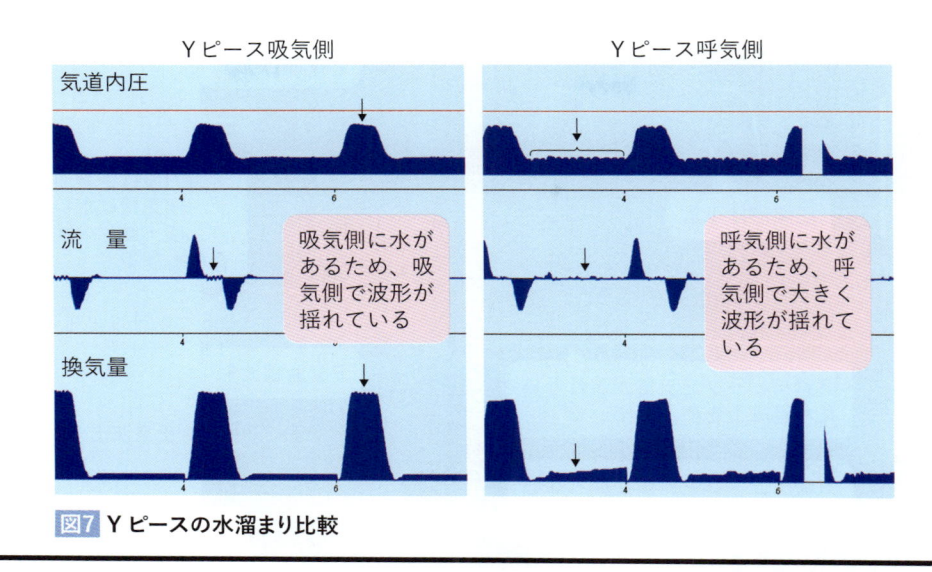

図7 Yピースの水溜まり比較

A3 チューブの折れ・完全閉塞

1 波形の特徴

　気管チューブの折れや完全閉塞では、気道内圧の波形に異常が現れることはなく、むしろ波形はきれいな方形波になります。しかし、人工呼吸器からの送気が赤ちゃんに流れないため、流量波形は基線上を真っすぐに進行するか、人工呼吸器の吸気、呼気時のタイミングに合わせて、プラス、マイナスの方向にそれぞれノッチ（V字型の刻み目）として現れます。換気がされないため、換気量波形は流量と同様に基線上を真っすぐに進行するか、非常に小さな山となって現れます図8、9。

　また、チューブの折れや気管チューブの閉塞であっても、完全閉塞に至っていない場合、グラフィックの波形は違ったものとなります。この場合、完全閉塞と同様に気道内圧の波形に異常は現れません。気管チューブの内径が小さくなったことで気道内圧が上がりやすいため、流量は正常な状態に比べて少なくなり、長く流れます。換気量は正常な状態に比べて少なくなります。

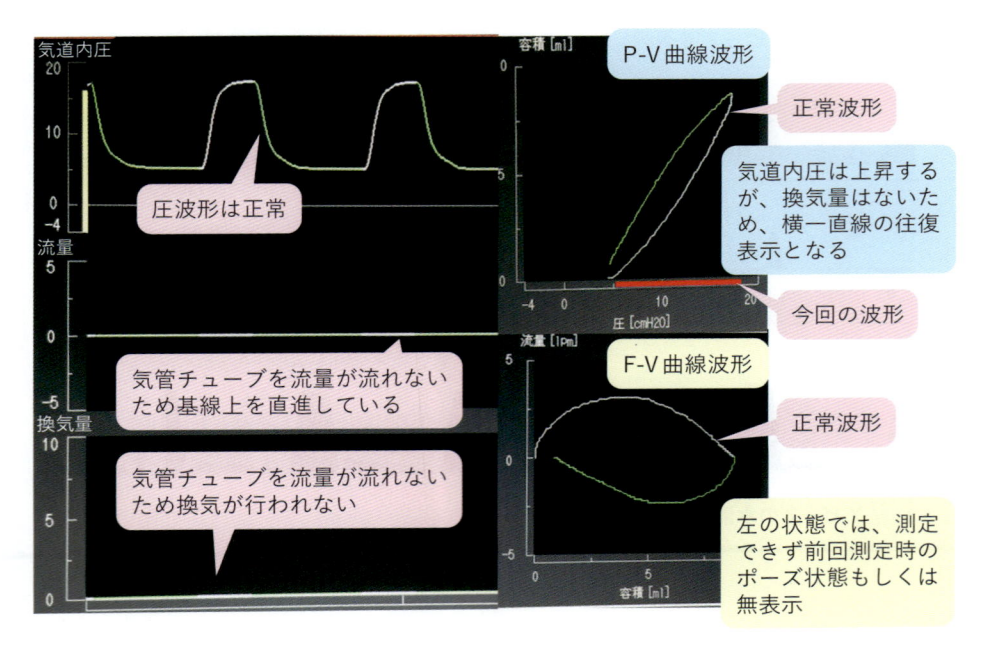

図8 気管チューブ折れ、完全閉塞時の波形の特徴

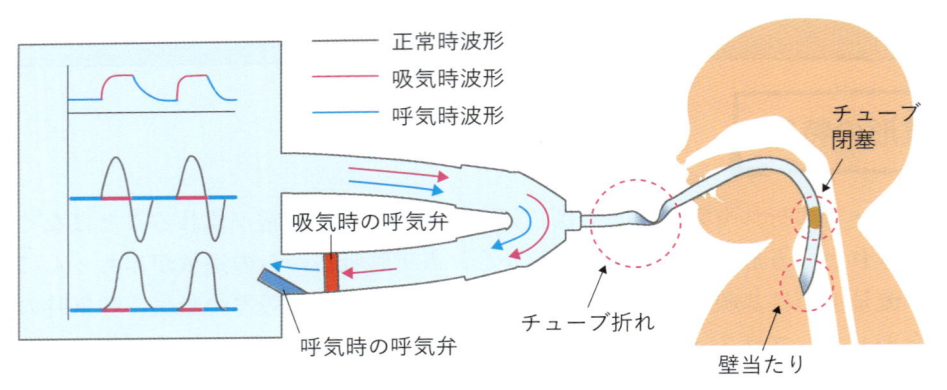

図9 気管チューブの折れや完全閉塞におけるグラフィック波形と現象の相関

2 どんなアラームが役に立つ?

　ボリュームコントロールでは、「気道内圧上昇」「高気道内圧」アラームとして発生しますが、PC では、気道内圧の上昇は起こりません。しかし、流量低下により換気量は顕著に減少しますので、リーク量が多くなければ、換気量下限アラームを適切に設定することが早期発見に役立ちます。

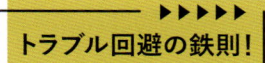 トラブル回避の鉄則！ ▶▶▶▶▶ グラフィック波形の確認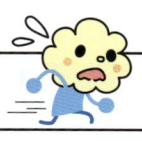

このトラブルの原因として、①気管チューブの折れと気管壁への先当たり、②気管チューブ内の分泌物、水滴、③気管の分泌物、浮腫、腫瘍、肉芽などが挙げられます 図10、11 。気管チューブの折れ以外は、視覚的に確認できない部分で発生しているため、グラフィック波形は有効です。流量波形に限らず、胸郭の上がりや SpO_2、正常時の P-V 曲線やトレンド表示と比較することで、判断に役立ててください。

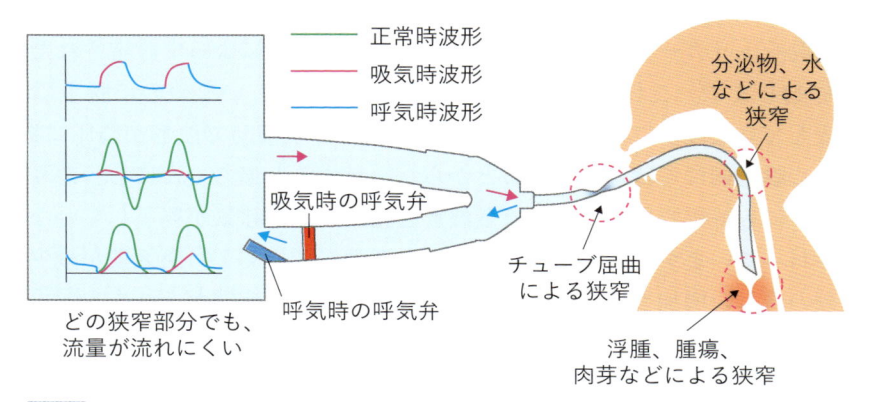

図10 気管チューブ内狭窄、その他狭窄におけるグラフィック波形と現象の相関

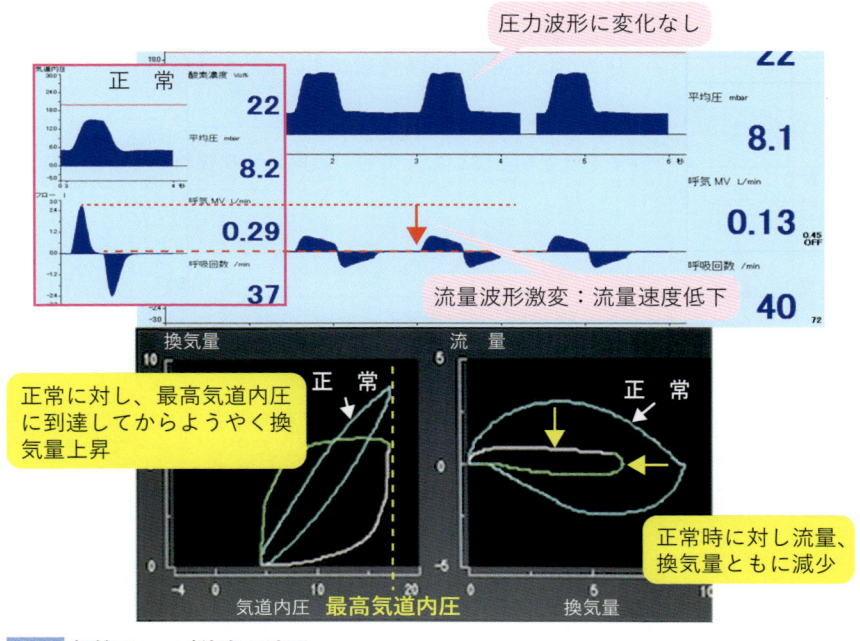

図11 気管チューブ狭窄の波形

A4 オートトリガー

1 波形の特徴

　人工呼吸器におけるトリガーとは、自発呼吸を感知することを表わしていますが、オートトリガーは、赤ちゃんに自発呼吸がない場合であっても、他の原因で発生した回路内の圧力変動や流量変動をトリガーして自発呼吸とカウントし、それによって設定された強制換気や呼吸補助が作動します。これは、赤ちゃんが呼吸を要求していないのに勝手に呼吸させられる状況を表しています。この圧波形を見てみると、呼吸補助で波形が陽圧に振れる前に、陰圧側に小さく陰圧側にくぼんでいることから、一見すると赤ちゃんにしっかりとした自発呼吸があるようにも解釈できますが、流量波形を見たところ呼気が終了していない状況でも吸気に切り替わっています。このため、換気量も変動が著しく1回換気量が減少していますが、呼吸回数の著しい増加も見られるため、過換気となる可能性があります 図12 。

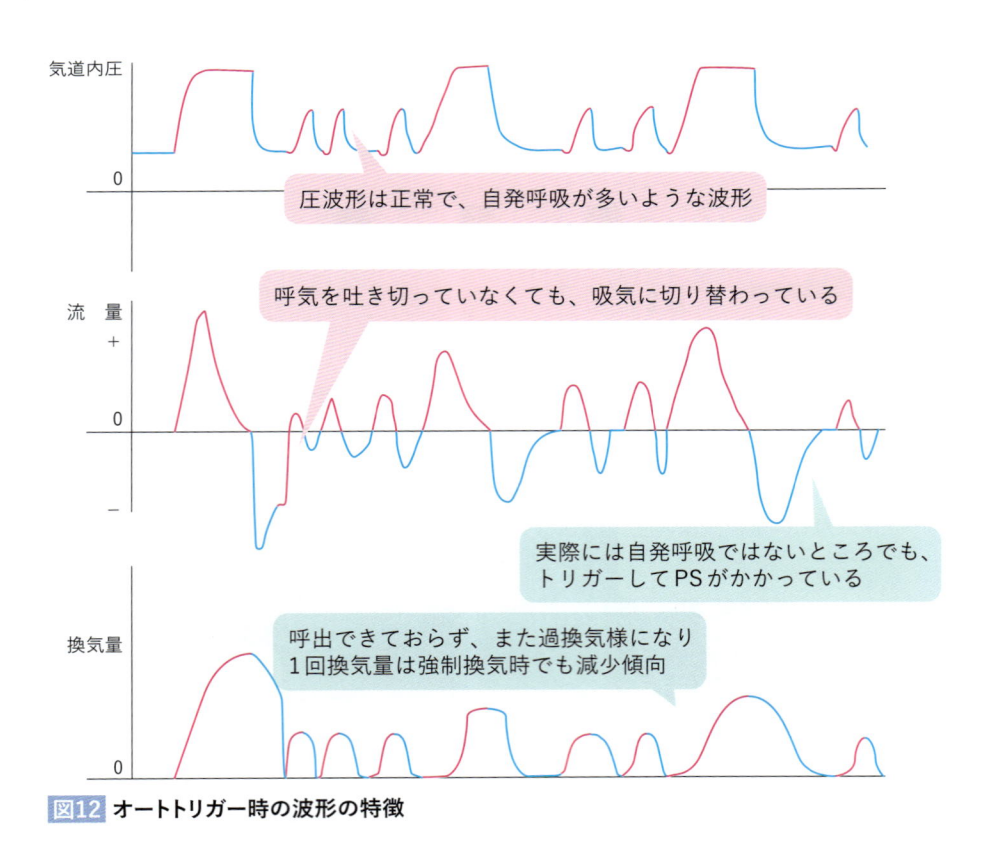

> 圧波形は正常で、自発呼吸が多いような波形

> 呼気を吐き切っていなくても、吸気に切り替わっている

> 実際には自発呼吸ではないところでも、トリガーしてPSがかかっている

> 呼出できておらず、また過換気様になり1回換気量は強制換気時でも減少傾向

図12 オートトリガー時の波形の特徴

2 どんなアラームが役に立つ？

　間欠的強制換気（intermittent mandatory ventilation；IMV）や同調式間欠的強制換気（synchronized intermittent mandatory ventilation；SIMV）のように強制換気回数が自発呼吸のトリガーに影響しないモード設定であれば「頻呼吸」「呼吸回数上限」などのアラームが発生します。多少の分時換気量増加は見られますが、過換気状態になるわけではありません。しかし、赤ちゃんの自発呼吸とは関係ないところで人工呼吸器が自発呼吸と判断しトリガーしてしまうため、ファイティングが発生する恐れがあります。

　この波形は SIMV + PS ですが、他にも A/C、吸気同調式人工換気（patient triggered ventilation；PTV）などの呼吸補助回数が自発呼吸のトリガーの影響を受けるモードでは、さらに過換気となって二酸化炭素の低下を引き起こす恐れがあるため、「分時換気量上限」アラームや、リーク量が少ない場合であれば $EtCO_2$ の「下限」アラームも有効となります。

> **トラブル回避の鉄則！** ▶▶▶▶▶ **トリガー設定**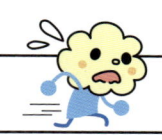

　オートトリガー発生の原因は、①トリガー感度設定の設定値が小さ過ぎる（感度が高い）、②体動や哺乳運動で起こる揺らぎによるトリガー誤認識、③回路内の水滴や分泌物で起こる揺らぎによるトリガー誤認識などが挙げられます 図13。1 回換気量の少ない新生児において、リークの多い状況でのトリガーの適正設定は難しいですが、トリガーの設定は人工呼吸管理の成功を左右する要素にもなるため重要です。回路内の水滴、分泌物は除去することで改善が見られますが、体動や哺乳運動を抑制することは困難なため、医師に相談してトリガー感度の調整や呼吸補助設定の見直しを検討してみる必要もあります。赤ちゃんの自発呼吸との判別はちょっと難しいかもしれませんが、オートトリガーによるファイティングや不快感により緊張が増長し、換気量の低下から SpO_2 の低下も引き起こされますので、早めの対応を心掛けましょう。

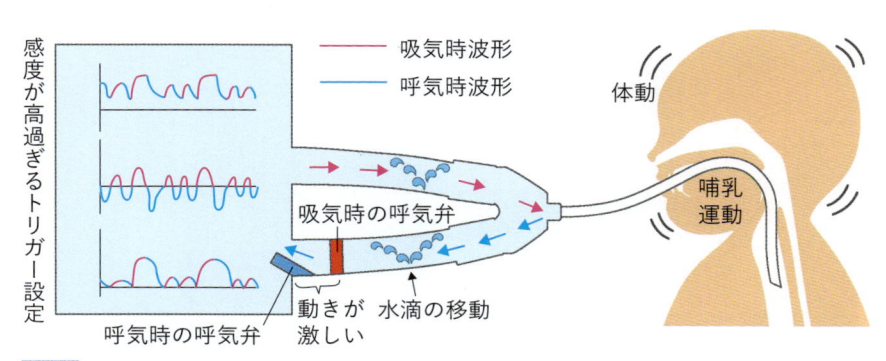

図13 **オートトリガーにおけるグラフィック波形と現象の相関**

A5 片肺挿管による片肺換気

1 波形の特徴

　片肺挿管による片肺換気は、気管チューブの固定位置がずれて本来の位置よりも深く挿入してしまった場合に発生します。正常な位置で人工呼吸換気が行われているときは両肺で行っていた換気が半分になるため、大抵の場合、ボリューム（換気量）はほぼ半分の量になります。また、量が半分になったことで設定した吸気圧にすぐ到達するため、フローも半減します図14。換気量表示の値もほぼ半分になるため、普段の呼吸状態を観察しているスタッフであれば気が付くと思いますが、普段の呼吸波形を残像表示させておくことで、より分かりやすくなります。

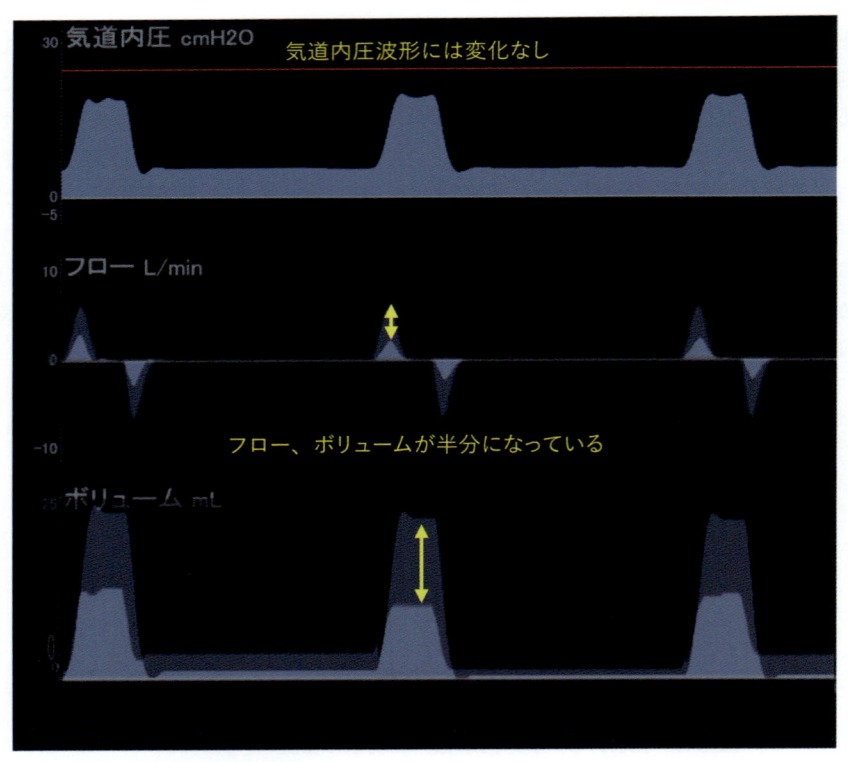

図14 片肺挿管による片肺換気

2　どんなアラームが役に立つ？

このトラブルが発生すると、波形の特徴でも説明した通り、換気量が約半分になるため、「換気量低下」「分時換気量低下」「呼吸回数上限」といったアラームが発生します。また、換気量が減少することでSpO_2の低下、$PaCO_2$の上昇、F_IO_2の上昇、さらには心拍数の増加なども引き起こされます。このため、人工呼吸器のアラームだけでなく、生体情報モニタや経皮ガスモニタのアラームも併せて確認してください。

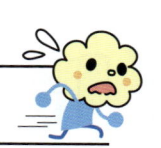

トラブル回避の鉄則！ ▶▶▶▶▶ **人工呼吸器回路の固定位置やポジションも！**

このトラブルは、気管チューブの固定が緩かった場合や、気管チューブを押し込む方向にテンションが掛かった固定をした際などに発生しやすく、特に新生児では、数ミリの違いで引き起こされるため、ポジショニングや回路の位置に注意する必要があります。気道の解剖学的特徴から、右肺の片肺挿管になることが多いのも特徴です 図15。心臓が左寄りにあるため、気管支の分岐以降は、左気管支の方が角度があり、右気管支に比べ気管チューブが進みにくいことが原因といえます。

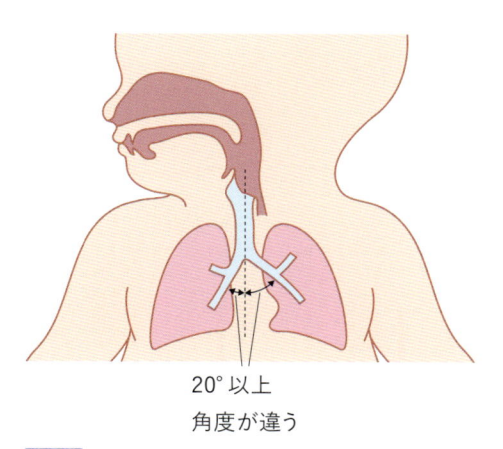

20°以上
角度が違う

図15 気管分岐部の特徴

01
グラフィックモニタ編　波形の異常に気付くドリル

モニタリング編

モニタ画面を読み切るドリル

東邦大学医療センター大森病院新生児科助教　**平林将明**（ひらばやし・まさあき）
同准教授　**増本健一**（ますもと・けんいち）
同特任教授　**与田仁志**（よだ・ひとし）

Q1 この波形から分かる異常は？

❶

心拍数

75

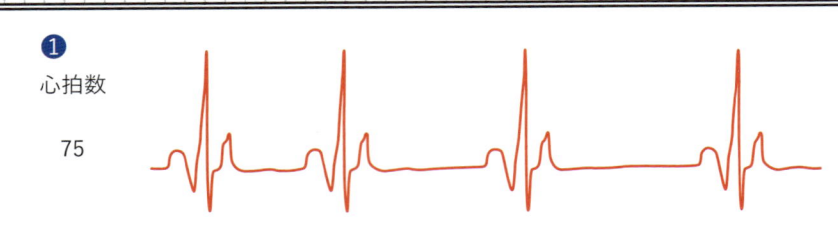

呼吸数

3

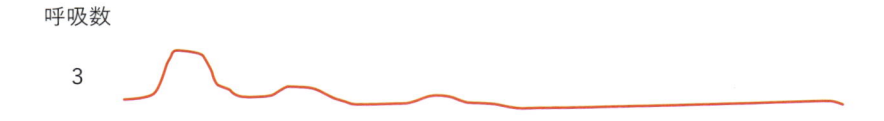

❷

心拍数

75

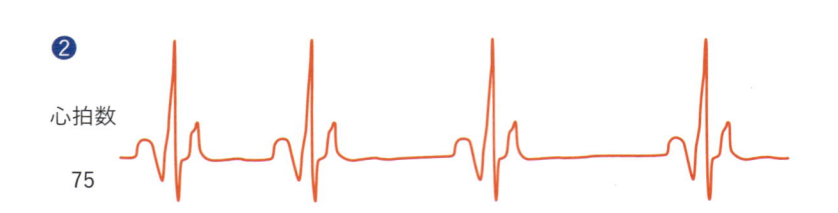

呼吸数

36

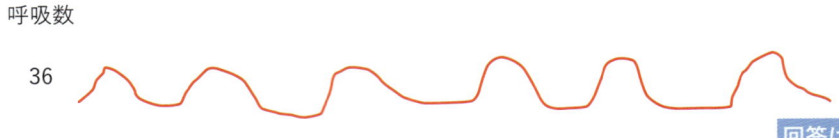

回答はP.276へ

Q2 このトレンドグラムから分かる異常は？

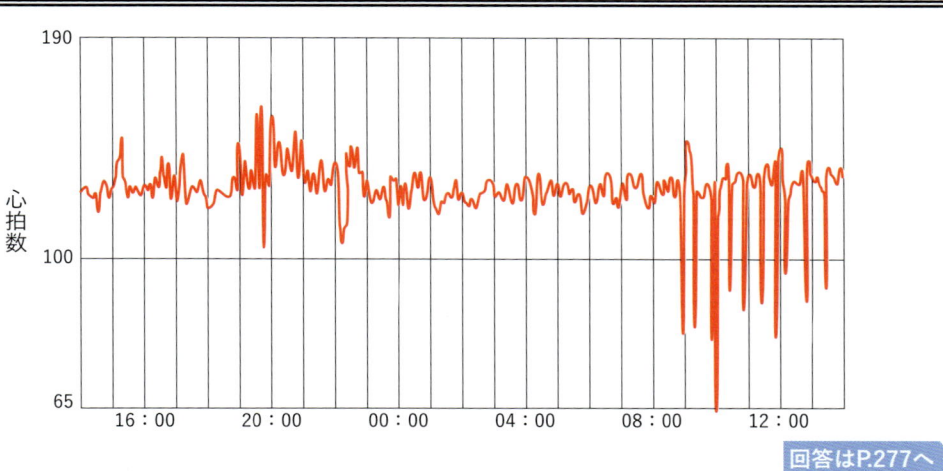

回答はP.277へ

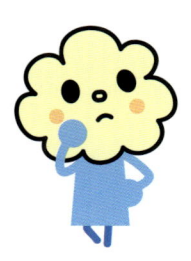

この波形が示している異常が何か分かるかな？

02

モニタリング編　モニタ画面を読み切るドリル

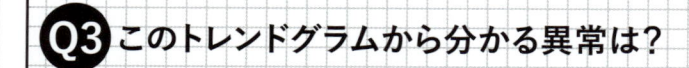

Q3 このトレンドグラムから分かる異常は?

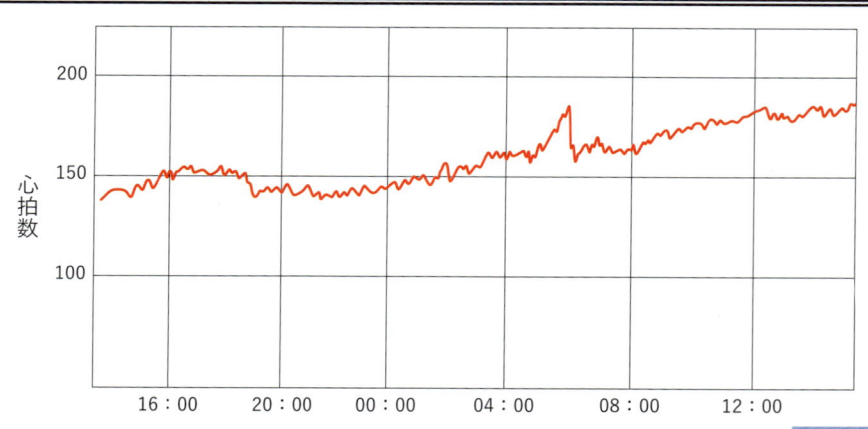

回答はP.278へ

Q4 このトレンドグラムから分かる異常は?

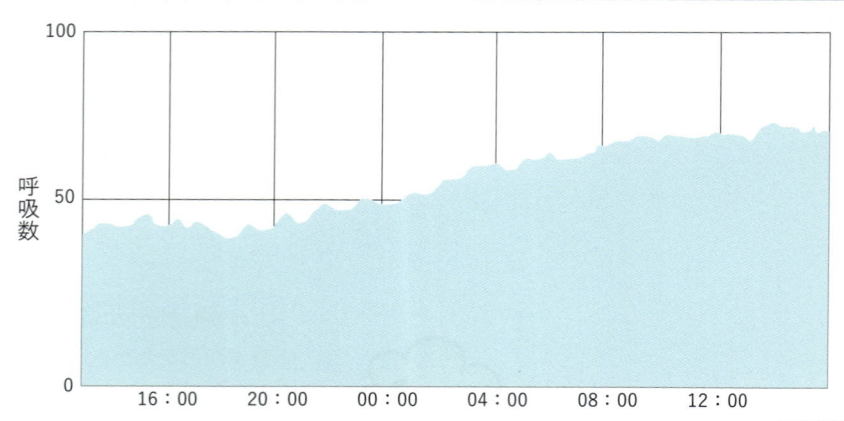

回答はP.279へ

Q5 この心電図から分かる異常は？

❶
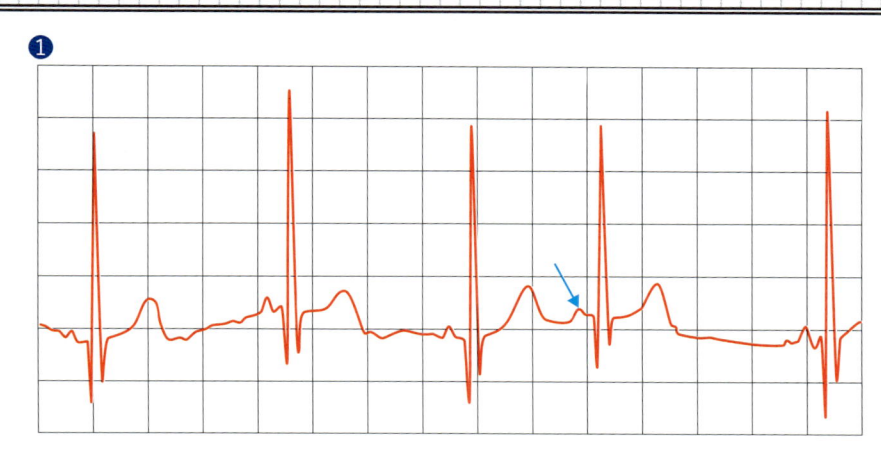

❷
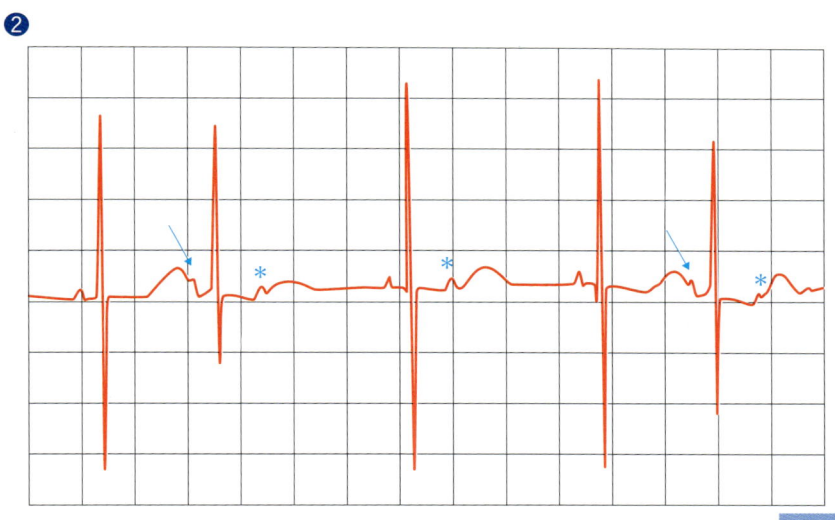

回答はP.281へ

02
モニタリング編　モニタ画面を読み切るドリル

A1 無呼吸発作 （①…中枢性無呼吸、②…閉塞性無呼吸）

　呼吸心拍モニタの画面では、機種や設定、モニタしているパラメータにより若干配列は異なりますが、一般的に心拍数と呼吸数、さらに経皮的動脈血酸素飽和度（SpO_2）の波形がみられることが多いです。このようなモニタ中にアラームが鳴った際にしばしばみられるものに、新生児、特に早産児における無呼吸発作があります。

　無呼吸発作の定義は、一般的に 20 秒以上の呼吸停止、または 20 秒以下であっても徐脈（心拍数＜ 100）、チアノーゼ（SpO_2 ＜ 90%）を伴うものとされています。

　原因として、中枢性無呼吸、閉塞性無呼吸、混合性無呼吸の 3 種類があります 表1 [1]。病型分類では、**Q1** のモニタ例にみられるような中枢性無呼吸のほか、閉塞性無呼吸、さらに両者の混在した混合性無呼吸に分けられます。最も多くみられる、早産児における未熟児無呼吸発作では、混合性が 50% で、中枢性が 40%、閉塞性が 10% といわれています [2]。

　Q1 の **❶** のモニタ例にみられるように、胸郭運動の停止、すなわち呼吸数の低下に続いて心拍数の低下、SpO_2 の低下がみられるのが中枢性無呼吸で、**❷** のように呼吸運動があり呼吸数が保たれている状態で、SpO_2 の低下が先行して心拍数の低下が起こる場合は閉塞性無呼吸と考えます [1]。

　中枢性無呼吸では、脳幹の呼吸中枢の未熟性より脳幹から呼吸筋への信号がなくなり、呼気終末に呼吸運動と空気の流入が停止します。すなわち、臨床的には胸郭運動の停止に続いて SpO_2 の低下、心拍数の低下を生じます。これに対して閉塞性無呼吸は、分泌物の貯留や頸部の屈曲、舌根沈下、気道の軟らかさなどによる機械的な閉塞によるため、胸郭運動があり、SpO_2 が低下してそれに引き続いて心拍数の低下が生じます。

表1 病態による無呼吸発作の分類と特徴

分　類	主な特徴
中枢性無呼吸	・呼吸中枢の未熟性によって生じる
閉塞性無呼吸	・上気道閉塞によって有効な換気ができないために生じる ・胸郭運動はみられる
混合性無呼吸	・中枢性と閉塞性無呼吸が混在する ・閉塞性無呼吸に続いて中枢性無呼吸が生じるのが一般的である ・徐脈を伴う頻度が高い

（文献 1 より転載）

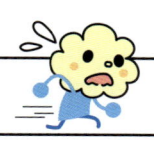

トラブル回避の鉄則！ ▶▶▶▶▶ **無呼吸発作への対応**

　徐脈を認めた場合、まず胸郭運動の有無、すなわち呼吸運動の有無を確かめます。速やかに徐脈、チアノーゼの状態を把握し、自然回復がみられなければ、すぐに刺激、吸引や体位による気道開通を行い、それでも回復しない場合は人工呼吸などの介入を行います。無呼吸発作だけでは、原発性か続発性かの区別は困難なので、体温や血圧といったほかのバイタルサインの所見や腹部膨満、嘔吐、活気不良などの全身的な所見もチェックすることが重要です。

A2 徐脈エピソードの増加

　呼吸心拍モニタは、常時観察していなくても時々刻々と赤ちゃんの状態を監視し、設定されたある一定域を超えた場合にアラームで通報し、スタッフに赤ちゃんの状態チェックを促すという機能が最も大事だと思われています。しかし、NICU などで使用されているモニタには、ほとんどの機種で、それぞれの測定パラメータにおいて過去の記録を経時的に見ることができるトレンドグラム機能が装備されているので、それを見ることが大切です。この機能は、あるパラメータに関して過去の履歴を表現する方法で、そのパラメータの変化や傾向を読み取ることができます。

　Q2は心拍数のトレンドグラムですが、後半にみられるように、心拍数が 100 回／分未満になる徐脈のエピソードが増えてきていることが分かります。アラームに反応して対応していただけでは、徐脈の回数が増えているといった印象しか感じないと思われますが、このようなトレンドグラムを見ることにより、明らかな徐脈エピソードの増加や、いつの時点からこのような状態になっているのかを客観的に確認することができます。

　これとほかのパラメータ、すなわち呼吸数や SpO_2 のトレンドグラムを組み合わせて見ることで、より一層はっきりと状態の変化を読み取ることができます。

　この例に挙げたモニタのような徐脈エピソードの増加でまず考えるべきことは、無呼吸発作の増加です。特に、このトレンドグラムで注目すべきは、前半でほとんどみられなかった徐脈エピソードが、後半では著明に増加していることです。このような場合は、無呼吸発作の中でも何らかの基礎疾患に伴う続発性の無呼吸発作を考える必要性があります。

トラブル回避の鉄則！ ▶▶▶▶▶▶ **徐脈エピソード増加への対応**

　ある赤ちゃんにおいてモニタアラームに反応する回数が多いという印象を持った場合は、モニタのトレンドグラムで確認することが大切です。特に徐脈エピソードの増加については、無呼吸発作が増加している可能性が高く、ある時点より増加傾向がみられる場合には、その時点での何らかのイベントや基礎疾患の症状の出現を視野に入れる必要があります。呼吸数、心拍数、SpO_2といったパラメータだけではなく、体温や血圧といったほかのパラメータや特定のイベントの有無、身体所見の変化について詳細な観察を行うことが大切です。

A3　頻脈傾向

　Q3のトレンドグラムでは、心拍数が徐々に増加傾向をみせ、ベースとなる心拍数が24時間近くの間に150回／分前後〜180回／分前後に増加しています。一時的な場面、場面で見た場合には気付きにくいかもしれませんが、このようなトレンドグラムで見ると心拍数が増加しつつあり、いつごろから増加し始めたのかを知ることができます。

　本来、正常新生児の心拍数は100〜160回／分ですが、体動や啼泣、採血などの痛みを伴う処置などにより一時的に200回／分前後の頻脈になることがあります。しかし、いずれも一時的なもので、160回／分以上の頻脈が持続あるいは増悪するような場合は、何らかの病的な状態を考える必要があります 表2 [3]。

表2 新生児における主な頻脈の原因

反応性要因	出生直後、熱あるいは寒冷刺激、痛み刺激、薬剤（カフェイン、アトロピン、エピネフリン、イソプロテレノールなど）
病的要因	●しばしばみられる原因：発熱、ショック、低酸素、貧血、敗血症、動脈管開存症、心不全 ●比較的まれな原因：新生児バセドウ病、代謝異常、頻脈性不整脈、高アンモニア血症

（文献3を参考に作成）

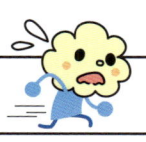

頻脈傾向への対応

　赤ちゃんが頻脈傾向にあり、トレンドグラムでも徐々に頻脈が進行している場合に、表2[3]に挙げたような原因を考慮しつつ、まずは体温や呼吸、血圧といったほかのパラメータを見るとともに赤ちゃんの臨床症状を観察することが重要です。臨床現場で最もよくみられるのは、入院当初や処置後で体温低下を認めた赤ちゃんに対し、保育器内温度を上げて体温を上げようとした際に、設定した保育器内温度により赤ちゃんが高体温になっているといったことです。

　体温に問題がなければ、次に考慮すべきは薬剤によるもので、特に無呼吸発作に対してカフェイン製剤を投与している場合に考慮する必要があります。ただ、全身状態が悪く、血圧の低下などがみられる場合には、敗血症やショック、心不全など緊急の対処が必要な状態が多いため、全身状態との関連で緊急性の判断を行うことも大切です。

A4 呼吸数の増加→高二酸化炭素血症傾向

　呼吸数の経時的変化を見た Q4 のトレンドグラムでは、当初安定していた呼吸数が徐々に増加している傾向を読み取ることができます。安定していた呼吸数が増加傾向にある場合、啼泣に伴うものを除いて何らかの刺激により呼吸中枢が刺激されていると考えるべきです。

　一般的に、新生児の呼吸調節は、末梢性化学調節や中枢性化学調節のいずれも成人に比べて未熟で、変化に対する反応も弱く、生後早期であるほど肺の伸展受容体を介したHering-Breuer 反射に依存しています。吸気により肺が伸展すると伸展受容体が刺激され、迷走神経を介して吸気中枢を抑制し、呼気に切り替わります。

　次に呼気で肺が縮小すると吸気中枢の抑制が取れて吸気に切り替わるといった反射で、これにより生後早期の新生児や早産児において、吸気時間が短く呼吸回数が多い傾向がみられます。

　早産児では肺の伸展が悪いため、呼吸反射のドライブが弱く、呼吸筋の協調性の悪さや易疲労性、呼吸数が多いという傾向などが無呼吸発作を多く引き起こす原因の一因となっています。しかしながら、少なくとも正期産児では血中二酸化炭素濃度が高い場合や酸素濃度が低下した場合、あるいはアシドーシスの場合に呼吸を促進する機能は確立されています[4]。

　ただ早産児においては、上位中枢からの呼吸中枢への刺激に乏しく、低酸素血症により呼吸中枢が直接抑制され、無呼吸発作を起こします。これはもともと、胎内では低酸素状態にあり、呼吸中枢が抑制されている状態が残っているためです。早産児では、高二酸化炭素によって呼吸を促す反応は弱く、Q4 のようなトレンドグラムを呈しない場合も多くみ

02

モニタリング編　モニタ画面を読み切るドリル

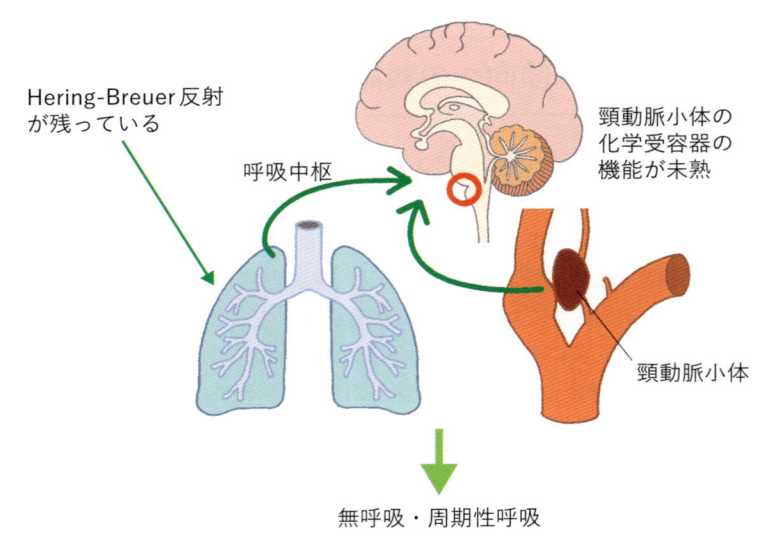

図中のラベル：
- Hering-Breuer 反射が残っている
- 呼吸中枢
- 頸動脈小体の化学受容器の機能が未熟
- 頸動脈小体
- 無呼吸・周期性呼吸

図1 新生児の呼吸調節（文献5を参考に作成）

られ、逆に少し二酸化炭素が低下しても呼吸抑制が起こり無呼吸に陥りやすい傾向にあります**図1**[5]。

Q4のようなトレンドグラムは、比較的週数の進んだ成熟した赤ちゃんにみられるのが通常です。呼吸数の増加、すなわち多呼吸がみられるのは、高二酸化炭素血症により脳幹部の呼吸中枢が刺激された結果といえます。

トラブル回避の鉄則！ ▶▶▶▶▶ ！高二酸化炭素血症への対応

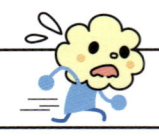

このようなトレンドグラム、すなわち自発呼吸の増加を認めた場合には、何らかの理由で換気が不十分になっており、高二酸化炭素血症の傾向が進行している可能性を考えます。

まずチェックすべきは、赤ちゃんの気道が開通しているか、すなわち分泌物や体位などにより気道閉塞になっていないか、あるいは人工呼吸器などを装着している場合には、回路やチューブ類に閉塞などのトラブルが起こっていないかを確認します。

さらに、理学的所見として肺野の呼吸音や心雑音などにも注目します。一部肺野の呼吸音の減弱では、分泌物の影響や気胸を含むエアリークなども考慮します。心雑音があり呼吸数の増加を伴う場合には、肺血流増加型の心疾患の可能性も考えます。

いずれにせよ、呼吸数増加傾向がみられる場合には、赤ちゃんの状態について速やかに対処する必要があります。

A5 心房性期外収縮（premature atrial contraction；PAC）

心電図モニタリングを行っている赤ちゃんで、呼吸状態や SpO_2 に異常がないにもかかわらず徐脈と判断され、モニタ上、**Q5**のような心電図を呈する場合があります。これは、期外収縮によるものですが、モニタ画面上の心電図をよく見るか、印刷して見てみると期外収縮の前にP波（→）があることが分かります。通常の調律のP波とは形が異なり、異所性のものであることが分かります。

❶は期外収縮のP波が正常に心室に伝導され、QRSは通常と同様にみられますが、**❷**では、一部のP波（＊）がSTやT波の部位に認められます。これらは伝導路（His束、**図2**[6]）がまだ不応期で伝導されないためQRSがみられません。このような**❷**の場合をblocked PACと呼び、無症候性の徐脈の原因となります。また、P波に対してHis束以下の右脚あるいは左脚が不応期の場合には、脚ブロック形のwide QRSとなる場合もあります[7]。

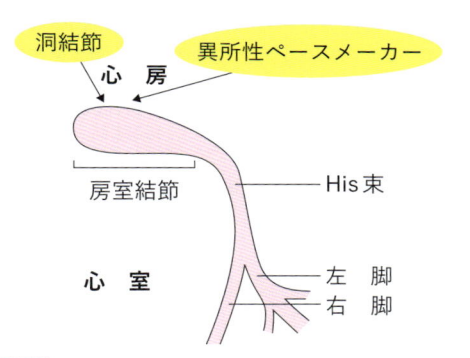

図2 **房室伝導路とHis束**（文献6を参考に作成）

P波は心房の脱分極を表し、通常は洞結節から広がります。異所性ペースメーカーからの刺激では、P波の向きや位置が異なります。

不整脈への対応

呼吸心拍モニタにおいて徐脈が認められた場合、まずは無呼吸発作を疑うべきですが、呼吸状態やSpO$_2$の変化について異常がなく、肺のエア入りにも異常を認めない場合には、不整脈による徐脈も疑う必要があります。徐脈が起こった際には、モニタの印刷機能を用いて心電図の記録を残すことが重要です。これは、モニタ画面上からは細かいP波やQRSなどの解析が難しいためで、このような不整脈が頻発する場合には、通常の心電図検査で解析を行う必要があります。

なお、**Q5**にみられたような心房性期外収縮に伴う徐脈は、新生児において時折みられますが、ほとんどが自然に消失するため治療の必要はありません。

引用・参考文献

1) 内山温. "無呼吸発作が見られる時には何が起こっていますか?". ステップアップ新生児呼吸管理. 長和俊編. 大阪, メディカ出版, 2017, 22-4.

2) Finer, NN. et al. Obstructive, mixed, and central apnea in the neonate：physiologic correlates. J Pediatr. 121 (6), 1992, 943-50.

3) Gomella,TL. "Arrhythmia". Neonatology：Management, Procedures, On-call Problems, Diseases, and Drugs. 7th ed. New York, McGraw-Hill, 2013, 343-51.

4) 中村友彦. "多呼吸, 無呼吸". 新生児のプライマリ・ケア. 日本小児科学会新生児委員会編. 東京, 診断と治療社, 2016, 179-80.

5) 和田芳郎. 呼吸器系の適応生理：自発呼吸のスイッチが入るには? Neonatal Care. 26 (6), 2013, 568-75.

6) Park, M. et al. "Arrhythmias and atrioventricular block". How to Read Pediatric ECGs. 4th ed. Park, M. et al. eds. Philadelphia, Mosby, 2006, 123-45.

7) Artman, M. et al. "Arrhythmias". Neonatal Cardiology. 2nd ed. Artman, M. et al. eds. New York, McGraw-Hill, 2011, 185-212.

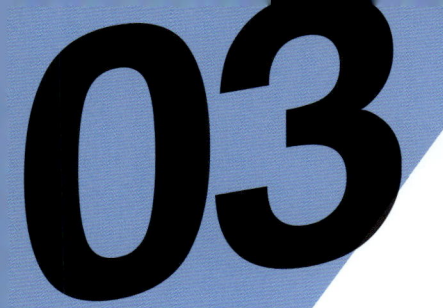

03 アラーム編

シーン別に対応を学ぶドリル

自治医科大学附属さいたま医療センター副センター長、小児科・周産期科教授

細野茂春（ほその・しげはる）

Q1 人工呼吸器のアラーム発生時どうすればよいでしょうか？

A1 アラームを停止する前に、まず赤ちゃんの呼吸状態と バイタルサインを確認しましょう。

　人工呼吸管理中に不具合が生じた場合、赤ちゃんの予備力によって異なりますが、放置すれば最終的には低酸素・虚血から神経学的後障害や死亡につながります。そのため、換気が適切に行われているかを監視するさまざまなアラーム機能が装備されています。

　人工呼吸器のアラーム発生時には、どの要因のアラームであっても、まず赤ちゃんの呼吸状態を確認します。無呼吸であれば用手換気に切り替えて、胸の上がりや両側の呼吸音を確認しましょう。計画外抜管が疑われる場合は、躊躇せず気管チューブを抜去して、マスク＆バッグによる換気に切り替えるとともに応援を要請します。無呼吸はなく酸素飽和度に問題がなければ、何が原因でアラームが発生しているかを確認します。アラームが発生する原因は、赤ちゃん側の要因と気管チューブを含む回路側の要因に大別されます。用手換気に切り替えるとともに、人工呼吸器回路にテスト肺を装着します。まず、赤ちゃん側に要因がないかを検索して、問題がなければ人工呼吸器側に問題がないかを検索します 図1 。NICU の現場にも臨床工学士が配置されるようになって、人工呼吸器についての医師の知識不足が指摘されています。最低限、人工呼吸器本体と呼吸器回路の接続は、医師自身でセットアップできるようにしておく必要があります。

トラブル回避の鉄則！ ▶▶▶▶▶ **！人工呼吸器のアラーム発生時の対応**

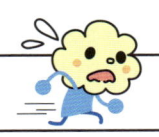

　アラームが発生したら、アラームを停止するのではなく、まず赤ちゃんの呼吸状態とバイタルサインを確認し、必要であれば用手換気に切り替えて赤ちゃんの状態改善を図るとともに原因究明を行いましょう。

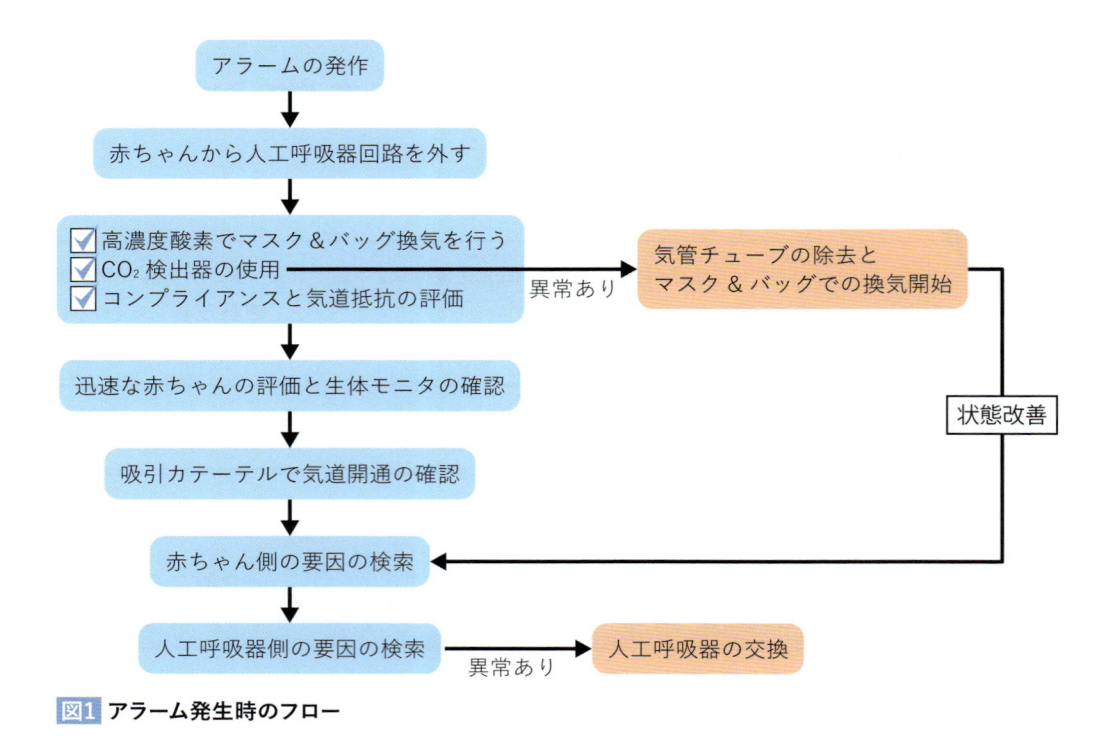

図1 アラーム発生時のフロー

Q2 気道内圧上限アラームの発生時にはどうすればよいでしょうか?

A2 赤ちゃん側の要因なのか人工呼吸器側の要因なのかを確認した上で適切な対応をしましょう。

　新生児での呼吸管理は従圧式換気（pressure control ventilation；PCV）が主流ですが、従量式換気（volume control ventilation；VCV）ではグラフィックモニタでプラトー圧の変化 図2 [1] を観察できます。

1 原 因

1）赤ちゃん側の要因

　気道内圧が上昇する場合、病的な肺でプラトー圧が変化しない気道抵抗増大と、プラトー圧が増大するコンプライアンス低下に分類されます 図3 。具体的には、気道抵抗増大の原因としては気道閉塞、気管チューブ閉塞、誤嚥、気管攣縮などが考えられるでしょう。一方、コンプライアンス低下の原因としては片肺挿管、気胸、無気肺、ファイティング、腹圧上昇などが考えられます。

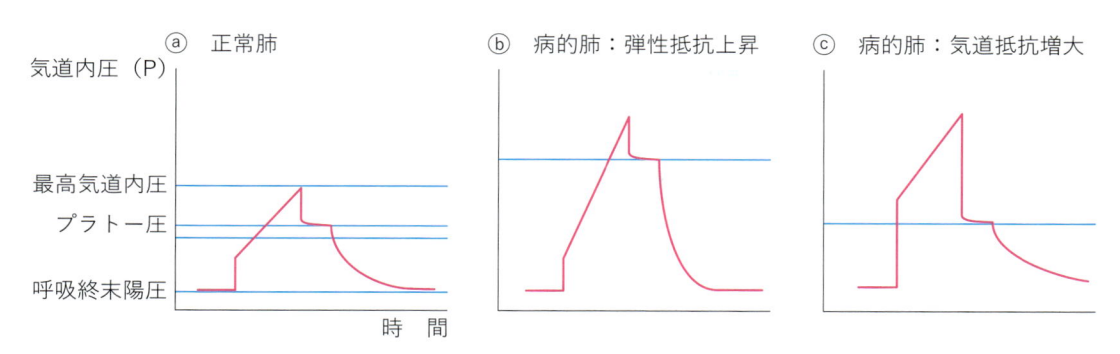

図2 従量式換気での正常肺と病的肺の気道内圧波形（文献1を参考に作成）

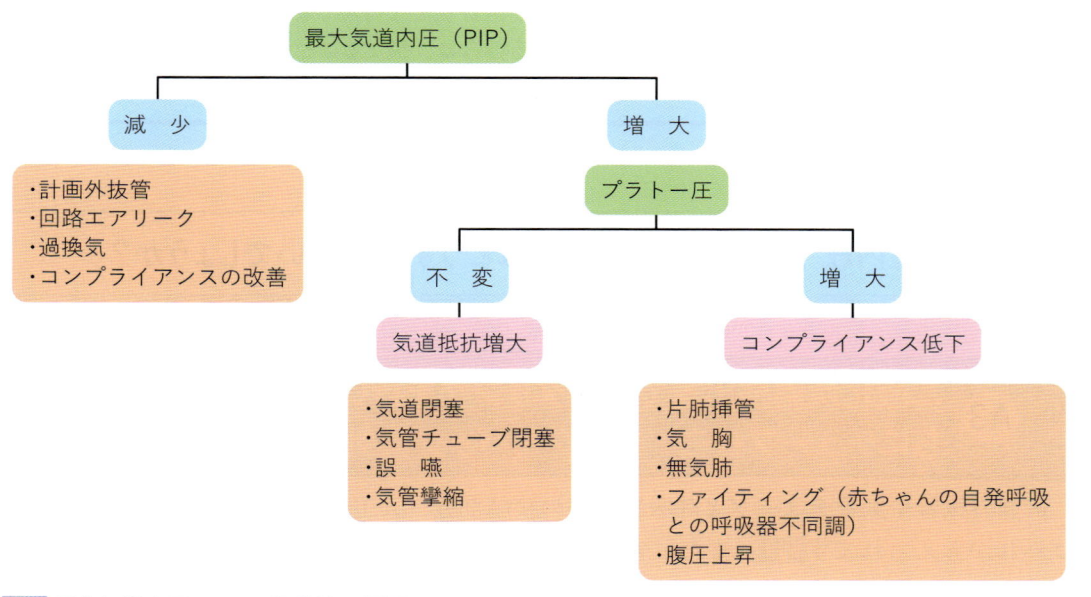

図3 最大気道内圧アラーム起動時の原因

2）人工呼吸器側の要因

　主に回路側のチューブ内や圧センサチューブの水分貯留、または屈曲などが要因となります。

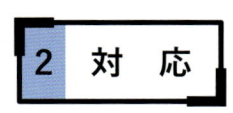

2 対 応

　用手換気で容易に呼吸状態が改善する場合は、人工呼吸器側に問題があることが多いです。用手換気下で気管チューブの位置を確認し、吸引を行います。気管チューブの位置を修正してもアラームが起動する場合は、吸引を行い分泌物の性状を確かめましょう。分泌物が多く吸引されるか、粘稠度の高い分泌物の場合は、吸引頻度を多くして加湿の条件を

03 アラーム編　シーン別に対応を学ぶドリル

変更します。すでに無気肺が疑われる場合は、胸部 X 線撮影を行い確認しましょう。バイタルサインが急激に変化して気胸が疑われる場合は、胸腔穿刺の準備を指示して透光試験によって気胸の有無を判断します。

テスト肺を人工呼吸につないでもアラームが継続する場合は、圧センサチューブを含め、呼吸器回路の閉塞がないか確認しましょう。

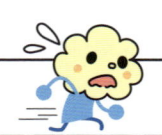

トラブル回避の鉄則！ ▶▶▶▶▶ 気道内圧上限アラーム発生時の対応

前述したように赤ちゃんのバイタルサインおよび全身状態を確認します。バイタルサインが維持されており、用手換気で状態が直ちに改善する場合は、慌てることなく鑑別のフローに従って診断を進めましょう。

Q3 気道内圧下限アラーム発生時はどうすればよいでしょうか？

A3 二酸化炭素検出器でモニタリングを行い、計画外抜管時は直ちにチューブ抜去・マスク＆バッグ換気に切り替えましょう。

計画外抜管や気管チューブと呼吸器回路の接続部分、人工呼吸器の接続部分の緩みまたは外れが考えられます 図3 。また、チューブに穴や亀裂が生じた場合も同様の現象が起こり得ます。リークに伴う場合は、赤ちゃんの状態は急速に悪化します。挿管して人工呼吸器に接続した直後から気道内圧下限アラームが発生したり、回路からのリークがなかったりする場合は、気管チューブが気管に対して細い可能性があるのでサイズアップを考えましょう。

気道内圧下限アラーム発生時に確認すべき回路の場所について 図4 に示します。用手換気に切り替える際は、CO_2 ディテクタによるモニタリングを行うことで計画外抜管を早期に感知できます。抜管が確認できれば直ちに気管チューブを抜去して、マスク＆バッグによる換気に切り替え、必要時には再挿管を行いましょう。

それ以外の要因では、過換気状態や肺コンプライアンスの改善でもアラームが発生することがあります。

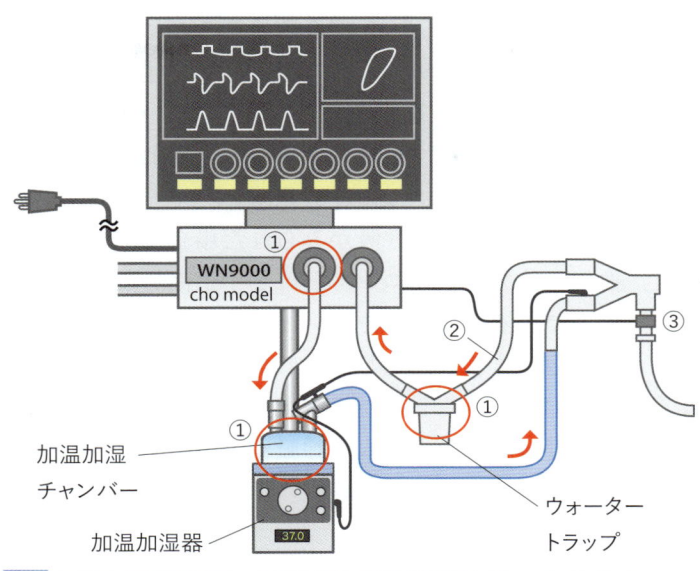

図4 気道内圧下限アラーム発生時に考える要因とチェックポイント

①回路の接続不良、②回路の破損、③計画外抜管、細いチューブによるリーク。

※矢印はガスの流れを示しています。

トラブル回避の鉄則！ ▶▶▶▶▶

気道内圧下限アラーム発生時の対応

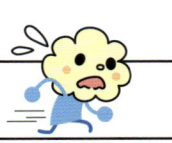

　気道内圧下限アラーム発生時は、二酸化炭素検出器でモニタしながらチューブ＆バッグ換気に切り替えます。二酸化炭素が検出されなければ、気管チューブを抜去してマスク＆バッグによる人工呼吸に切り替えて赤ちゃんの安定化に努めましょう。

Q4 ウィーニング開始後に呼吸数上限アラームが発生した場合はどうすればよいでしょうか？

A4 赤ちゃんの呼吸状態とバイタルサインを確認し、異常があれば直ちにウィーニングを中止しましょう。

　人工呼吸器からの早期離脱は、人工呼吸器関連の合併症の予防・軽減のみならず神経学

03
アラーム編　シーン別に対応を学ぶドリル

的後障害予防にも重要です。いつウィーニングを開始するかは、さまざまな指標が提案されていますが、いまだ経験的な判断に負うところが大きいです。ウィーニングを進めていけば赤ちゃんの負担が高まり、適切な1回換気量が得られない場合は呼吸数を増加させて酸素化や二酸化炭素の貯留を代償します。そのため、呼吸数上限アラームが発生することになります。最も重要なことは、赤ちゃんの呼吸状態とバイタルサインを評価することです。酸素が保たれていても、頻脈や陥没呼吸がみられた場合、直ちにウィーニングを中止しましょう。そして、換気条件をウィーニング前に戻すか高めに設定し、まず臨床症状の正常化を図ります。その上で血液ガス分析を行い、二酸化炭素貯留の有無や代謝性アシドーシスの進行がないかを確認します。注意しなければならないのは、酸素化が正常で二酸化炭素の貯留がなくても努力呼吸がみられた場合です。これは、代償機転が働いている状態であるため、努力呼吸が軽減するように人工呼吸器の設定を上げるべきです。人工呼吸器の設定を変えずに放置することは慎みましょう。

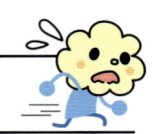

トラブル回避の鉄則！ ▶▶▶▶▶ **ウィーニング中に努力呼吸がみられた時の対応**

ウィーニング中に努力呼吸の症状が出現した場合は、酸素飽和度の低下および二酸化炭素の貯留がなくても、ウィーニングを中止して努力呼吸が軽減する人工呼吸の設定に変更しましょう。

Q5 加温加湿器のアラームが発生したときの対応は？

A5 呼吸器回路、チャンバー、ロック、チャンバー内の水位に問題がないか確認しましょう。

　加温・加湿は赤ちゃんの気道管理に重要であるとともに、体温維持などの全身状態にも関わってきます。物理的な機械本体の異常はまれで、人為的な要因が主体です。高温は気道熱傷を、低温は低体温を惹起します。過剰加湿は回路内の結露を引き起こし、場合によっては気道内への流入につながります。一方、加湿不足は粘稠な痰による気管チューブを含む気道閉塞の原因となります。さらに、ドライエアーが気道粘膜の損傷を引き起こすこともあります。

　呼吸器回路の外れがないか、チャンバーが正しく設置され、ロックがかかっているか、チャンバー内の水位が規定の高さ以上にあるかを確認しましょう。電源コンセントに正し

くセットされ、通電されている状態かの確認は最も基本的なチェック事項です。

それらに問題がない場合、温度プローブの結露、温度センサの断線・接続不良、ヒートワイヤの接続不良が考えられます。また、新生児では閉鎖式保育器の器内温や開放式保育器での輻射熱の影響で誤作動を起こす可能性もあります。

3 絶対湿度と相対湿度

絶対湿度は縦横高さ 1m の立体の中に水蒸気（g）がどのくらい含まれるのかを示し、単位は g/m^3、相対湿度は飽和水蒸気量（その温度で水蒸気として存在できる量の限界）に対して存在する水蒸気の割合で、単位は％となります。同じ水蒸気量であっても温度によって相対湿度は異なります。

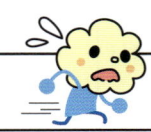

トラブル回避の鉄則！ ▶▶▶▶▶ **加温加湿器の定期的観察**

加温加湿器はアラームが発生していなくても、 表 に示すポイントを定期的に観察する必要があります。

表 加温・加湿の観点から見た観察項目

- 気管分泌物の粘稠度
- 気管吸引チューブの挿入の容易さ
- 気管チューブの呼気時の曇りと呼気側回路の結露
- チャンバーの加温状態

Q6 自然にアラームが停止した場合はどうすればよいですか？

A6 赤ちゃんの状態を確認して、アラーム履歴のチェックをしましょう。

アラームが自然に停止した場合でも必ず赤ちゃんの状態を観察します。赤ちゃんの状態に問題がなければ、どのようなアラームが発生したのかアラーム履歴を確認します。頻回にアラームの発生と停止が繰り返される場合は、重大事象が起きる前兆の可能性があるの

03

アラーム編　シーン別に対応を学ぶドリル

で、用手換気に切り替えてアラーム発生の原因がないか精査しましょう。

　アラーム履歴の保存期間および電源を切ってしまったときも、履歴が保持されているかを確認しておく必要があります。

4 アラーム消音ボタンとアラーム解除ボタン

　アラーム消音ボタンは、アラーム音を一時的に消音するための機能で、アラーム消音後の2分後に再開されます。一方、アラーム音をリセットする場合は、原因が取り除かれた上でアラーム解除ボタンを押します。アラーム解除ボタンを押した場合は、アラームのメッセージも表示されなくなります。

トラブル回避の鉄則！ ▶▶▶▶▶ **呼吸管理を行う上での必須ポイント**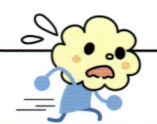

　呼吸管理を行う医師は、臨床工学士の手を借りることなく医師自身で呼吸器回路の組み立てなど、人工呼吸器のセットアップができることが必須です。

引用・参考文献
1）　大塚将秀. やさしいグラフィックモニター. 人工呼吸 . 29（1）, 2012, 50-5.
2）　香山一憲ほか. "アラーム編：シーン別に対応を学ぶドリル". 新生児の呼吸管理ビジュアルガイド . 長和俊編 . Neonatal Care 秋季増刊 . 大阪 , メディカ出版 , 2016, 233-40.

資料ダウンロード方法

本書の資料は、WEBページからダウンロードすることができます。以下の手順でアクセスしてください。

■メディカID（旧メディカパスポート）未登録の場合

メディカ出版コンテンツサービスサイト「ログイン」ページにアクセスし、「初めての方」から会員登録（無料）を行った後、下記の手順にお進みください。

https://database.medica.co.jp/login/

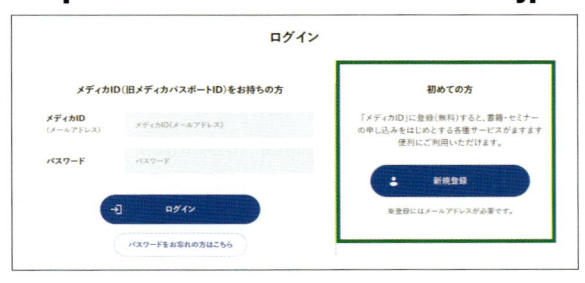 

■メディカID（旧メディカパスポート）ご登録済の場合

①メディカ出版コンテンツサービスサイト「マイページ」にアクセスし、メディカIDでログイン後、下記のロック解除キーを入力し「送信」ボタンを押してください。

https://database.medica.co.jp/mypage/

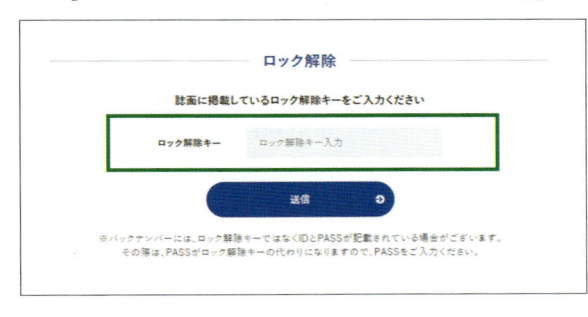 

②送信すると、「ロックが解除されました」と表示が出ます。「ファイル」ボタンを押して、一覧表示へ移動してください。

③ダウンロードしたい資料のサムネイルを押すと「ダウンロード」ボタンが表示され、資料のダウンロードが可能になります。

ロック解除キー chokokyu2024neo

索 引

●読者の皆様へ●

　このたびは本増刊号をご購読いただき、誠にありがとうございました。編集部では、今後も皆様のお役に立てる増刊号の刊行を目指してまいります。つきましては、本書に関するご感想・ご提案などがございましたら、当編集部までお知らせください。

赤ちゃんを守る医療者の専門誌 with NEO 2024年 秋季増刊（通巻 465 号）

新生児の呼吸管理　超ビジュアルガイド
（しんせいじ　こきゅうかんり　ちょう）

編著　長　和俊
（ちょう　かずとし）

赤ちゃんを守る医療者の専門誌with NEO
2024年 9 月15日 第 1 刷発行
定価（本体 5,000 円＋税）
ISBN 978-4-8404-8262-2

発行人 長谷川 翔
編集担当 松岡弥奈美　白土あすか
　　　　 有地 太
編集協力 加藤明子　有限会社エイド出版
発行所 株式会社 メディカ出版
　〒 532-8588　大阪市淀川区宮原 3-4-30
　　　　　　　　ニッセイ新大阪ビル 16F
　編　集　　　　TEL 06-6398-5048
　お客様センター　TEL 0120-276-115
　広告窓口／総広告代理店　株式会社 メディカ・アド
　　　　　　　　TEL 03-5776-1853
e-mail：neonatal@medica.co.jp
https://www.medica.co.jp/

組　版 株式会社明昌堂
印刷製本 株式会社シナノパブリッシングプレス

Printed and bound in Japan